中医免疫学

吴雄志　著

辽宁科学技术出版社
·沈阳·

图书在版编目（CIP）数据

中医免疫学/吴雄志著. —沈阳：辽宁科学技术
出版社，2021.9（2024.3 重印）
ISBN 978-7-5591-2017-5

Ⅰ. ①中… Ⅱ. ①吴… Ⅲ. ①中医学—免疫学
Ⅳ. ①R229

中国版本图书馆 CIP 数据核字（2021）第 059028 号

出版发行：辽宁科学技术出版社
（地址：沈阳市和平区十一纬路 25 号 邮编：110003）
印 刷 者：辽宁新华印务有限公司
经 销 者：各地新华书店
幅面尺寸：145mm×210mm
印 张：8.75
插 页：12
字 数：230 千字
出版时间：2021 年 9 月第 1 版
印刷时间：2024 年 3 月第 4 次印刷
责任编辑：寿亚荷
封面设计：王艺晓
封面制作：刘冰宇
责任校对：王春茹

书 号：ISBN 978-7-5591-2017-5
定 价：76.00 元

联系电话：024-23284370，13904057705
邮购热线：024-23284502
邮箱：1114102913@qq.com

序

时在己亥，余赴加州，讲述"中医免疫学"。旋即赴温哥华，讲述"伏邪研究·自身免疫病"。回国后又讲述了"温病研究·湿热病篇"，作为"温病研究·伏邪"的延续。转瞬庚子至，新冠肆虐，全球狼藉。

免疫之病，医者每云"正气内存，邪不可干"，实未望其门墙者也。余每念及红尘白骨，潸然泪下。今不揣浅陋，赘语不休。庄子言：秋水时至，百川灌河；泾流之大，两涘渚崖之间不辨牛马。于是焉河伯欣然自喜，以天下之美为尽在己。顺流而东行，至于北海，东面而视，不见水端。盖天下之水，莫大于海。万川归之，不知何时止而不盈；尾闾泄之，不知何时已而不虚。吾今辞之以为名，语之以为博，此其自多乎，不似河伯向之自多于水乎？余不敏，是为序。

吴雄志

庚子年于海天阁镜心斋

目 录

第一章　免疫学概论

第一节　西医免疫概论

今天我们开始讲中医免疫学。我们要从西医、中医两个角度去认识人，因此中医免疫学会涉及一些西医的内容。我尽量用最形象的语言、用适合中医医生的语言去讲解西医，若单纯分析免疫学的定义，可能有些用词并不是很标准。这是因为现代免疫学要适合中医人去学习，需要更加形象地表示。我们首先要认识免疫系统，然后才能知道怎样去治疗。讲完中医免疫学，要教给大家三类疾病的治疗方法，一是过敏性疾病；二是自身免疫病，包括红斑狼疮、干燥综合征、类风湿等疾病；三是肿瘤。这三类疾病都与免疫系统相关。这一章我们主要讲究竟什么是免疫系统，给大家介绍一些西医的概念，以及中医如何认知免疫系统。

一、八大系统

首先我们要认识人。在西医看来，一个有生命的人有 8 个系统：循环系统、呼吸系统、消化系统、泌尿系统、运动系统、神经系统、内分泌系统、免疫系统。中医的脏象学说认为机体有 5 个系统：心、肝、脾、肺、肾。中医理论和西医理论有很大的不同。

西医认为有 8 个系统，但是我们仔细研究这 8 个系统，发现分为两类：第一类是功能系统，第二类是调控系统。功能系统包括循环系统、呼吸系统、消化系统、泌尿系统和运动系统，这些是摄取物质与能量并进行物质与能量转换的系统，我们统称为功能系统。人活着就要进行物质、能量、信息的转换，需要吃饭，需要把食物消化变成能量 ATP，需要跑跳等运动。人体进行物质、能量、信息的转换，就离不开这 5 个系统。运动系统是什么？比如打猎、种田，以获取物质。然后消化系统发挥作用，吃下并消化食物。食物消化之后，在循环系统运输，呼吸系统把空气中的氧气吸进来，然后进行代谢活动，小便通过泌尿系统排出去，食物残渣从大便排出去。这 5 个系统就是功能系统。

　　人有这 5 个系统就够了，为什么还多出 3 个系统呢？神经系统、内分泌系统、免疫系统是调控系统，是排除机体受到内外环境干扰的系统。也就是说，人体的功能活动受环境的影响，若要适应环境，就需要神经系统、内分泌系统和免疫系统来调节。我们的中医免疫学主要探讨的是调控系统。调控系统使人的功能活动与自然相适应，比如人白天代谢快，晚上休息时代谢慢，就是通过人体内分泌系统来控制，白天人体内分泌系统的激素水平高，代谢就快，晚上激素水平降下去，代谢就慢。

　　西医有循环系统、呼吸系统、消化系统、泌尿系统、运动系统，中医的脏象学有五行，讲心、肝、脾、肺、肾。西医的八大系统，其中调控系统（神经系统、内分泌系统、免疫系统）可以归到中医的心、肝、脾、肺、肾。中医与西医的一个最主要的区别：西医是以解剖学为基础发展起来的，强调人体的结构，而中医强调人体的功能，是从功能上认识一个人。为什么中医一定要由心、肝、脾、肺、肾这 5 个系统构成呢？为什么不是 4 个也不是 6 个？自有它生理和物理的基础，我们有一门课叫作"中医生理学"，把这个问题讲得很清楚。西医从结构上讲为什么一定有 8 个系统呢？也有它的生理基础。

二、免疫功能

从功能上讲，免疫系统有 3 个功能：免疫排斥、免疫稳定、免疫监视。

1. 免疫排斥

什么叫免疫排斥呢？一般来讲，认为世界是二元的，有"我"和"非我"。"我"是一个独立的个体，相对"我"而言，自然界的万事万物是"非我"；"非我"包涵了有生命的物质和无生命的物质。其中，外界有生命的物质（"非我"）归免疫系统管，我们称之为抗原。抗原是什么？抗原有两类，一类是蛋白质、一类是多糖，但是多糖这类抗原机体接触的少，通常讲的抗原主要是蛋白质，机体排斥的主要也是蛋白质。这种蛋白质存在于有生命的个体之中，其他的生命都含有蛋白质，这些不是"我"的，相对于我们的机体而言，这些蛋白质是一种异物。与"我"之间进行交流和沟通的其他的生命，主要是一些微生物，以细菌、病毒为代表。当然还有支原体、衣原体，但是主要是细菌和病毒。这些很微小的生物，单纯用肉眼是看不见的。

那么，肉眼可见的有形异物会不会与我们进行交流和沟通呢？会不会进入我们体内呢？会的。举两个例子，一个例子是妊娠，相对于母体，胎儿就是异物。因为胎儿的基因一半来自于母亲，一半来自于父亲，来自于父亲的那一半基因合成的蛋白，相对于母体来讲就是个异物。如果母亲的孕激素水平低，就要流产。这是因为孕激素能够抑制免疫应答，而胎儿是一个"非我"，有一半基因是父亲的，如果孕激素水平低，母亲的免疫系统会对胎儿发生免疫应答，就会导致流产。还有一种情况，有形异物也能移植到人体内，这就是器官移植。如果把这两种情况排除，一般来说有形异物是到不了体内的，通常到了人体内的都是微生物，这些微生物的蛋白质会引起机体的免疫排斥。

人的机体对微生物的蛋白质进行免疫排斥，分为两大类：一类主要引起细胞免疫，是由细胞内抗原引起的；一类主要引起体液免疫，是由细胞外抗原引起的。什么叫作细胞内抗原？什么叫作细胞外抗原？取决于微生物进入人体后是活在人体细胞以内，还是细胞以外。有的微生物进入人体以后，不在细胞内生存，比如绝大多数细菌不进入细胞，少部分细菌如结核杆菌在细胞里生存。大部分细菌不进入细胞内，我们叫作细胞外抗原，主要引起体液免疫应答。还有一部分微生物到了人体内，必须要在细胞内才能生存，比如病毒，我们叫作细胞内抗原，主要引起细胞免疫应答。我们人体有无数个生物，口腔、肠道和皮肤上都是细菌，这叫作众生共生。不仅人身上有无数多的众生，还有好多生物在人体的 DNA 里面。大量微生物的 DNA，整合到了人类的 DNA，形象地讲众生的灵魂与我们的灵魂整合在一起。所以，生命是很奇特的，人体的 DNA 里有很多微生物的 DNA，有些微生物都已经消失了，但它们的 DNA 与我们的 DNA 整合起来，成为我们人类的一部分。我们学一些西医知识，可以很深刻地理解生命，更深入地认识生命。因为做医生的，医人首先要知道什么是人，把这个问题想清楚，才知道怎么去医人。

这就是免疫系统的第一个功能——免疫排斥。排斥的是"非我"，非"我"的生命，不是"我"的生命进入体内，"我"要排斥它，以保持"我"的稳定，否则全身长满了细菌，"我"就会死亡。

2. 免疫稳定

所谓免疫稳定，就是免疫排斥要排斥"非我"，但是不能针对自我发生免疫应答。免疫系统如果针对自我发生免疫应答，攻击自身的器官，这类疾病叫作自身免疫病。

机体为什么会突破自我耐受呢？因为要发生应答。耐受就是不应答，比如别人打你两耳光，你不吱声，这叫耐受；你拍桌子打他两拳头，这就叫应答。正常情况下机体对自身是耐受的，是不发生应答的，如果发生应答了，就会得类风湿、红斑狼疮等自身免疫病。

3. 免疫监视

人体自身的一些细胞有时会发生基因突变，合成新的蛋白质，这些基因突变了的细胞，我们叫作肿瘤。形象地讲，它们是"敌人"，是"叛徒"，机体要清除这些"叛徒"，免疫系统要对这些细胞坚决打击，无情消灭。

受外界环境的影响，人体内每天都在产生基因突变的细胞，合成新的蛋白质，这些蛋白质不是"我"的，我们的免疫系统需要清除它们。为什么叫免疫监视呢？因为不知道突变细胞在哪儿，今天可能一个口腔细胞突变了，明天可能肾脏的某个细胞突变了，后天又可能肺上某个细胞突变了。免疫监视就像国家安全部门，发现哪个细胞有问题，就尽快把它清除。如果不清除，基因突变的细胞低于 $10^6 \sim 10^7$ 次方、大小在 2mm 以下时处于潜伏状态；大于 2mm 就开始快速生长；当长到 1~2cm，CT 或核磁检查会发现肿瘤；肿瘤再慢慢长大，会导致患者死亡。

简而言之，我们的免疫系统有 3 大功能，第一是免疫排斥，对"非我"、对敌人，要排斥掉它；第二是免疫稳定，对自我要耐受、要保护，不要发生免疫应答；第三是免疫监视，已改变了的"我"、突变了的"我"也是敌人，叫作内部敌人，也要把它清除掉。

三、免疫细胞

免疫系统的 3 个功能是由一些细胞完成的。人由系统构成，系统由器官构成，器官由组织构成，组织由细胞构成，生命的最小单位是细胞。免疫系统的免疫细胞主要有两大类：抗原提呈细胞和效应细胞。

1. 抗原提呈细胞

什么是抗原提呈细胞？形象地讲，它们把"非我"的蛋白质识别出来，然后提呈，提呈类似打小报告，告诉后面的执行者"坏蛋来了，我们要清除它"。所以，抗原提呈细胞类似外面的"市场调查员"，先调查情况，然后往上面打报告。

关于抗原提呈细胞，我们主要讲 DC 细胞、单核细胞和库普弗细胞，其中 DC 细胞又叫作树突状细胞，单核细胞叫作单个核细胞、肝脏中的叫作库普弗细胞。它们其实是一类细胞，都是"打小报告"的细胞，只是根据位置不同，取了不同的名字。比如，血液里就有"巡视组"，单核细胞的作用类似巡视组，随着血液流动，发现哪里有"坏蛋"，就把消息反馈回去。抗原提呈细胞以单个核细胞为代表，血常规就可以检验它。

2. 效应细胞

效应细胞就是白细胞。血常规检查有红细胞、血小板、白细胞等，其中白细胞是免疫应答的核心，是效应细胞。效应细胞分为两大类，第一类叫作粒细胞，这类细胞里有很多颗粒，有嗜酸性粒细胞、嗜碱性粒细胞和中性粒细胞，其中以中性粒细胞为代表，它们是发生天然免疫应答的。第二类叫作淋巴细胞，淋巴细胞又分为 T 细胞和 B 细胞，它们是发生获得性免疫应答的细胞。其中，T 细胞引起细胞免疫，B 细胞引起体液免疫。

总结一下以上内容。免疫应答是由细胞执行的，包括体液免疫也是由细胞执行的。为什么体液免疫也是由细胞执行的呢？因为体液免疫的抗体是 B 细胞合成的。针对那些微生物，我们体内有一种蛋白质叫抗体，可以清除微生物，而体液免疫的抗体是由 B 细胞分泌的。

免疫细胞主要分为两大类：一类叫作"监察细胞"，一类叫作"执行细胞"。监察细胞就是抗原提呈细胞，它们要提呈和识别抗原。用通俗的话讲，它们要发现我们前面讲的那三大类东西，收集外来微生物、体内突变细胞的信息，提供给执行细胞去发生应答，也要收集我们自己的信息，提供给执行细胞，告诉执行细胞"那是我，不要打"。淋巴细胞发生免疫应答的信号是由提呈细胞提供的，如果提呈细胞不告诉它这是"我"，淋巴细胞就会攻击自身组织，那就发生自杀行为了。

抗原提呈细胞的代表是单核细胞，又叫作单个核细胞。还有两种细胞也具有这个功能，一个叫作树突状细胞，长得像树；一个叫作库普弗细胞，库普弗细胞只存在于肝脏，后面我们要专门讲述。为什么要专门讲库普弗细胞？中医讲的少阳之所以是参与免疫的一个重要环节，就是因为肝脏中的库普弗细胞。库普弗细胞在肝脏干什么呢？我们摄取的蛋白质主要来自食物，不管是荤菜，还是素菜，都含有蛋白质。如果这些蛋白质在肠道没有被完全消化，就会通过肠道进入肝脏，由肠道的血流到肝脏，最后在肝脏进行处理。如果这个过程出了问题，就会发生疾病。比如为什么小孩发生过敏的多？因为食物里的抗原到了肝脏，库普弗细胞提取后告诉免疫系统发生了应答，小孩就长湿疹，就发生各种过敏性疾病。所以，对于小孩的过敏性疾病，大家要是实在不会治，用保和丸即有效，把小孩的消化系统调好，让蛋白质在肠道崩解，就不过敏了。临床上大家如果什么方都不会开，就问问患者是不是消化不好，实在不行就给患者开保和丸。当然，这是很笨的办法，有比保和丸更好的方法，那就看看有没有消化系统的问题。如果小孩吃东西不消化，又长湿疹，若把小孩的消化系统调理好，吃的食物中的蛋白质被彻底降解，他就不过敏了。这些我们后面还要详细讲。

执行细胞就是白细胞，白细胞有两类：一类是中性粒细胞，发生天然免疫应答。中性粒细胞的应答信息不通过抗原提呈细胞提呈，自己就能识别外来的微生物，我们叫作天然免疫应答。天然免疫应答是瞬时应答，一有微生物进入体内，马上就要发生应答。第二类是淋巴细胞，叫作获得性免疫。淋巴细胞的应答信息必须通过抗原提呈，才能发生免疫应答。获得性免疫应答是经过机体的信息分析、提取，开始大量的动员，发生的一个强有力的应答。所谓的获得性免疫应答，类似"重案组"，抗原提呈细胞把信息给了"公安局"，公安局成立重案组，调动大量警察围剿坏人。所谓的天然免疫应答类似"街上的巡警"，不需要公安局发指令，看见坏人就可以抓，看到小偷小摸、小打小闹就要管，但是如果发生了大规模的抢劫、暴动，力量就不够了。这时要靠获得性免疫，抗原提呈细胞就要把信息传递给淋巴细胞，然后淋巴细胞就大量增殖。

为什么人体要分天然免疫和获得性免疫呢？大量的淋巴细胞增殖要消耗人体大量的物质和能量。所以，少量的细菌、微生物就交给天然免疫，如果发生暴动了，大量的微生物来了，就要靠获得性免疫了。获得性免疫又分为 T 细胞、B 细胞，T 细胞针对细胞内抗原，发生细胞免疫应答；B 细胞针对细胞外抗原，发生体液免疫应答。这就是机体免疫系统的作用，西医把每一步讲得都很详细，中医讲"正气内存，邪不可干"，讲得比较概括。

四、免疫应答

免疫应答（获得性免疫应答）分为三步，第一步叫作免疫识别，第二步叫作免疫活化，第三步叫作免疫效应。

1. 免疫识别

免疫识别就是抗原提呈细胞通知重案组发生大事了。

2. 免疫活化

免疫活化是指T细胞和B细胞。T细胞和B细胞平时没有功能，它们在休息，并没有全副武装。当发生免疫应答时，T细胞和B细胞就要活化。活化既包括功能的活化，要变得有功能，又包括大量的增殖，由一个变两个、两个变四个、四个变八个。为什么要大量增殖呢？要快速扩充，保有足够的数量。为什么平时没有那么多数量呢？平时没打仗，不需要养这么多的细胞。免疫活化的过程，T细胞和B细胞要分裂增殖。大家知道，细菌感染以后要去验血，白细胞超过正常数值很多，这是免疫系统活化了。感染一过去，白细胞又下降了。这是因为活化的白细胞，在杀完细菌之后就自己死掉了，我们叫作凋亡了。我们人体的军队好有"爱国主义精神"，打仗的时候它就活化，由一个变两个、两个变四个。打完仗之后不需要了，它自己就死亡了。机体发生免疫活化的时候，T细胞和B细胞要大量地分裂增殖，抵抗微生物，要消耗机体大量的物质和能量。

3. 免疫效应

免疫效应分为两大类，都是免疫应答。第一类叫作免疫耐受，就是对自己不应答。这种应答的结果是"这是我，不应答"，不应答本身就是一个应答。比如警察办案，"他是好人，别抓他"，这也是办案。

第二类是发生应答，去排斥抗原。发生应答又分为两种：一种是天然免疫应答，不需要免疫提呈的过程，直接攻击抗原，主要是中性粒细胞，还有一种叫NK细胞，我们叫作自然杀伤细胞；另一种是获得性免疫应答，分为细胞免疫和体液免疫，分别针对细胞内抗原和细胞外抗原。免疫效应是免疫系统工作的基本原理，也体现了机体对微生物的作用。

五、免疫耐受

　　免疫耐受是指机体对自我的蛋白质信号不应答。正常情况下机体对自我不应答，如果应答则是病。机体对"非我"的蛋白质应答不应答？如果"非我"的蛋白质对人体无害，机体也不应答。我们经常接触的蛋白质是无害的，如果应答了不就过敏了吗？比如大家常常吃虾，如果机体对虾发生应答，吃着吃着就过敏了。机体对虾不应该应答，因为这个抗原对人无害，我们经常接触，不能对它应答。所以，我们讲免疫系统对自我应该是不应答，如果应答了，叫自身免疫病；对有害的"非我"要应答；对无害的、经常接触的"非我"，要耐受、不应答。

　　还有一种无害的"非我"是胎儿，孕妇十月怀胎，虽然胎儿一半基因来自于父方，对母体来讲是"非我"，但是也不能应答。如果应答会导致流产，这也是流产的一个原因。还有一种情况，还没成胎儿就发生应答，发生抗精子抗体。相对母体而言，精子是"非我"，但是无害，精子进入母亲体内是为了受孕，如果免疫系统攻击它，就难以怀孕。所以，人体的免疫系统对"非我"有两种情况：对无害的要耐受，对有害的要应答。如果对有害的应答不够，或者不应答，则是免疫缺陷病，细菌、病毒在体内过度繁殖，会导致死亡。

　　下面，我们讲免疫耐受的机制。

1. 激素的免疫活性（肾）

　　发生免疫耐受的第一个因素是激素。激素的主要功能在一定程度上相当于中医讲的肾。中医对肾研究了很多年，认为性腺、肾上腺等与中医讲的肾脏相关，一些激素在很大程度上与肾脏有关。哪些激素与肾脏有关？肾上腺皮质激素、肾上腺素、雌激素、雄激素、孕激素，这些激素都与中医讲的肾脏有关系，补肾可以调节这几种激素的水平。皮质激素是我们通常说的激素，例如泼尼松、地塞米松。肾上腺素是交感神经系统用的激素，另外 3 种激素，我们叫作性激素——雌激素、雄激素和孕激素。

雌激素是一个免疫活化剂，具有免疫活化作用，所以自身免疫病多见于育龄期女性。女性雌激素的分泌有个周期，与生殖周期相平行，女子"二七"14 岁乳腺发育、月经初潮，然后"七七"49 岁天癸绝、地道坏，雌激素撤退了。可见，女性雌激素的分泌周期是从"二七"到"七七"，这个过程也叫作女性的生殖周期。因为雌激素的原因，这期间也是女性自身免疫病的好发年龄。但是，这也是女性普遍比男性寿命长的一个重要原因。因为雌激素是免疫活化剂，雄激素是免疫抑制剂，这就决定了女性普遍比男性活得长。当然还有其他的原因，但是由于雌激素的作用，总的来讲百岁老人多见于女性。雌激素是免疫增加剂，虽然女性容易得自身免疫病，但是万物都有利弊，"祸兮福之所倚，福兮祸之所伏"，很难评价好坏，主要是要有个度。中国人讲中庸，凡事都有个度，不要过度。20 世纪 80 年代发现不老神药是雌激素，女性用了更漂亮，有的人60 多岁了，还天天吃雌激素。但是体内雌激素水平高，容易得癌症，容易得子宫癌、乳腺癌，所以，雌激素有好处也有坏处，使用时要有个度。

雄激素是一个免疫抑制剂，孕激素也是个免疫抑制剂。为什么孕激素是免疫抑制剂？因为女性妊娠以后，孕激素大量分泌，会抑制母体对胎儿的免疫应答，防止免疫系统攻击胎儿。换言之，妊娠以后抑制母体对胎儿的应答，主要靠的是孕激素。妊娠以后，雌激素水平大量升高，此时需要大量的孕激素对抗它，不能去攻击胎儿。所以，孕激素不足会影响生产，一部分孕妇流产是免疫应答导致的，比如雌激素水平高的自身免疫病患者，她们的孕激素不足，会导致反复流产。可见，这3种性激素与免疫系统有关系。当然，雌激素、孕激素、雄激素不仅仅作用于免疫系统，还作用于生殖器官，比如乳腺发育、调控性欲等。可以说，性激素主要完成生殖功能，同时对免疫系统有影响。

如果我们的激素水平紊乱，会导致免疫系统亢进，对本不应该应答的器官发生免疫应答，出现过敏性疾病、自身免疫病。比如，如果患者皮质激素水平低，容易发生过敏性疾病。西医会给患者服用泼尼松等激素类药物。中医则补肾，归为太少两感证，可用麻黄细辛附子汤、麻黄附子甘草汤等处方。其实，中医也是在用激素，只不过与西医的方法不一样，后文我们将详细地介绍。

肾上腺素是交感神经递质，阳虚型的过敏性患者的肾上腺素水平就低，比如冷性荨麻疹患者就阳虚。如果交感神经活性不够，肾上腺素水平低，也容易发生过敏。这些情况就符合中医讲的以肾为核心。

2. 消化道蛋白质降解（脾）

影响免疫耐受的第二个原因是脾，即是消化道蛋白质的降解。我们每天吃的多是蛋白，不管是素菜，还是荤菜都是有生命的物质，主要由蛋白构成，只不过荤菜的蛋白多一些，素菜还含有一些纤维素。人只要吃东西，就要接触蛋白。正常情况下，这些蛋白在人体内除了消化道，其他组织是接触不到的。因为这些蛋白在肠道被消化降解成了氨基酸，被分解成一个一个最小的精氨酸，而氨基酸没有抗原性，所以机体其他部位接触不到这些蛋白。如果消化功能不好，就会导致食物中的一些蛋白没有被完全消化，还是以蛋白质或者以蛋白质碎片的形式进入了肠道的血液，被吸收之后，就可能导致人体过敏。所以，人体过敏的一个很重要的原因是脾虚。以上是西医的解释，而中医讲脾虚湿盛，身体长湿疹的一个原因是脾虚。

3. 肝脏的抗原提呈（肝）

即便有些蛋白质没有被完全消耗掉，机体还有个屏障——肝脏。

有时人们偶尔有一餐吃得很饱，发生了消化不良，食物中的蛋白质没有完全消化就被吸收了，随着肠道的血液流到肝脏，经过肝脏的处理，才能进入大循环。肝脏中的库普弗细胞接触到这些抗原，提供给机体信息"今天吃多了，这是正常的，不要应答"。如果肝脏中的库普弗细胞出了问题，蛋白质就会突破机体的最后一道防线，开启免疫应答。比如肝硬化患者有个重要的表现叫作球蛋白倒置，球蛋白主要是抗体，为什么肝硬化患者的球蛋白增加呢？因为患者肝硬化门静脉高压，一部分血液没有经过肝脏，直接就进入了大循环，机体发生了应答，此时患者的球蛋白就持续地升高，这是肝硬化的一个标志。肝脏是处理来自消化道的抗原的最后一个屏障，经过肝脏的处理，就要决定是启动应答还是不应答，这个启动的环节，中医叫作少阳。

4. 抗原的暴露与隐蔽

还有一个影响免疫耐受的原因是抗原的暴露与隐蔽。在免疫系统发育成熟之前接触到的抗原，机体对它们不应答。比如胎儿出生之前，在妈妈体内就已经有了免疫系统，但是免疫系统还在发育。此时免疫系统会接触到人体的很多抗原，出生之后机体对在母体内接触过的抗原不应答。形象地讲，在妈妈体内时胎儿接触的抗原都告诉他"这些接触到的抗原都是'我'，出生之后千万不要攻击'我'。"因为胎儿在妈妈体内接触不到外来的异物，此时免疫系统接触到的所有抗原都是"我"，小孩出生后再接触到的抗原，机体会认为"这些不是'我'，在娘胎里没见过。"可以说，机体只认母亲，在母体里见过的认为是"我"，没见过的就觉得是敌人。

这种机制有个严重的问题，免疫系统识别不了母婴传播的疾病。比如乙肝可通过母婴传播，容易终生携带，由肝炎到肝硬化到肝癌，最后导致死亡。这个病很难治，因为免疫系统不工作了，免疫系统在娘胎就见过乙肝病毒，把乙肝病毒当作自己了。所以，母婴传播的、与免疫系统相关的疾病都不容易治疗，比如艾滋病、性病等疾病都可以母婴传播。

这种机制还有第二个问题，人体的抗原有时候是隐藏的，免疫系统在母体里没有见过。比如有的抗原在细胞内，可能终身不暴露，免疫系统在母体里没有见过，小孩出生后仍然不暴露，免疫系统也不攻击它。但是因为手术、烫伤、外伤等原因，这些终身不暴露的抗原暴露了，机体没见过这些抗原，不知道这是"我"，就会启动攻击，就会发生自身免疫应答。创伤和感染有可能诱发自身免疫病，就是因为免疫系统接触到了原本隐藏的抗原，那些抗原其实是自己，但是免疫系统在母体里没有见过，就当作"非我"进行免疫应答。可见，我们的机体识别"我"与"非我"，依据是我在母体见过你，我们是朋友；我在母体里没见过你，我们就是敌人。免疫系统还是很幼稚的，小孩生下来与妈妈亲近也是有道理的，人体就是这么一套程序。

关于免疫应答的影响因素，我们主要讲了4点，可以看到西医把"正气内存，邪不可干"讲得很清楚。

六、免疫细胞的状态

免疫细胞有3种状态。第一种是在没有外来微生物、没有抗原的时候，免疫细胞处于静止状态。

第二种是要发生应答的时候，免疫细胞处于活化状态。免疫功能要活化，数量由一个变两个、两个变四个、四个变八个。

第三种是处于凋亡状态。一是当消灭了微生物、免疫应答结束，活化了的免疫细胞就要凋亡；二是免疫耐受也可以引起凋亡。什么叫作免疫耐受引起凋亡？我们还是用形象的语言来讲解，免疫系统把在母体里接触到的抗原认为是自己，实际上针对母体里的这些抗原，机体也有免疫应答细胞，但是由于是在母体里接触的这些抗原，针对这些抗原的免疫细胞就认为"这是'我'，我该死了。"也就是说，人体免疫系统包含所有的抗原，人类从动物到人进化了这么多年，期间接触的蛋白质，人体都有免疫应答细胞。如果免疫系统在母体里接触这些抗原，针对这些抗原的免疫细胞自己就凋亡了。为什么要凋亡？免疫系统在母体接触了这些抗原，会认为这些抗原是"我"，而针对"我"应答的免疫细胞很具有牺牲精神，它们自己就凋亡了，以免胎儿出生以后对抗原发生应答。

另一种情况是免疫细胞为消灭抗原，大量增殖，每毫升血液可以有几千个细胞增殖，当消灭了进入体内的微生物之后，多余的免疫细胞就要凋亡，恢复到正常的细胞数量。可见，凋亡是免疫细胞一种重要的死亡方式。我们把凋亡称为程序性死亡，什么叫作程序性死亡？自杀，启动自己死亡的机制。

免疫细胞有多种死亡方式，最常见的有两种：一种叫作凋亡，一种叫作坏死。所谓坏死，免疫细胞攻击细菌等微生物，在吞噬大量细菌之后，自己就死亡了。免疫细胞可吞噬大量的细菌，杀敌一万，自损八百，不是自损八千，一个免疫细胞可以吞噬很多细菌。因为吞噬的细菌太多了，把自己毒死了。所谓凋亡，是免疫应答结束了，不需要过多的免疫细胞了，于是多余的免疫细胞就自杀了。

简言之，免疫细胞有 3 种状态，第一种是静止状态，免疫细胞在休息待命；第二种是活化状态；第三种是死亡状态，死亡包括凋亡和坏死。

第二节　中医免疫概论

中医讲的免疫系统首先要提到一个概念——卫气营血。卫气营血是温病的概念，为什么温病分卫气营血呢？温病虽然不完全对应感染性疾病，但是它讨论的一个重大课题是感染性疾病，这是温病最核心的一个内容。卫气营血是温病学治疗这类疾病的一个重要辨证方法。免疫学怎么认识卫气营血？大家只有知道了怎么认识它，才能知道怎么治疗。我们首先用免疫学解读卫气营血。

一、卫气营血与免疫应答

1. 卫（前驱症状/太阳）

卫，相当于免疫应答的前驱症状，《伤寒论》六经辨证归在太阳。什么叫作前期应答？我们机体的免疫系统活化以后，要分泌大量的白细胞介素-1、白细胞介素-2、干扰素等细胞因子。这些细胞因子会引起机体的恶寒、发热、身痛、脉数，中医把温病称之为在卫分，《伤寒论》中叫作太阳病。

太阳病主要包含两类疾病，一类疾病是上呼吸道的病毒感染，这是典型的太阳病，也叫太阳本证，比如麻黄汤证、桂枝汤证。第二类是温病的前驱症状。所以，我们学习伤寒学说，第一步就要区别伤寒和温病。在我们的伤寒体系里，告诉大家第一步要区别太阳本病和太阳类病。所谓太阳类病，有些疾病类似太阳病，但是不是太阳病，如果忽视了，就会误诊。举个例子，急性阑尾炎的前驱症状是什么？急性阑尾炎的右下腹疼痛，西医叫作转移性右下腹疼痛，刚开始发作时右下腹不疼痛，刚开始的症状是恶寒、发热、头痛、肌肉痛、一身痛，几小时以后才会腹部痛。这些前驱症状类似太阳病，但不是太阳病，有的医生会把它当成太阳病，用麻黄汤等处方治疗，这是错误的。

再比如，急性肾盂肾炎患者有的几小时前恶寒、发热、一身痛，随后小便不舒服，也有的同时发生。很多感染性疾病的前驱症状就是中医讲的太阳病，准确地讲叫作太阳类病。为什么叫作太阳类病呢？与普通的太阳病是有区别的，不要弄混了，不能用麻黄汤等处方治疗。太阳类病在温病学说叫作卫分证，都是感染的前驱期。后文我们要详细讲如何辨别是感冒，还是类似于感冒的疾病。很多急性感染性疾病刚开始发作时，有的医生以为是感冒，会导致误诊，有时按感冒治疗要医死人的。

2. 气（全身炎症反应综合征/阳明）

感染性疾病在卫分之后到了气分，气分的症状是大热、大渴、大汗、脉洪大，西医叫作全身炎症反应综合征。也就是说，局部炎症应答导致机体的全身反应，中医叫作大热、大渴、大汗、脉洪大，西医叫作全身炎症反应综合征，包括发热、心率增加、呼吸频率增加等。其中，心率增加中医叫作脉数，心输出量增加就是脉洪大，脉搏很有力、跳得很快。西医讲的呼吸频率增加，中医表现为鼻翼翕动。发热引起的口渴、出汗，也属于西医讲的全身炎症反应综合征。

炎症首先是局部的反应：红肿热痛，当局部炎症比较严重的时候，机体要发生全身动员。局部炎症的红肿热痛，以中性粒细胞的应答为主，这是机体的第一道屏障。如果解决不了问题，机体就要全身动员，淋巴细胞活化，大量的抗体或者淋巴细胞被运输到发生炎症的部位。然后循环增加，代谢增强，机体开始大动员，发生了获得性免疫应答。此时的症状西医叫作全身炎症反应综合征，中医叫作大热、大渴、大汗、脉洪大，温病叫作气分，伤寒叫作阳明病，比如白虎汤证。

3. 营［凝血活化，少阴（热沸血瘀）］

感染性疾病的第三个阶段是活化凝血系统。人体的凝血系统是参与炎症应答的一个重要系统，持续的炎症反应会活化凝血系统。由于凝血系统活化了，机体处于高凝状态，血液相对凝固，血液运行缓慢，使得血液通过舌面毛细血管网的速度变得更缓慢。加之血液中的含氧血红蛋白减少，需氧血红蛋白增加（静脉血增加），舌面的颜色就变成绛紫色。为什么是绛紫色？因为血液循环增加，颜色更为深红；凝血系统活化，静脉血增加，颜色变蓝，红与蓝一配就成了绛紫色。这种紫色与单纯瘀血的紫色不一样，瘀血的紫色是青紫色，这种紫色是在很红的背景下发紫，中医叫作绛紫色。这个阶段，中医温病学叫作热入营分，内科学叫作热沸血瘀。

4. 血［继发出血/弥散性血管内凝血（DIC）/血管炎，少阴/厥阴（伴惊厥或休克）］

什么叫作血分呢？如果大量的凝血系统活化，会导致凝血因子被消耗，凝血因子消耗之后会继发出血。因为凝血系统活化之后，需要消耗凝血因子，当凝血因子被消耗，血止不住，就开始出血，西医叫作弥散性血管内凝血（DIC），中医叫作热入血分，比如上下失血、吐血、便血、紫癜等。

还有一种血管炎也是热入血分。针对血管的免疫应答导致血液从血管里出来，比如过敏性紫癜就是血管炎的表现。免疫系统攻击血管内皮，把血管打成洞，血细胞从中渗出血管，造成皮下出血，这个病叫作紫癜。

简言之，热入血分主要是两个机制，一个机制是凝血活化以后，把凝血因子消耗掉，血止不住，造成了出血；第二个机制是免疫系统攻击血管，把血管打出一个个的洞，导致血细胞渗出血管，这就是过敏性紫癜的一个主要原因。热入血分在中医的六经辨证中是少阴病或者厥阴病，其中心主血脉，血管炎属于少阴病的范畴；弥散性血管内凝血（DIC）见于休克患者，属于厥阴病的范畴。

5. 新感温病不考虑少阳火化，急性期不考虑太阴寒化

温病学说讲的卫气营血，对应伤寒六经辨证的太阳、阳明、少阴、厥阴，而没有少阳经和太阴经，实际上六经都介入了这个过程，少阳经主要是热化，寒邪化热要经过少阳经，伏邪出表也要经过少阳经；太阴经则是参与免疫系统的活化。但是，我们讲的卫气营血主要就涉及卫分、气分、营分、血分，卫分相当于太阳经、气分相当于阳明经、营分是少阴经、血分是少阴经或者厥阴经。

为什么没有少阳、太阴？由于温病是新感，不要考虑少阳火化。《黄帝内经》讲："少阳之上，火气治之。"温病是新感，感受的本身就是热邪，不考虑少阳火化。伤寒感受的是寒邪，寒邪热化，则必须经过少阳经，从太阳传少阳，从少阳传阳明。

新感温病是急性期，不考虑太阴寒化。因为太阴病的特点是寒化，是太阴脾虚之人。虽然太阴脾虚之人也可以感受温病，治疗时也要兼顾太阴，比如气虚之人也可以得阑尾炎，阳虚之人也可以得阑尾炎，也可以感受温病。但是我们讲的是卫气营血的主证，所以不考虑少阳经和太阴经。这不是说少阳经和太阴经不参与免疫应答，这两条经是参与免疫应答的重要环节，只是它们不能代表卫气营血的4个阶段。比如气分的炎症应答要靠阳明经，但是阳明经只是应答，阳明经背后的影响因素是太阴，太阴气虚之人的阳明应答就不够，要用白虎加人参汤。换言之，虽然卫气营血4个阶段不对应少阳经、太阴经，但是太阴经参与了疾病发展的过程。比如急性的炎症反应是中医讲的气分证，归在阳明经，可以用白虎汤治疗。但是白虎汤证只是表现出的现象，它出现的原因是太阴经的气与病原微生物之间发生了免疫应答，如果气不够单用白虎汤治不好，需要用白虎汤加人参。后文我们还要详细讲少阳经和太阴经是怎样参与免疫应答的。

二、中医讲的肝、肾与免疫的关系

人体有两个器官明显参与了免疫耐受和免疫应答，一个是中医讲的肾，一个是中医讲的肝（彩图1）。我们讲过抗原提呈细胞把信号传递给 T 细胞，T 细胞再发生应答。那么抗原提呈细胞提呈抗原受谁的影响？肝脏，具体是受肝脏里的库普弗细胞影响。来自消化道的抗原受库普弗细胞的影响，再由库普弗细胞把信号传递给 T 细胞。T 细胞受肾的影响，内源性的激素具有抑制 T 细胞的功能，准确地讲不应该用抑制这个词，而应该是保持 T 细胞功能的平衡。激素会影响到免疫系统的功能，就是影响效应细胞（T 细胞）的功能，所以肾虚之人容易发生自身免疫病，容易发生过敏，容易发生肿瘤。我们在后文要详细讲激素是如何影响免疫系统的。

我们机体的两大免疫系统——细胞免疫和体液免疫处于平衡状态。如果平衡被打破了，最常见的一个类型是细胞免疫不足、体液免疫亢进。所以真正从事免疫学研究的人，很少用免疫低下这个词。过敏性疾病、自身免疫病和肿瘤早期，都不能笼统地说是免疫低下，而应该是体液免疫亢进、细胞免疫低下。若只讲免疫系统功能低下，有时会有问题，常常是细胞免疫水平不足，但是体液免疫亢进。比如很多肿瘤都伴有皮肤病，那些皮肤病是体液免疫亢进引起的。肿瘤本身容易细胞免疫低下，很多自身免疫病也是细胞免疫低下，这类患者是肿瘤的高危人群，但是也常伴体液免疫亢进。这就是患者的免疫平衡被打破了。机体靠什么控制免疫平衡？肾，激素！激素在控制着免疫平衡，如果激素水平降低，体液免疫就会亢进，西医会给服用泼尼松等激素类药物。所以，中医讲的肝和肾是参与免疫应答的两个很重要的环节，这个问题想明白了，你就可以解决很多问题。

比如小柴胡汤能不能通治感冒？没有少阳病用小柴胡汤有没有效？感冒早期没有少阳病，用小柴胡汤都有效。或者说不用小柴胡汤，张景岳有个治感冒的方叫作正柴胡饮，来自《金匮要略》四时加减柴胡饮子，相当于小柴胡汤的一个变方。没有少阳病的人，能不能用正柴胡饮治感冒？能，张景岳的正柴胡饮就通治感冒，感冒早期服用可缓解症状。因为肝脏控制早期的免疫应答，后文讲少阳病时要详细讲解。当感冒在很早期的时候，是个典型的太阳病，哪怕没有少阳病，都可以用小柴胡汤或者用正柴胡饮。临床上，很多人用正柴胡饮通治感冒初期，《中医内科学》也有这个处方。张景岳写了本验方书叫《新方八阵》，陈修园写了本叫《新方八阵砭》的书，专门批驳张景岳。正柴胡饮怎么能通治轻微的感冒？正柴胡饮是少阳病方，感冒初期是太阳病，没传少阳怎么能用它？因为感冒后机体分泌的过敏性介质，受肝脏的控制，所以对很轻微的初期感冒，一吃正柴胡饮或者小柴胡汤就能缓解。

再比如过敏煎，这是祝谌予老先生的验方，由银柴胡、乌梅、防风、甘草、五味子等药组成。过敏煎也是从少阳去治，可抑制过敏性介质。这些过敏性介质在哪些疾病发挥作用？过敏性疾病和感冒，感冒后机体也会大量释放过敏性介质。感冒后鼻塞是因为鼻黏膜水肿，而皮肤的水肿叫作荨麻疹，两者的致病机制是相似的。所以感冒可以当过敏来治，它们是由相同的神经介质引起的。有经验的西医治疗感冒时，为了快速缓解鼻塞、流清鼻涕等症状，在感冒药中会加扑尔敏（马来酸氯苯那敏）。扑尔敏能够抑制过敏性介质的释放，鼻塞等感冒症状会缓解得更快。但是扑尔敏具有镇静作用，服用后不能开车。既然西医可以用扑尔敏治疗感冒，中医为什么不能用过敏煎、正柴胡饮、小柴胡汤治疗感冒呢？

三、免疫相关疾病的机制

我们从这张图（彩图 2）来看免疫系统的三大类疾病：自身免疫病/过敏、病毒感染和肿瘤。

首先讲免疫系统的抗原提呈细胞提呈抗原，由 DC 细胞（树突状细胞）提呈抗原给 T 细胞。T 细胞一个是呈递给 B 细胞分泌抗体，叫作体液免疫；一个是呈递给 Tcl 细胞分泌抗体，叫作细胞免疫。如果 B 细胞亢进，就会发生自身免疫病或者过敏；如果 Tcl 细胞功能低下，就会发生持续的病毒感染，还会发生肿瘤。这就是我们免疫系统的工作。

在这个过程中，肝脏通过库普弗细胞（与 DC 细胞是一类细胞），参与了 DC 细胞和抗原提呈的过程。

T 细胞受内分泌的影响，主要是受皮质激素的影响，虽然性激素也能影响 T 细胞，但是性激素不是主要的。我们的内分泌又受下丘脑-垂体-靶腺轴的影响。什么叫作下丘脑-垂体-靶腺轴？控制内分泌的地方在我们的下丘脑，主要是靠松果体来控制。松果体中医叫作泥丸穴，修行人打坐练功，练的就是它，来控制我们机体的内部功能活动。所以打坐的人下丘脑-垂体-靶腺轴特别敏感。

下丘脑又受边缘系统的影响。打坐的人情绪很稳定，他们首先大脑皮层要被抑制，要先安静，不能一边唱一边跳一边打坐。首先大脑皮层要处于休息状态，然后边缘系统开始整合它的功能，控制我们的下丘脑、控制垂体、控制下面的几个腺体。打坐修炼的人坐在那里不动，就是在练这些东西。

我们的边缘系统在中医里属于肝，边缘系统管情绪。有的人边缘系统很敏感，有时候你说"那个人画得太丑"，他就会觉得"你不是指桑骂槐骂我丑吗？"实际上你说的与他没有关系。边缘系统受肝脏的控制，有少阳病的人边缘系统很敏感。肝脏控制我们的边缘系统，边缘系统可以控制下丘脑、控制垂体、控制靶腺轴。举个边缘系统控制靶腺轴的例子，比如雌激素能够控制乳腺，女性一生气能把乳房气痛，能把月经气没。边缘系统很敏感的女性心眼小，比如男的说"那个人画得太丑了"，她就想"你嫌弃我了，你嫌我丑了，你不要我了"，然后就生气，乳腺就气痛了，月经也不来了。

　　由上可见，肝脏既可以直接控制抗原提呈，又可以通过长轴来控制免疫系统。这条长轴是肝脏通过边缘系统、下丘脑-垂体-靶腺轴控制T细胞，通过很远的距离来控制免疫系统。而肾脏是通过内分泌来控制免疫系统。那么，肾脏与边缘系统有没有关系？肾脏能够控制大脑皮质，而大脑皮质能够影响边缘系统。冲动是魔鬼，告诉你要冷静，谁告诉你要冷静啊？大脑皮层。肾脏是通过更上一层来影响边缘系统——通过神经系统影响内分泌，由内分泌系统影响免疫系统。我们讲人体的8大系统有5个功能系统；有3个调节系统，这3个调节系统既独立又相互联系。

　　大部分过敏、自身免疫病、病毒感染和肿瘤的免疫病理，都包括在彩图2里。比如肿瘤患者的细胞免疫低下、体液免疫亢进，所以肿瘤患者容易反复感冒、容易过敏、容易有自身免疫病。患者的免疫系统是低下、还是亢进呢？既低下又亢进，应该叫作免疫不平衡。若能深刻地理解这张图，对免疫学就基本清楚了。

四、免疫相关疾病的中医治疗思路

　　这张图（彩图3）指出了治疗免疫相关疾病的基本思路。免疫相关疾病首先有内分泌的紊乱，然后有免疫系统的紊乱，接着有炎症的应答，然后有组织损伤，这是4个基本的阶段。其实还有一个更远的原因图中没有绘出，就是神经系统的功能紊乱。持续的情绪刺激也会影响下丘脑-垂体-靶腺轴，也会对免疫系统有影响。但是它隔得更远了，我们更需要抓住最核心的4个阶段。

　　这4个最直接的阶段：内分泌的紊乱导致免疫系统的紊乱，免疫系统的紊乱导致异常的免疫应答，异常的免疫应答导致组织损伤。其中组织损伤表现出的症状，就是中医、西医讲的各种病、各种证。

换言之，中医、西医讲的这些病、这些证是由组织损伤引起的，机体的组织受损以后表现出各种症状。什么导致了组织损伤？炎症应答。当然不只是炎症应答能导致组织损伤，中毒、外伤也可以导致组织损伤。但是以今天我们的生活方式来讲，绝大多数的组织损伤都是炎症应答，都有炎症在作怪，哪怕是肿瘤都有炎症在作怪。而炎症应答的本质是什么？免疫系统的紊乱导致炎症，内分泌功能的紊乱又会导致免疫系统的紊乱。当然，前面已讲持续的情绪刺激也会导致内分泌的紊乱，进而导致免疫的紊乱，只是这个因素太远了，我们不重点讲它。

1. 内分泌紊乱

人体与内分泌紊乱相关的组织，最主要的是中医讲的肾。其实肝脏与内分泌紊乱也有关系，肝脏可以通过情绪影响到内分泌系统。我们这里抓最主要、最直接的因素进行讲解。内分泌主要是皮质激素、雌激素、孕激素、雄激素，其中以皮质激素为核心。内分泌系统主要与中医讲的肾相关，所以中医治疗内分泌紊乱最典型的两个补肾药：一个是熟地，一个是附子。

2. 免疫紊乱

内分泌紊乱导致免疫系统紊乱，免疫系统紊乱的核心表现为体液免疫亢进、细胞免疫不足。针对体液免疫亢进和细胞免疫不足，中医最具代表性的两个药是细辛和黄芩。实际上有很多药，后面要详细讲述，这里只是列出了最具代表性的药物。记住了彩图 3 中的 8 个药，临床可以拓展。

3. 炎症应答

免疫紊乱会导致机体局部的炎症应答。人体感染了微生物或者得了疾病，平时没有表现出炎症应答、没有症状时，我们叫作伏邪；当发生了炎症应答时，叫作伏邪发作；发生炎症应答时也可以是新感。针对炎症应答，我们列出了两个最具代表性的药：知母、栀子。

其中，栀子治疗局部免疫应答。局部炎症应答的表现是红肿热痛，比如食道的红肿热痛，可用栀子豉汤；肝脏的红肿，可用茵陈蒿汤、栀子柏皮汤，这两个方都含有栀子。因为肝脏没有痛觉神经，所以症状是红肿，如有疼痛则是肝病侵犯了肝包膜。肝脏肿大，可以通过触诊摸到。如果局部红肿热痛特别明显，一般方不见效的，可用黄连解毒汤、栀子金花汤，方中都用了栀子。外伤导致的局部红肿热痛，也可以用栀子。比如跳舞导致的腰扭伤、打架受伤的红肿热痛，可以用栀子调醋外敷。

全身炎症反应综合征表现为大热、大渴、大汗、脉洪大，中医可用知母或者石膏治疗，这就是白虎汤法。《伤寒论》阳明在经的两个法，一个法是用栀子，以栀子豉汤为代表，做了种种化裁；另一个法是用石膏，以白虎汤为代表，也做了多种化裁。这两个法一个是针对局部炎症应答，一个是治疗全身炎症应答，轻的炎症是局部应答，严重的炎症就是全身反应了。

4. 组织损伤

炎症应答会导致组织损伤，出现器官系统的改变。针对器官系统的改变，我们列举了两个药：防己、独活，治疗中医的风湿等类似疾病。患者出现关节的改变，出现骨关节的疼痛、水肿，也可以出现皮疹等皮肤的改变，也可以用防风、荆芥等药物。

组织损伤主要有三大类，第一类是皮疹，自身免疫病和过敏性疾病以皮疹为主要表现，大部分都是起皮疹；第二类是骨关节和肌肉疼痛，这主要是自身免疫病的症状；第三类是内脏损害。

类风湿病过去叫类风湿关节炎，现在已经不叫这个名字了。自身免疫病的组织损伤主要是皮疹、骨关节疼痛和内脏损害，类风湿病除了骨关节的损害，更重要的是肝脏、心脏、肾脏的损害。如果只是治疗患者的关节病变，他会出现心、肝、肾的损害，会死于肾衰竭。如果仅仅是关节损害，骨关节固定以后最严重的问题是失去功能，但是内脏损害却可以致命。所以现在不叫类风湿关节炎，而叫类风湿病是有道理的。

我们治疗类风湿病，关键要抓住内脏损害。类风湿病主要损害两个器官，一个是损坏肝脏，一个是损坏肾脏。从六经辨证的角度上讲，损害肝脏的同时要治少阳，损害肾脏的同时要治少阴。西医讲的肝脏就等同于中医讲的肝吗？不完全等同，西医讲的人体有 8 个系统，而中医只有 5 个系统。但是西医讲的肝脏与中医讲的肝有关系，如果没有关系那么人体就有 13 个系统？有 8 个西医的系统，加上 5 个中医的系统？不可能的，其实西医的 8 个系统就是指中医的 5 个系统，只是归类方法不同而已，只是西医、中医认识人体的角度不同而已。总而言之，西医讲的肝一定不等同于中医讲的肝，但是两者是有关系的。

彩图 3 的药物只是举例，我们一定不要困在这几个药里面。彩图 3 中的 4 个阶段是免疫系统工作的基本环节，后文还要详细讲述如何组合使用其他药物。由彩图 3 可以看到，中医和西医是能够汇通的。

五、生物活性介质与中医治疗疾病的套路

生物活性介质主要是讲发生炎症应答时，机体会释放一些小分子的物质，这些物质是有活性的，所以叫作生物活性介质。这些物质参与了免疫应答，对人体有影响。生物活性介质主要有以下 3 类。

（1）血管活性胺：组织胺，毛细血管扩张和通透性增强/肝藏血。

血管活性胺以组织胺为代表，所以我们就介绍一下组织胺。血管活性胺可导致毛细血管扩张和通透性增强。什么叫作毛细血管扩张和通透性增强？简单讲就是肿。血管的通透性增强之后，血管中

的水就会渗出。我们讲局部炎症应答是红肿热痛，比如荨麻疹高起皮肤，那就是肿，就是组织胺释放使血管中的水渗出，到了皮下，皮肤就会肿。再比如，鼻塞是鼻黏膜水肿，导致了鼻腔堵塞、出气不畅。

（2）花生四烯酸代谢产物：前列腺素、白三烯使血管扩张、通透性升高等炎症反应。

花生四烯酸的代谢产物是前列腺素、白三烯，它们与血管活性胺有相似的作用。

（3）血小板活化因子：增加血管的通透性，促进血小板、白细胞的聚焦和黏着。

血小板活化因子除了可增加血管的通透性，还可以促进血小板、白细胞的聚集和黏聚。血小板活化因子活化血小板，能够增强凝血功能，所以持续的炎症可以导致凝血功能增强。简单地讲生物活性介质主要是活化免疫系统，导致血管扩张和局部组织水肿。

炎症应答的红肿热痛是怎么形成的？红，毛细血管扩张，血量增多，就是红色。阳明病大热、大汗、大渴、脉洪大，局部毛细血管扩张，加上心脏收缩力增强，心脏输出的血液增加，就是个洪脉。机体需要更多的血液，需要更多的免疫细胞攻击病原微生物，所以脉就变洪。血管的通透性增加，水分一渗出，机体就肿了。由于局部的血供增加，局部的皮温增加，就会变热。由于局部的红肿压迫组织，刺激到痛觉神经，就会感到疼痛。所以，如果成脓后很痛，一刀切开，压迫缓解了，疼痛也就缓解了。如果没有成脓，细胞还没完全坏死，可不用切开。

认识生物活性介质的作用很重要，只有认识了生物活性介质的作用，才会明白为什么明明没有少阳证，用少阳的药物也可以治疗感冒，才会明白为什么西医用扑尔敏治疗感冒。比如张景岳的正柴胡饮可以治疗感冒，但是陈修园就认为张景岳的《新方八阵》是胡说八道，用中医理论分析不通。其实，我非常喜欢张景岳，他很高明，他的《新方八阵》中的方很有效。只是因为张景岳是温补学派，陈修园用他的传统中医理论分析不通。

正柴胡饮由柴胡、防风、陈皮、芍药、甘草、生姜组成，此方来自《金匮要略》的四时加减柴胡饮子。张景岳用正柴胡饮治疗感冒，其实此方还可以治疗荨麻疹等疾病。祝谌予先生更高明，去了柴胡饮子中的陈皮、生姜，加了乌梅、五味子，那就是过敏煎。其实，不加乌梅、五味子，只去陈皮、生姜也可以，甚至不去陈皮、生姜也可以。换言之，正柴胡饮既可治疗感冒，又可治疗各种过敏性疾病。祝老的过敏煎加了乌梅、五味子，加强了芍药酸性的作用。如果防风的力量不够，还可加荆芥等其他的药物。

我们明白了正柴胡饮能够抑制组织胺的释放，能够治疗感冒和过敏性疾病，就会理解我们的验方——六合汤。六合汤由荆芥、防风、金银花、连翘、柴胡、黄芩、竹叶、石膏、太子参、杏仁、苏叶、细辛、甘草、滑石组成，通治各种感冒。六和汤明明是治太阳病，用荆芥、防风就可以了，为什么一定要用柴胡、黄芩？因为柴胡、黄芩能够直接抑制组织胺的释放，能够增强荆芥、防风的作用，可以更快地缓解鼻塞、头痛等感冒的症状。所以，我们治疗感冒时没有少阳病，也常常用少阳的药物。

很多治疗感冒的处方中之所以都有柴胡，明明是太阳病，却用了少阳药柴胡，就是因为柴胡、黄芩、乌梅、五味子等药物能够抑制组织胺的释放，可以直接缓解症状。比如九味羌活丸能够治感冒，治的是太阳病，方中之所以有黄芩，也是因为它能够直接抑制组织胺的释放，能够缓解感冒的症状。再比如，芍药也能够抑制组织胺的释放，可缓解感冒的症状，桂枝汤中就用了芍药。这些用药法都是套路，只不过寒邪重的用柴胡，防止化热的用黄芩，体质偏虚的用芍药，变来变去都是这些套路。

有人讲芍药用于桂枝汤，不能用于麻黄汤。其实，《伤寒论》的麻黄桂枝各半汤就是麻黄、芍药合用。后世李东垣的麻黄人参芍药汤也是用麻黄、芍药、桂枝、甘草化裁。有的医生治疗太阳感冒时不爱用少阳药，可是治疗感冒的人参败毒散、荆防败毒散用柴胡，九味羌活丸用黄芩。换个角度理解中医，会发现这些都是套路，关键是要明白其背后的机制。

六、感受外邪与免疫相关疾病

免疫相关疾病包括过敏和一些病毒感染、细菌感染。首先是感受外邪，人体感受外邪之后主要有3个疾病表现。第一，感而即发和感而不发。中医认为人体感受外邪之后，有感而即发，我们叫作新感；也有感而不发，我们叫作伏邪。伏邪是温病的概念，有时候人体感受外邪之后是感而不发的。比如"冬伤于寒，春必病温"就是感而不发，就是伏邪。第二，内外感召。中医讲内生五淫，外感六邪，内外相互感召。体质偏热的人容易感受温病，体质偏阴虚的人夏天容易中暑，这些都与内外感召有关。内外感召是中医对病机的一个基本认识。第三，六气化火。金元四家中的刘河间主张"六气皆从火化"。机体感受的六气（风寒暑热燥湿）都容易化火，比如伤寒经过少阳传到阳明，就变成了热证。

1. 感而即发与感而不发

感而即发是新感，比较容易认识；感而不发是伏邪，比较复杂。中医讲内生五邪，外感六淫，六淫是风、寒、暑、热、燥、湿。西医怎么看待六淫之邪呢？我们主要讲湿、热和风。

机体感受外邪之后引起的湿，从西医的病理上来讲，主要与细胞内和细胞外的水肿有关系。细胞外的水肿是组织液渗出引起局部的肿，肉眼可以直接看到，比如荨麻疹引起一个个的皮丘，就与大量的组织液渗出到细胞外有关。这个时候，在显微镜下看很多细胞也是肿的，它是细胞内水肿。通常我们看到的是细胞外的水肿，细胞内的水肿只有在显微镜下才能看到。

中医讲的热是炎症引起大量介质的释放，导致局部皮温的增加，另外也与粒细胞吞噬细菌有关系。

中医讲的风主要是引起过敏性疾病的瘙痒。外感六淫除了湿邪、热邪、风邪，还有寒邪、燥邪和暑邪。

内生五邪指的是风寒热燥湿。内生五邪没有暑邪，人体内部不会有暑邪，只有外邪才会中暑。其中，燥邪常常引起皮屑；寒邪与肾上腺素水平低下、皮质激素水平低下有关系；风邪是机体生物活性介质的释放，导致局部皮肤瘙痒；湿邪与局部的炎性渗出有关；热邪使血供增加，粒细胞吞噬细菌导致局部的发热。这几种邪，后文会详细地讲述，这里不再展开。

2. 内外感召

外感六淫和内生五邪可以内外感召。什么叫作内外感召？中医认为，机体发生疾病的一个基本病机是正邪相争，而正邪相争的过程会受外部环境的影响。比如，"冬伤于寒，春必病温"，传染病好发于春天，过敏性疾病好发于春天，慢性肝病也容易在春天急性发作，这就体现了外部环境对疾病的影响。

再举一个内外感召的例子：外寒引动伏饮。哮喘患者有伏饮，平时不发作的时候不喘，感冒之后容易引起哮喘的急性发作，中医叫作外寒引动伏饮。感冒引起的典型的哮喘发作，很容易诊断。但是对于很多感冒引起的变异性哮喘，没有受过免疫学训练的医生，难以发现。有一种变异性哮喘表现为咳嗽，用止咳药无效。如果中医水平较差，实在没办法辨别，可以做血常规进行判断，变异性哮喘的人嗜酸性粒细胞增加。中医也能够鉴别出咳嗽和表现为咳嗽的变异性哮喘，如果鉴别不了，把变异性哮喘当作咳嗽，用止咳药治疗很久都没有效，若当成哮喘来治疗，两三剂中药就缓解了。后文会介绍如何区别感冒引起的咳嗽与感冒引起的变异性哮喘。

3. 六气化火

邪气潜伏之后导致六气化火。为什么六气都要化火呢？因为最终这些疾病都会发展为炎症，只不过不同疾病发展的炎症表现不同。六气化火的时候，有时会用石膏配人参，那是白虎加人参汤法；有时也会用石膏配附子，来自越婢加术附汤。《金匮要略》有个越婢加术附汤治风水，用麻黄配石膏，加术（白术或者苍术，当时没有区分）条文下面讲"先有寒加附子"，加附子就是越婢加术附汤。什么叫先有寒？患者得病之前就有内寒，是个阳虚的人，得了病要加附子。举个例子，肾阳虚之人得了急性肾炎，出现了热证，需用麻黄发表，用石膏抗炎，但是此人"先有寒"，平时就阳虚，需要加附子，用石膏配附子。由此可见，寒与热不是对立的。六气都可以化火，化的火是客邪，寒是正气不够，本身是个阳虚的人。阳虚的人得病后也会发炎，所以阳虚化火很正常。

七、伏邪与免疫相关疾病

我们把很多过敏性疾病、自身免疫病归到伏邪的范畴。因为过敏性疾病、自身免疫病有一个特点——疾病的进展是反复而间断的。比如荨麻疹，患者不是每天都有荨麻疹，好了以后，过几天又有了荨麻疹，又好了以后，过几天又有荨麻疹了。这类疾病是反复而间断的，有可能几年、十几年都不能痊愈，符合伏邪的特征。

伏邪表现为几个过程，首先是潜伏期，然后是急性发作期，还有缓解期和隐匿进展期。什么叫缓解期？缓解期就是没有症状。比如哮喘，患者没有发作的时候，像健康人一样，这就是处于缓解期。什么叫隐匿进展期？虽然没有症状，但是疾病还在进展。比如，有的肝病患者一发现就是肝硬化，这就是处于隐匿进展期。虽然之前没有症状，但是肝炎一直在进展，最终第一次诊断就是由乙肝导致的肝硬化。

伏邪发作的时候都会导致炎症反应，发生感染性炎症、自身免疫性炎症或者肿瘤相关的炎症。我们这里主要讲自身免疫病和过敏性疾病，也会涉及感染的治疗。对于肿瘤我们会提及，但是肿瘤比较复杂，涉及的内容太多，需要用单独的课程讲解。受篇幅的限制，也不可能把感染讲清楚，我们会讲一些方向性的知识，具体的细节，每一病、每一证、每一方，可以专门学习温病课程（详见"伏邪""湿热病"等课程）。所以，此书以过敏性疾病和自身免疫病为核心，涉及感染，主要把自身免疫病和过敏性疾病讲清楚。

第三节　正邪相争与免疫应答

疾病发作的时候，中医认为一个关键的环节是正邪相争。"正气内存，邪不可干"，邪气来了，正气与邪气就要发生正邪相争。若相争太过，疾病转出阳明。因为阳明主气，相争太过，发生急性炎症反应。如果相争不及，传入太阴，疾病就进入慢性化。这就是中医讲的"阳道实，阴道虚""实则阳明，虚则太阴"。如果正邪不争，就会形成伏邪，平时没有症状。中医讲的临床症状是由组织损伤引起的，而组织损伤主要是由炎症引起的。当然外伤也可以损伤组织，只是相对较少。如果正邪不争，免疫不应答，没有炎症，没有组织损伤，机体就没有症状，比如哮喘患者平时可以没有症状。

一、疾病的转归

1. 相争太过

机体的正邪相争有几种结局，如果相争太过，疾病容易转出阳明。《伤寒论》有个代表方是大柴胡汤，大柴胡汤证会死人的。换言之，机体免疫应答太过会导致死亡，40 岁的男人得了外感热病容易死亡。外感热病致死的多是老人和小孩，他们免疫功能低下，容易导致器官功能衰竭；还容易导致 30~40 岁的青壮年在外感热病中死亡。青壮年得外感热病死亡与老人和小孩不一样，青壮年是暴毙，是强力炎症应答导致的死亡。这也是暴发性肝衰竭发生的原因，暴发性肝衰竭多见于 30~40 岁的人。可以说，温病（严重的外感疾病）致死人，除了老人和小孩，就是青壮年。

当正邪相争太过时，千万不能增强患者的免疫应答。大柴胡汤和小柴胡汤的主要区别是去了增强免疫应答的人参，加了抑制免疫应答的芍药。一般中医讲大柴胡汤的核心是小柴胡汤加大黄、枳实通大便，泄阳明之热。这只是第一层解读。持续严重的炎症应答会抑制肠道蠕动，导致便秘，需要加大黄、枳实通大便，这是肯定的。因为持续的炎症应答导致交感神经兴奋，导致肠道蠕动功能减退，进而便秘。交感神经兴奋是会导致便秘的，比如人参加考试时，从早上 8 点考到下午 6 点，考不及格后果严重，导致交感神经太紧张了，就可能出现便秘。炎症也会导致交感神经兴奋，所以持续的炎症，会导致便秘；炎症还会导致出汗，造成机体水分丢失，肠道水分会被过度吸收，也会导致便秘。所以，大柴胡汤用大黄、枳实通大便，这个是第一层含义。

大柴胡汤还有一个很重要的变化是去了增强免疫的人参，加了芍药抑制免疫应答。大柴胡汤证正邪相争太过，如果再加人参，会导致严重的免疫应答，可能致使患者死亡。比如出血坏死性胰腺炎往往表现为大柴胡汤证，用大柴胡汤时不能加人参。这个病是不是一定不能加人参呢？不是，患者最后病危时还是要用人参抗休克的，那时病情就变了，患者呼吸衰竭，已经不是大柴胡汤证了。不是说出血坏死性胰腺炎一定不能用人参，而是说一般情况下千万不要加人参，最后患者濒危，呼吸衰竭了，是一定要用人参抗休克的，此时疾病已经转变了。

2. 相争不及

如果相争不及，疾病就出现慢性化，出现持续的炎症。年轻人得了肝病，一个情况是相争太过，表现为大柴胡汤证，导致暴发性肝衰竭；另一个情况是相争不及，变为慢性肝炎，可用柴胡桂枝干姜汤、逍遥散等类似的处方。相争不及会传太阴，太阴脾主气，正气与邪气相争，若正气不够，会导致相争不及，所以小柴胡汤里有人参补气。

3. 正邪不争

如果正邪不争，疾病就潜伏，形成伏邪，我们叫作免疫耐受。机体对不该耐受的抗原耐受了，疾病就潜伏了。明明有感染，机体就该识别抗原，但是不识别，这是因为正气与邪气不相争，发生了免疫耐受。这个耐受是不正常的耐受，机体对"非我"本应该应答，却发生了耐受，邪气潜伏了，这就是温病讲的伏邪。

"冬伤于寒，春必病温"，为什么说"冬伤于寒"呢？因为冬不藏精，所以正气不足，机体就发生免疫耐受了。为什么"春必病温"呢？正邪相争从少阳经开始，春天少阳之气生发，正气与邪气相争，就发作变成了急性温病。换言之，由于冬不藏精，机体感受寒邪之后，正邪不能相争。此时正邪为什么不能相争？我们举个《伤寒论》中的例子，"少阴病，得之二三日，麻黄附子甘草汤微发汗，以二三日无证，故微发汗也。"什么叫"二三日无证"？患者的症状不典型，这是指冬伤于寒。很多人冬伤于寒是没有症状的，或者说患者感觉不到有严重的症状，医生受过训练，可以诊断出来。感受寒邪后"二三日无证"，用麻黄附子甘草汤发表，微发汗。为什么没有明显的症状呢？因为冬不藏精，患者是个肾阳虚的人，感受了寒邪没有典型的症状。如果不吃药，到了春天可能"春必病温"，寒邪化热。我们讲过春天少阳之气生发，"少阳之上，火气治之"，寒邪化热就可能得温病。所以，阳虚的人冬天吹了风、受了凉，好像没有症状，有的人觉得无所谓，如果家里有中医，就给他吃一剂麻黄附子甘草汤，稍微发一点汗。否则，到了春天，就会发生温病。

　　总的来讲，正邪相争与疾病的转归可归纳为正邪不争，免疫耐受，邪气潜伏，即伏邪；正邪相争，驱邪外出，疾病治愈；正邪相争，驱邪外出，疾病一定治愈吗？不见得，如果正邪相争不够，疾病慢性化；如果正邪相争太过，严重炎症应答会导致死亡。凡事要有个度，免疫系统也有个度，免疫应答不是越强越好，也不是越弱越好。如果是个白虎汤证，没有气虚的人用了白虎加人参汤，炎症会加重。阳气越重的人疾病化热之后，就越表现为白虎汤证，治疗这种人时不能加人参，这也体现了正邪相争程度的问题。

二、少阳枢机

　　正邪相争的核心在少阳。《伤寒论》讲："血弱气尽，腠理开，邪气因入，与正气相抟，结于胁下，正邪分争，往来寒热，休作有时，嘿嘿不欲饮食，脏腑相连，其痛必下，邪高痛下，故使呕也，小柴胡汤主之。"只有把这一条（《重订伤寒杂病论》278条）读懂，才能理解中医对免疫学的认识。

　　"血弱气尽，腠理开"，就是我们讲的"正气内存，邪不可干"，正气不足则"邪气因入，与正气相抟"，所以小柴胡汤中有人参、大枣补气血。"血弱气尽，腠理开，邪气因入，与正气相抟，结于胁下"，这都是在少阳经。

"正邪分争，往来寒热，休作有时"，"作"是发作，"休"是不发作。什么叫作"休作有时"？正邪分争时候机体就发热，不争的时候就不发热。"嘿嘿不欲饮食"，木来克土，食欲不振。

"脏腑相连，其痛必下"，脏是指肝脏，腑是指胆囊。肝脏没有痛觉神经，只有肝包膜才有痛觉神经，如果肝区疼痛，说明疾病侵犯了肝包膜，肝包膜受损伤了。能够侵犯肝包膜的疾病，除了肝脓肿，十之八九都是癌症。换言之，肝脏疼痛基本上都是肝癌，是转移性的或者原发性的肝癌，肝脓肿等其他良性的疾病很少见。

"脏腑相连，其痛必下"说的是肝病容易合并胆囊炎，容易形成胆囊疼痛。胆囊炎是肝脏疾病一个常见的合并病症。"脏腑相连"，人体有的脏腑相连，有的不相连。比如肝和胆相连，肾与膀胱相连。脾与胃相连吗？如果把中医讲的脾理解为小肠［详见《吴述各家学说·脾胃》研究（上部）］，上面是胃，下面是小肠，则脾与胃相连。肺与大肠相连吗？肺与大肠虽然互为表里，两者不相连，它们的功能是通过远距离调节实现的。心与小肠相连吗？虽然心与小肠有表里的配属关系，但是两者不相连，也是远距离的调节。肝和胆相连，导致胆道的疼痛容易引起恶心和呕吐。这一条是小柴胡汤条文讲的，是中医认识疾病的一个最基本的病机。

还有一条病机需要认知，《金匮要略·脏腑经络先后病》讲"见肝之病，知肝传脾，当先实脾""肝虚则用此法，实则不在用之"。为什么"当先实脾"啊？"血弱气尽，腠理开"，疾病要正邪相争，此时脾虚的人要补气的，如果"实"不可以补的，否则会患虚虚实实之弊。比如大柴胡汤证是个实证，不可以"见肝之病，知肝传脾，当先实脾"。我们必须把《伤寒杂病论》中的这两条背下来，真正去理解它。

深刻认识了《伤寒论》讲的病机，再去处理疾病，就会很有规律。比如"正邪分争，休作有时"，治疗自身免疫病的时候，用了扶正的药容易引起急性发作。举个例子，类风湿关节炎患者用了补气补肾的药物就容易急性发作，出现关节急性疼痛。这种急性发作是正邪分争，若要缓解关节疼痛，有两个办法，一个办法是用免疫抑制剂，中医有很多免疫抑制剂，后文会详细讲述。这个办法能够缓解疼痛，但是疾病会反复发作，无法痊愈。另一个办法是促进正邪分争，吃药就是让你疼痛的，如果这个关节痛透了，这个关节就好了。患者的免疫功能低下，关节总是痛，缠绵地疼痛，在出现一个激烈的免疫应答之后，关节疼痛会加重，导致急剧的疼痛。然而当急剧疼痛突然缓解之后，关节豁然清爽。这是因为一个急性应答之后，自身应答的淋巴细胞就凋亡了，这个关节就彻底好了。

换言之，可以用两个思路治疗类风湿关节炎。患者说："大夫，我关节痛，我要开中药。"可以问他："你想痛，还是不想痛？"第一，这个病要想痊愈，吃了药会更痛，中医叫作追风除湿，追着你的关节痛，原本不痛的关节也会痛。因为那些不痛的关节本就有病情潜伏，通过一个剧烈的疼痛，关节自身免疫应答的细胞经过了一个正常的免疫应答，然后就会凋亡，关节就好了。第二，若不想痛，不想按这个思路治疗，我们可以用很多中医的免疫抑制剂，相当于西医用激素。这样疼痛就缓解了，缓解了症状也算有效，下次发作可以再来，再给用免疫抑制剂，下下次发作再来……

一个医生治疗类风湿关节炎越治越痛，有两种情况：第一个是用的药没效果，疾病在进展；第二个是药有效，在促进关节病证的急性发作，就是中医讲的追风除湿。一般来讲，一个关节一次急性的免疫应答，大概持续两个星期。因为急性的炎症应答或者普通炎症应答的急性发作，就是两个星期。但是，这只是一个关节，患者有可能其他不痛的关节又开始痛了，那些关节原本也是有病的，没有病的关节是不会痛的。患者可能本来 2 个关节痛，吃了药变成了 4 个关节痛，那 2 个新痛的关节原本也是有病的。为什么剩下的关节不痛呢？因为剩下的那些关节没病。

这是治病的两种思路——正邪分争和正邪不争，都可以取得疗效，只是有治病层次高低的区别。比如，一个慢性肝炎患者急性发作了，是让他正邪分争，还是让他正邪不争？我们先看西医如何处理，如患者病毒性肝炎发作了，病毒在复制，西医会看两点，第一，看患者有没有转氨酶升高。如果没有转氨酶升高，疾病就没有急性发作，仍处于免疫耐受，此时抗病毒治疗是无效的，西医不会用干扰素。因为患者正邪不争，没有急性发作。第二，如果患者急性发作转氨酶升高了，然后再看有没有胆红素升高，有没有黄疸。如果有了黄疸，说明炎症应答太过，不能再用干扰素，用了干扰素会导致严重的免疫应答，会导致患者死亡。所以，对于肝病，西医认为黄疸是使用干扰素的禁忌证。患者如果出现黄疸，已经导致肝脏的严重损伤了，就不要再用干扰素去促进免疫应答了，再促进免疫应答黄疸快速生长，最后会导致患者死亡的。这种肝脏的转氨酶升高，但又没有黄疸的肝炎，是西医使用干扰素的适应证。使用干扰素促进免疫应答，最后有的患者转氨酶就降低了，病情就缓解了。而且使用干扰素之后，患者的转氨酶还可能继续增加。即使转氨酶继续增加，只要不出现黄疸，西医就可以继续使用干扰素

那么中医怎么办？如果肝病患者的转氨酶增加，没有明显的黄疸，中医就可以用人参、黄芪、淫羊藿等药物。如果出现了黄疸，就不要用人参、黄芪、淫羊藿了。茵陈蒿汤与小柴胡汤是有区别的，小柴胡汤有人参，茵陈蒿汤没有人参。治愈慢性肝炎与治愈类风湿病的技巧是一样的，服药后患者转氨酶上升，不要怕，胆红素上升才可怕，才需要着急处理。肝病有个说法是"酶要钱，疸要命"，转氨酶上升，只是花钱吃药的问题；胆红素持续上升，那是有可能死

人的问题。一个是花钱能解决的，一个是要命的事情，这两个是有区别的。

传统中医如果没有免疫学的思想，治疗慢性肝炎也有效，也可以缓解症状，但是很难彻底治愈。我们治疗慢性肝炎需要有免疫学的思想，正邪分争要有个度，不能太过，不能不及。如果正邪相争了，但是度不及，需要看转氨酶是否增加，肝脏是否损伤了，可以考虑用人参、黄芪等药物；如果出现了黄疸，黄疸持续增加，相争太过，不能够再补了，要开始去清了、去化了。可见，若想治愈慢性肝炎是有一套办法的，不是不能治愈的，而是能治愈的，中医也能治愈。我们讲的治愈不是指症状缓解，如果症状缓解了，黄疸退了，但是 10 年以后患者得肝硬化、肝癌了，那不叫治愈。我们讲的是真正治愈这个疾病，一定要有免疫学的思想。

中医是有免疫学思想的，表面上与西医的免疫学不一样，其实本质是一样的。中医的茵陈蒿汤、大柴胡汤没有人参；西医对茵陈蒿汤证、大柴胡汤证的患者不用干扰素，否则会导致死亡。西医使用干扰素制定了指南，要按照指南治疗，所以是相对安全的。中医没有指南，中医的人参、黄芪、甘草等扶正的药物能诱生干扰素，西医直接使用干扰素，两者本质上没有区别。我们可以用中医的思想指导西医临床，也可以用西医的思想指导中医临床，因为它们是相通的。虽然表面上看中医、西医完全不同，但是背后的机制是相通的。

中医治疗肝病若想抗病毒，若想病毒转阴，效果最好的是在患者转氨酶升高、胆红素正常或者在正常两倍以下、还没有显性黄疸的时候。此时用中药最容易让病毒转阴。如果患者的转氨酶不升高，正邪不争，用中药的效果就不好。正邪不争，免疫系统没有发生应答，病毒就不容易清除。如果胆红素升高很严重，不能用很多扶正的药，否则炎症暴发出来之后不可控制，可能发生暴发性肝衰竭，导致死亡。此时，往往要用一些免疫抑制剂去清邪。总而言之，患者转氨酶升高，胆红素又正常，或者在两倍以下，此时用中药的效果最好，西医也认为此时病毒容易转阴，中医、西医治病的机制都是相通的。

如果相争太过，有没有病毒转阴的呢？也就是说有没有大柴胡汤证病毒转阴的呢？有，很多大柴胡汤证的病毒都转阴了。西医治疗暴发性肝衰竭，很多病毒就转阴了。那么，为什么我们不促使正邪相争太过，不促使疾病发展为大柴胡汤证，不促使患者暴发性肝衰竭呢？有两个问题：第一，因为暴发性肝衰竭容易导致死亡；第二，即便没有死亡，暴发性肝衰竭好了之后也发生肝硬化，那么病毒转阴有什么意义呢？患者还是一生携带疾病。很多肝炎患者经过暴发性肝衰竭以后，经过大柴胡汤证，虽然病毒转阴了，但是一个强烈免疫应答破坏了大量的肝组织，代价要么是死亡，要么是活过来之后肝硬化。这个代价是我们不能承受的。我们要求的病毒转阴，前提是肝脏损伤要在可控的范围之内，也就是患者的转氨酶升高，胆红素在正常值两倍以下。只有真正理解了免疫学思想，才知道如何处理这些疾病。

三、阳明热证

六经论治自身免疫病，太阳主要是指风邪，少阳讲疾病的发作（正邪相争），阳明讲热证。太阴与免疫系统有关系，《金匮要略》讲"见肝之病，知肝传脾，当先实脾"，"当先实脾"有两个原因，一是容易木克土，导致消化道症状；二是太阴涉及免疫系统，中医讲太阴主气，可用补气的药。少阴主要涉及内分泌系统，与肾相关。厥阴与神经系统关系密切。

现在介绍阳明热证在免疫系统的表现情况（彩图 4）。外来的抗原能够进入人体，这些抗原可能是微生物，也可能不是微生物，只是普通的蛋白质，比如吃的鱼虾不是微生物，而是一些蛋白质。抗原进入体内以后，经过抗原提呈细胞提呈抗原，经过 T 细胞、B 细胞活化，产生细胞免疫和体液免疫。

然后，细胞免疫、体液免疫会释放一些致炎因子，包括我们的生物活性介质。这些致炎因子启动机体的炎症反应，表现为阳明病的症状。阳明病的症状主要分为两种：阳明经证和阳明腑证。阳明经证又分为栀子证和白虎汤证，其中栀子证是局部炎症的免疫应答，白虎汤证是全身炎症的免疫应答。经过白虎汤证以后，持续的免疫应答兴奋交感神经，会影响排便，加上白虎汤证的大汗导致机体水分丢失，最后导致大便干结，形成了痞满燥实坚的大承气汤证。这就是阳明经证的一个发作过程，炎症是这些病证共同的核心环节，所以患者出现的一个共同表现是热象。

此时一定要注意：白细胞包含中性粒细胞、嗜酸性粒细胞、嗜碱性粒细胞和淋巴细胞，其中淋巴细胞包括 T 细胞、B 细胞。针对普通的病原微生物是白细胞在起作用，而白细胞主要是中性粒细胞在起作用，嗜酸性粒细胞、嗜碱性粒细胞也起作用，那是针对过敏性疾病。

然后持续的炎症会活化机体的凝血系统和止血系统，导致血小板活化。这是中医讲的热沸血瘀，由气分到血分，此时要凉血、散血，不能够耗血、动血。因为持续的凝血系统活化会消耗凝血因子，导致弥散性血管内凝血（DIC），这是中医讲的动血。叶天士讲的卫、气、营、血，是一个非常经典的炎症过程，由前驱期——卫分，到炎症的急性期——气分，到凝血活化系统——营分，然后到凝血消耗导致弥散性血管内凝血（DIC）——血分。

四、六经开枢合

（1）开：外皮肤-太阳，内黏膜-太阴。《黄帝内经》讲了六经的开枢合。太阳、太阴为开，病邪从太阳、太阴进来，如果是从皮肤来的，就叫太阳。如果是从黏膜来的，就叫太阴，其中从呼吸道来的，叫太阴肺；从消化道脾来的，叫太阴脾。

（2）枢：外发少阳，内陷少阴。枢是门的轴，决定着是开门还是关门。六经的枢，外发少阳，内陷少阴，这是疾病的一个基本规律。疾病的外发是通过少阳经，疾病的内陷是通过少阴经。后文会详细地解释。

（3）合：两阳合明，两阴交尽。合是指门合拢。两阳合明、两阴交尽是为合。合是免疫应答的极期，急性的免疫应答极期在阳明经，表现为急性炎症反应综合征，出现大热、大渴、大汗、脉洪大；如果免疫应答导致弥散性血管内凝血（DIC），出现休克、昏迷、抽搐等，则是在厥阴经。

总的来讲，外邪入侵，从皮肤是太阳经；从黏膜是太阴经，从口或者鼻进入。疾病发展的一个关键环节是少阳经和少阴经，外发少阳，内陷少阴。少阳属于关键环节，"血弱气尽，腠理开（腠理开是太阳），邪气因入，与正气相搏，结于胁下，正邪分争，往来寒热，休作有时，嘿嘿不欲饮食"，免疫应答的极期是阳明、厥阴。

五、超敏反应

1. 超敏反应的类型

超敏反应（hypersensitivity）是伴随获得性免疫应答所出现的局部或全身的炎症现象，又称为变态反应。超敏反应本质上是一个炎症反应。为什么过敏性疾病会间断发作？机体有炎症的时候就发作，没有炎症的时候就潜伏了，如果炎症持续疾病就持续不好。

什么叫作过敏反应呢？过敏反应（allergy）是一些个体多伴随某些半抗原或者抗原刺激反应强烈，导致局部或者全身较为严重的急性、慢性炎症损伤。所以过敏反应是超敏反应的特殊表现，过敏反应大体相应于Ⅰ型超敏反应。也就是说，随着抗原的刺激出现了炎症损伤。炎症损伤可以是急性的，也可以是慢性的。比如湿疹，有的患者3年、5年都不好，也可能好了以后，过两年又长湿疹，然后又好了，再过两年又长。只要有炎症反应，皮疹就在，炎症反应没有了，皮疹也就没有了。皮疹没有了之后，患者可以再次出现炎症反应，又会出现皮疹。过敏反应的本质就是针对抗原的炎症反应。

抗原来自哪里？第一来自皮肤；第二来自呼吸系统，比如花粉可以来自于呼吸系统；第三来自肠道，比如食物。抗原就来自这3个渠道，知道了如何调节这3个渠道，就知道了怎样治疗过敏性疾病。后文会详细讲述如何处理每个渠道的抗炎类型，如何防止发生反应。

超敏反应与过敏反应有什么区别？超敏反应分为4型：Ⅰ型变态反应、Ⅱ型变态反应、Ⅲ型变态反应、Ⅳ型变态反应。其中Ⅰ型变态反应叫作过敏反应，Ⅱ型、Ⅲ型、Ⅳ型变态反应主要是自身免疫病。为什么说"主要"是自身免疫病呢？因为Ⅱ型、Ⅲ型变态反应都是自身免疫病，而Ⅳ型变态反应除了自身免疫病，还有慢性感染，比如结核病就可以引起Ⅳ型变态反应。严谨地讲，Ⅰ型变态反应是过敏，Ⅱ型、Ⅲ型变态反应是自身免疫病，Ⅳ型变态反应包括自身免疫病和某些特殊的感染。

Ⅰ型变态反应又叫作速发超敏反应，比如有的人正在吃虾，几个虾吃下去就过敏倒地了。有的人细菌感染，注射青霉素之后会发生速发超敏反应，就是青霉素过敏，甚至会导致死亡。

Ⅳ型超敏反应又叫作迟发超敏反应，患者可能接触过敏原几日以后才能发生反应。我们通常讲的过敏主要是指Ⅰ型超敏反应，而Ⅳ型超敏反应也有可能包含某些过敏，这些过敏几天后才发生。

有关超敏反应类型见表1。

表1　超敏反应类型

分型	类别
Ⅰ型	速发型（IgE）
Ⅱ型	细胞毒型（IgG，IgM）
Ⅲ型	免疫复合物型（IgG）
Ⅳ型	迟发型（Th1，TDTH）
Ⅴ型（待定）	CTL
Ⅵ型（待定）	细胞因子
Ⅶ型（待定）	—

这几型超敏反应的区别是什么？它们产生的机制不一样，Ⅰ型超敏反应是IgE（免疫球蛋白E）所介导的，而Ⅱ型、Ⅲ型是IgG（免疫球蛋白G）所介导的；Ⅳ型是细胞免疫所介导的。

2. Ⅲ型超敏反应

Ⅲ型超敏反应很常见，若不讲清楚容易出问题。有两个疾病很有代表性，一个是红斑狼疮，一个是过敏性紫癜，它们都属于Ⅲ型超敏反应。前文我们讲了过敏多是Ⅰ型超敏反应，个别情况下可以见到其他类型，比如过敏性紫癜。Ⅲ型超敏反应的核心是抗体与补体形成免疫复合物。什么叫作补体？补充抗体的功能。简单地讲，它能够增强抗体的功能，所以叫作补体。抗体能够清除微生物，还有个物质能使抗体变得更加强大，那个叫作补体。抗体与补体结合抗原，这三者形成循环免疫复合物。这个复合物可以在血管里面移动。

那么Ⅲ型变态反应的核心是什么？是血管炎。因为补体有个重要的功能，它能够结合在血管内皮上，导致血管内皮破洞，破洞之后就出血，这就是过敏性紫癜的机制。这种情况不仅见于过敏性紫癜，也见于红斑狼疮、复发性口疮等多种疾病。我们之所以专门讲Ⅲ型变态反应，就是因为这些疾病的核心都是血管炎，认识了它们是血管炎，就可以去治疗了。

举个例子，中医讲荆芥能止血，荆芥是解表的药，可是却能止血。荆芥的止血与中医其他止血药的作用不一样：荆芥止血作用最强大、最核心的机制是能够抑制Ⅲ型变态反应，它抑制的是血管炎，而不是活化凝血系统。临床治疗过敏性紫癜，可以用止血药降低出血，减少紫癜，也可以用抗Ⅲ型变态反应的药物，这个才是最根本的治疗。形象地讲，血管像水管一样破洞了，为了减少漏水，可以把水变成糨糊，然后漏的就少了，这是用止血药的效果；也可以补洞，荆芥抑制血管炎，就类似给血管壁补洞，这才是更本质的治疗。知道了荆芥能够抑制Ⅲ型变态反应，也就明白了为什么风湿免疫科喜欢用荆芥治疗红斑狼疮、复发性口疮等疾病。这类疾病的核心环节就是Ⅲ型变态反应，就是血管炎，可以重用荆芥。所以，荆芥止血与茜草止血不是一个机制，茜草止血是把血液变得更黏稠，而荆芥则是补洞的，治疗的是更上一层的环节。

治疗红斑狼疮为什么用生地、熟地等补肾的药物？因为可以调节激素水平，在更上游抑制免疫应答。这不是直接治疗免疫系统，而是治疗内分泌系统，在更上游进行治疗。止血、治疗免疫系统、治疗内分泌系统，这是3个治疗层次。中医止血是治疗症状，是对症治疗；导致出血的原因是Ⅲ型变态反应，是血管炎，可以调节免疫，这比单纯止血效果更好；如果肾虚导致体液免疫活化，需要去补肾，治疗内分泌系统，这是更往上的层次。中医治疗是有层次的，越往上治疗的水平越高明。

3. 过敏（IgE）与黏膜免疫（IgA）

超敏反应的一个抗体是IgE，IgE专门参与过敏，换言之过敏是由IgE控制的。因为过敏主要是Ⅰ型变态反应，所以我们笼统地讲"过敏是由IgE控制的"，其实还是有些特殊情况的。

其他的抗体还有IgM和IgG，其中IgM叫初次应答，对同一抗原第一次发生应答是 IgM，再次应答是 IgG。为什么区别初次应答和再次应答呢？因为有免疫记忆，初次应答需要的时间长，再次应答则很快。免疫系统的特异性免疫应答有个过程——抗原提呈、免疫细胞活化、免疫效应等。这套程序需要花时间，初次应答要 10~14 天，再次应答就很快。为什么再次应答很快？留下案底了。经过初次应答（IgM）之后，留下了案底，然后免疫系统能够快速地再次应答（IgG），就像抓捕犯罪分子，公安局一查，他以前有犯罪案底，这次又犯法了，应立刻抓捕。

还有一个抗体是 IgA（免疫球蛋白 A），IgA 是参与黏膜免疫的。抗原进入机体主要有 3 条道路：皮肤、呼吸道、肠道。皮肤是中医讲的太阳病，治疗从太阳入手；呼吸道、肠道黏膜属太阴（太阴肺、太阴脾），治疗从太阴入手。后文要详细讲 IgA 参与的疾病要从太阴病去治。比如 IgA 肾病，IgA 肾病的表现常常是出血，也可能出血不明显而表现为蛋白尿。当 IgA 肾病表现为以蛋白尿为主的时候，中医治疗是以补肾为主，还是以补脾为主呢？以补脾为主。因为 IgA 参与黏膜免疫，管消化道、呼吸道的黏膜免疫应答，类似于中医讲的太阴肺和太阴脾，所以以蛋白尿为主的 IgA 肾病从太阴去治，需要补气。比如《金匮要略》防己黄芪汤能够治水肿，能够治疗蛋白尿。IgA 肾病患者如果主要的症状是蛋白尿，可以防己黄芪汤化裁，有肾虚再补肾，但是主方一定是防己黄芪汤。

重大疑难疾病需要做西医病理，如果患者告诉你"我是 IgA 肾病，现在是蛋白尿"，那么你就知道这个肾病有 IgA 参与，需要去补气。而过敏性疾病是 IgE 积极参与，比如荨麻疹不用验血，也知道是 IgE 积极参与。

六、初次免疫应答与再次免疫应答

免疫分为初次免疫和再次免疫，初次免疫是以 IgM 为主，再次免疫是以 IgG 为主。为什么需要区别初次免疫和再次免疫呢？因为初次免疫用的时间长，初次免疫需要 7~14 天，彩图 5 中 IgM 的曲线峰值出现在第 10 天，从第 7 天开始接近峰值，所以我们讲初次免疫需要 7~14 天，再次免疫应答的速度就快了。之所以出现这个情况，一个最主要的原因是初次免疫应答记忆时间短，抗体水平低，而 IgG 介导的抗体水平高，属于一个大动员，这个叫作免疫记忆。

人体的记忆功能分为好多种，第一种叫作核酸记忆，通过 DNA，把一代一代的人体信息记忆下来。胚胎发育的过程演化了从单细胞到人的整个过程，从一个单细胞变成一条鱼，还有鳃，然后变成一只猴子，尾椎骨还凸起，最后变成一个人。DNA 是有记忆的，胚胎发育就是记忆和演化的过程。第二种是大脑记忆。第三种是免疫记忆，免疫系统也有记忆。

七、抗体

抗体属于球蛋白，主要是球蛋白里面的 γ 球蛋白。球蛋白分为 α 球蛋白（甲种球蛋白）、β 球蛋白（乙种球蛋白）、γ 球蛋白（丙种球蛋白），其中 γ 球蛋白（丙种球蛋白）占球蛋白总量的 70% 左右，所以我们讲球蛋白主要是抗体。可以通过查肝功球蛋白的数值，来看体液免疫的情况。

人类机体的蛋白分为两大类，一类叫白蛋白，一类叫球蛋白。球蛋白又分 α、β、γ，主要是 γ。我们看彩图 6，γ 球蛋白的区间面积最大，α 球蛋白、β 球蛋白的区间面积小。γ 球蛋白有一个特点：一旦有炎症的时候，γ 球蛋白的峰值就上升，这就是针对细菌的抗体，参与体液免疫。

γ 球蛋白里面最多的是 IgG，见彩图 6 中的 IgG 线。IgA 是参与黏膜免疫的，IgM 是初次应答的。正常人不过敏时，他的 IgE 量少，在电泳的时候不能定量，检测不到，一旦定量出来了，说明这个人是个过敏疾病患者。

人类把前文所讲的内容变成了彩图 7，抗原提呈细胞提呈抗原给 T 细胞，然后 T 细胞与 B 细胞产生抗体，这个过程都体现在图中。

抗体产生之后，有个类别转换（彩图 8），比如 IgG、IgE、IgM 的转换。初次应答是 IgM，通过基因的作用变成了再次应答 IgG，产生了免疫记忆。IgM 转化成 IgG 有一个编辑的过程，这是西医的内容，我们不去探讨细节。

B 细胞合成的抗体有多种类别（彩图 9）。B 细胞在不同的情况下，由不同的细胞因子，合成不同的抗体。我们知道干扰素有 α、β 和 γ 这 3 种，都参与抗体的生成，其中干扰素 α、干扰素 β 参与细胞免疫。白细胞介素-4（IL-4）是合成 IgE 的，白细胞介素-4 水平高的人，往往干扰素 α 和干扰素 β 的水平低。这是因为患者的体液免疫亢进，细胞免疫低下。我们治疗时可以提高患者的干扰素 α、干扰素 β 的水平，那么白细胞介素-4 的水平就降低了。这个高了那个低，那个高了这个低，这是一个平衡。

蝉蜕能够治疗免疫病，能够治疗过敏性疾病，也用来治疗病毒感染。比如升降散能够治疗急性传染病，治疗病毒感染引起的很多温病，方中就含有蝉蜕。为什么蝉蜕能够抗过敏，能够治疗病毒感染性疾病？因为蝉蜕能够诱生干扰素，抑制白细胞介素-4 的水平。中医治疗病毒性肝炎时，就可以用蝉蜕诱生干扰素，来促进疾病的转阴。当然也可以简单地说蝉蜕入肝经清肝，但是入肝经的药那么多，为什么选蝉蜕呢？

比如乙型病毒性肝炎患者的病毒在复制，若想把病毒转阴，有时候我们的处方中会用到蝉蜕。蝉蜕能够抑制白细胞介素-4 的水平，所以能抗过敏；蝉蜕能够促进干扰素的分泌，所以能够提高细胞免疫。用蝉蜕的办法来自于升降散，温病大家赵绍琴先生的经验是：用小柴胡汤合升降散治疗病毒性肝炎。其中，小柴胡汤针对正邪相争，蝉蜕能够诱生干扰素。用小柴胡汤合升降散治疗病毒性乙型肝炎时，正邪相争要有个度，判断不准的时候不要用人参、黄芪，可以用些蝉蜕，比用人参、黄芪更安全。

我们要真正深刻理解中医背后的机制。很多老师讲升降散就是讲大黄、僵蚕、蝉蜕、姜黄，因为是外感热病，所以用蝉蜕。其实这还没有讲清楚，治疗外感热病的药多了，为什么升降散不选石膏呢？若讲清肝，清肝的药也很多，为什么选蝉蜕呢？蝉蜕在清肝的药里是很特殊的。诱生干扰素的中药，一般都是补气的药，补气药诱生干扰素、提高免疫。但是能够诱生干扰素、提高免疫又不是补气的药，蝉蜕是个代表。所以，升降散选择蝉蜕是很高明的。

体液免疫包括抗体的调理作用（彩图10）、激活补体、介导AD-CC、中和毒素。简言之，体液免疫在炎症反应中能够清除病原微生物。当然西医讲得很细，讲了怎么样清除病原微生物。

第四节　炎症与免疫

目前大多数的疾病都有炎症介导，即使是外伤，伤口不愈合也要发生炎症。可以说，炎症构成了现代病理的核心环节。这一节我们讲什么是炎症。

一、炎症概论

（1）炎症是具有血管系统的活体组织对损伤发生的防御反应。第一，必须是活体组织，死人是没有炎症的。第二，必须有血管。指甲、头发没有血管，是不会发炎的，甲沟才会有炎症。第三，炎症是一种防御反应，是以免疫应答为核心的防御反应，这是炎症的本质。

（2）炎症是损伤和抗损伤的统一过程。损伤因子直接或间接破坏了细胞组织，所以机体会发生炎症来清除损伤的因子。机体通过炎症反应来稀释、杀伤和包围损伤因子。

第一是稀释。什么叫作稀释？机体局部肿，肿了之后可以把损伤因子的浓度稀释。为什么渗出？渗出的目的一是抗体要出来，二是把局部的病毒、细菌等毒物的浓度降低。

第二是杀伤。免疫细胞杀伤细菌、病毒等病原微生物。

第三是包围。实在杀伤不了的病原微生物，就把它包裹起来。比如结核杆菌控制不了时，会形成结核球，把它包裹起来，控制在局部。形象地讲，这个地方病原微生物自治了，机体清理不掉它们，但是也别到处跑。

为什么炎症是损伤和抗损伤的统一过程？

第一，炎症本身是抗损伤，把损伤因子稀释、杀伤和包围。杀死损伤因子之后，再通过实质细胞或间质细胞的再生，恢复或者愈合受损的组织。因为病原微生物感染以后，有的组织就坏了，需要再生。如果比较小的损伤，可以完全恢复；大的损伤，会纤维化形成瘢痕。人的免疫再生能力是有限的，实在恢复不了的，就纤维化或者是形成瘢痕。机体针对炎症的抗损伤主要有两种情况：瘢痕和完全恢复。其他还有机化等较少的情况，我们不去探讨。

第二，炎症会带来损伤，炎症应答会损伤机体。因为这些免疫细胞、抗体、补体出来杀伤病原微生物的时候，同时会进攻受到病原微生物感染的细胞，从而导致机体的损伤。所以，我们说炎症是损伤和抗损伤的统一过程。举个例子，脓肿未化脓之前要消，使其不化脓，组织不溃烂；若已经化脓了要透，透出来之后再生。可见，炎症是损伤和抗损伤的统一，既损伤我们的机体组织，又能够维护机体组织，防止机体组织的损伤。

　　再比如细胞内抗原，乙肝病毒感染了人体的肝脏之后，既在肝脏的血液里，又在肝细胞里。肝脏血液里的乙肝病毒，可以被免疫系统直接清除。肝细胞里的乙肝病毒，受到免疫系统的攻击，感染乙肝病毒的肝细胞全部坏死，把病毒释放出来之后，才能清除它。这个过程既清除了乙肝病毒又导致了肝细胞的大量坏死。所以，免疫应答一定要在可控的范围之内。如果肝细胞坏死太多，超过了2/3，会发生暴发性肝衰竭，容易导致死亡。炎症既抗损伤，又导致损伤，它是一个统一的过程。这就是中国人讲的中庸，什么事情不能过，也不能不及。如果免疫系统的功能不够，清除不了乙肝病毒，疾病会反复地损伤肝脏。免疫系统的功能低，看似损伤小，但是如果经过几十年的肝炎损伤，也会导致肝硬化、肝癌，进而导致死亡。

二、炎症的分类

1. 炎症持续的时间

　　炎症根据持续的时间的不同，分为急性炎症和慢性炎症。

　　急性炎症的特点是局部的红肿热痛，具有血管的渗出，即以血管系统的反应为主所构成的炎症。局部血管扩张，血液缓慢，血浆及中性白细胞等血液成分渗出到组织内。增强血管通透性的物质主要有：

　　（1）组织胺、5-羟色胺等胺类物质可导致炎症刺激后所出现的即时反应，也就是速发超敏反应。速发超敏反应就是我们讲的过敏，主要是Ⅰ型变态反应，渗出的主要是组织胺和5-羟色胺。

　　（2）以舒缓激肽为代表的多肽类，其共同的特征是可使血管通透性亢进、平滑肌收缩、血管扩张，促进白细胞游走。

　　（3）血纤维溶解酶、激肽释放酶、球蛋白透性因子等蛋白酶，本身并不能成为血管透性的作用物质，但可使激肽原变为激肽而发挥作用。

2. 炎症的组织变化

从炎症主要的组织变化分为：变质性炎症、渗出性炎症和增生性炎症。

（1）变质性炎症：是指大量的细胞坏死。变质性炎症更多的是属于中医讲的热毒，以热为主，热毒很重。

（2）渗出性炎症：包括浆液性炎症、纤维素性炎症、化脓性炎症、出血性炎症、坏死性炎症、卡他性炎症等。渗出性炎症一般都属于中医讲的湿重。比如湿疹就是一个渗出性的炎症，我们讲这个人的湿比较重。渗出性炎症还有一种特殊的是出血性，中医讲到了营血分。比如血管炎导致血细胞渗出，属于营血分。渗出性炎症一般渗出的都是水，叫作浆液性炎症，属于中医讲的湿重。

（3）增生性炎症：是指局部形成炎性增生。我们一般把增生性炎症归在厥阴病。这类炎症形成息肉、形成瘢痕，我们从厥阴病的角度治疗，要用一些活血化瘀和入络的药物，比如济生乌梅丸、穿山甲、土鳖虫等药物。增生性炎症形成增生、形成纤维化包裹，一般的药就无法进入了，此时要用一些软坚散结的药物来控制纤维化，这就已经到了厥阴病的范畴。

其他还有一些特殊的炎症，非常少见，比如梅毒、麻风、结核、淋巴肉芽肿等特殊性炎症。

一般来讲炎症有3种：变质性炎症、渗出性炎症和增生性炎症。变质性炎症热毒很重，大量细胞坏死；渗出性炎症湿比较盛，如果出血则是到了血分；增生性炎症是痰瘀比较重，局部形成痰瘀，炎症成巢了。中医讲的疾病成巢，要在化痰活血的基础上进行治疗。比如慢性肾盂肾炎导致尿路的狭窄、畸形、瘢痕，细菌寄生在瘢痕上，局部缺乏血管，抗生素到不了，中药也难以到达，所以炎症不容易好，此时要用活血的药物。一部分慢性盆腔炎也要用活血的药物，这样炎症才容易好。

三、致炎因子

1. 生物性因子

生物性因子包括细菌、病毒、立克次体、支原体、真菌、螺旋体和寄生虫等，为炎症最常见的原因。

由生物病原体引起的炎症又称感染（infection）。细菌产生的外毒素和内毒素可以直接损伤组织；病毒在被感染的细胞内复制导致细胞坏死；某些具有抗原性的病原体感染后，通过诱发的免疫反应损伤组织，如寄生虫感染和结核。

究竟什么东西能够导致炎症？导致炎症最主要的因子是生物因子，就是无形众生。无形众生是不是一定导致炎症呢？不是，众生共生即与我们共生的无形众生常常不导致炎症，这叫正常菌群。人体有很多的正常菌群，与我们是共生关系，既然是共生那就不导致炎症。但是还有很多细菌是有害的，它们进入人体，就要发生炎症反应。

为什么机体会让这些细菌共生呢？因为共生的细菌可以和有害的细菌竞争，使有害的细菌不容易在体内存活。比如口腔里有很多细菌，机体不对它们发生免疫应答，它们也无害，只是在利用唾液生存。人体每天都在分泌唾液，给它们一些也没有关系。但是如果有病原微生物侵入，与之竞争，不能让病原微生物轻易损害口腔黏膜，这就是一个共生关系。

当然正常菌群中也有"叛徒"，免疫功能正常的时候它们与机体是共生关系，免疫功能低下的时候就变成了致病菌，这叫作条件致病菌。此时，原本的共生关系就变成了敌我矛盾了。比如链球菌和我们是共生的，但是当免疫功能很弱时，它就变成了致病菌，还不容易治疗。

所以，我们把体内细菌分为了正常菌、条件致病菌和致病菌。我们讲的生物性因子，不只是细菌，还有病毒、立克次体、支原体、真菌、螺旋体和寄生虫，这些是导致炎症最主要的原因。

2. 物理性因子

物理性因子包括高温、低温、放射性物质及紫外线和机械损伤等。

什么叫物理性因子？比如高温会导致炎症，在太阳下长时间曝晒，能晒出炎症，开水烫伤也能导致炎症。

3. 化学性因子

（1）外源性化学物质包括强酸、强碱及松节油、芥子气等，比如身体接触硫酸，到最后会导致炎症。

（2）内源性毒性物质包括坏死组织的分解产物，以及在某些病理条件下堆积于体内的代谢产物如尿素等。

化学性因子主要是外源性的，也有内源性的，内源性的化学因子就是毒素。这些毒素是怎么来的？是坏死组织的分解产物，或者是机体正常的代谢物。比如感染之后，有的组织发炎坏死了，就有大量的毒素，需要慢慢地吸收排出去。

在没有炎症的情况下，机体一天 24 小时都在产生毒素，用大便、小便等方式排出体外。比如大便里有食物残渣，有毒素，小便里有水分，有毒素。尿之所以有气味，就是因为有毒素。为什么不能憋尿？尿憋久了易得膀胱癌，就是因为尿中的尿素氮刺激膀胱上皮，转化成癌细胞。大便之所以有臭味，因为蛋白质的腐败产物，一个人肉吃太多了，其大便熏人，小便也熏人。

4. 异物

人体内进入异物，比如误吞了一根针，那是异物，也会引起炎症。

5. 变态反应

变态反应也是炎症，变态反应其实也包括对病毒、细菌、支原体、物理性因子、化学性因子、异物等致炎因子的反应。我们把它单独列了出来。我们讲炎症是人类现有疾病的核心环节，而炎症的核心环节主要是免疫应答。因为现在的生活环境好了，物理因素、化学因素和异物比较少见，这些不构成致病的主要因素。现在生物因子成为导致疾病的核心环节。

四、炎症的病理变化

炎症的病理变化分为 3 个阶段。

1. 变质

炎症局部组织所发生的变性和坏死称为变质（alteration）。实质细胞发生的变质常表现为细胞水肿、脂肪变性、细胞凝固性坏死及液化性坏死等。间质发生的变质常表现为黏液样变性、结缔组织玻璃样变性及纤维样坏死等。

简而言之，变质就是损伤，就是炎症导致局部组织损伤。组织损伤可以表现为变性，可以表现为坏死。

炎症导致变质的过程，主要有两个原因：一个是病原微生物直接导致组织损伤；另一个是炎症的应答导致组织损伤。因为有的微生物感染细胞之后，就把细胞破坏了；有的微生物感染细胞之后，不破坏细胞，而是在细胞里生存。免疫系统清除在细胞里生存的病原微生物，就需要攻击、破坏被感染的细胞。这是损伤与抗损伤的统一。所以说变质既可以由生物性因子引起，又可以由免疫应答引起。

2. 渗出

炎症局部组织血管内的液体和细胞成分通过血管壁进入组织间质、体腔、黏膜表面和体表的过程称为渗出。所渗出的液体和细胞总称为渗出物或渗出液。炎症时渗出物内含有较高的蛋白质和较多的细胞成分以及他们的崩解产物，这些渗出的成分在炎症反应中具有重要的防御作用，对消除病原因子和有害物质起着积极作用。

简单地讲，局部渗出大量的物质，可以稀释病原微生物。这些物质可能是水，可能是血。如果是血，中医讲病在血分；如果是水，中医讲湿比较重。

以血管反应为中心的渗出病变是炎症最具特征性的变化，表现为血流动力学改变（炎性充血）、血管通透性增加（炎性渗出）、液体渗出和细胞渗出（炎性浸润）。

（1）血流动力学改变：细动脉短暂收缩→血管扩张和血流加速（炎症充血）→血流速度减慢（白细胞游离出血管，红细胞漏出形成静脉充血）。

（2）血管通透性增加：是导致炎症局部液体和蛋白质渗出的主要原因。

（3）液体渗出：炎症时由于血管的通透性升高至血管内富含蛋白质的液体通过血管壁达到血管外，这个过程称为液体渗出。渗出富含蛋白质的液体为渗出液，渗出液积存于组织间质内称为炎性水肿；若积存于体腔则称为炎性积液。

（4）细胞渗出：炎症过程中不仅有液体渗出，还有细胞渗出，白细胞渗出是炎症反应最重要的特征。炎症时渗出的白细胞称为炎细胞。炎细胞在趋化物质的作用下进入组织间隙的现象称为炎细胞浸润，是炎症反应的重要形态特征。

简而言之，渗出表现为血流动力学改变、血管通透性增加，然后导致渗出。渗出的过程就是白细胞要渗出来，到组织中去，或者里边的血浆要渗出来。这个渗出的过程，取决于几个因素。第一，血流动力学改变，就是中医讲的脉洪大，心脏要快速强烈地收缩，射出大量的血液，把抗体细胞输送到局部组织。这个过程西医叫作血流动力学改变，中医用 3 个字：脉洪大。第二，血管通透性增加。因为血管要开放了，水分、细胞要出来了。这两个因素导致渗出。

3. 增生

在致炎因子、组织崩解产物或某些理化因子的刺激下，炎症局部细胞的再生和增殖称为增生（proliferation）。增生的细胞包括实质细胞和间质细胞。炎症增生是一种重要的防御反应，具有限制炎症的扩散和弥漫，使受损组织得以再生修复的作用。例如在炎症初期，增生的巨噬细胞具有吞噬病原体和清除组织崩解产物的作用；在炎症后期，增生的成纤维细胞和血管内皮细胞共同构成肉芽组织，有助于炎症局限化和最后形成瘢痕组织而修复。

炎症的病理变化先是坏死，坏死以后发生渗出，发生局部的大战，大战一场之后就是增生，去修复。增生之后有两个可能，一个是能够修复，一个是不能够修复。其中，能够修复的是病原微生物化脓死了之后，局部重新长肉，要么完全修复没有瘢痕，要么留下疤痕。另一个情况是免疫系统无法消灭病原微生物，细胞就增生把病原微生物包裹起来，形成结核球，和平共处。

所以炎症的后期增生会形成瘢痕，瘢痕要越早治疗效果越好，时间久了疤痕就难以处理。中医常常讲入厥阴络脉，炎症由卫气营血到血分之后，可以传到厥阴的络脉。此时要从厥阴经治疗，通过活血通络缓解局部的增生。过度地增生还可以形成息肉，那是炎症刺激引起的炎性息肉。

五、炎症的表现

1. 局部炎症表现

炎症的局部表现是红肿热痛和功能障碍。

（1）红：红肿热痛的红是指局部充血，一定要区别鲜红色、暗红色。所谓鲜红色，这是一个极性的热证。暗红色有两个原因，一个原因是患者阳气不够，局部是暗红色；另一个原因是热沸血瘀，入了营血，局部颜色也是暗红色。为什么热沸血瘀局部是暗红色？因为入了营分之后，血液处于高凝状态，静脉血含量增加，局部颜色就变暗了。为什么阳气虚局部颜色暗？因为阳气不够，血液运行变慢了，所以慢性炎症常见暗红色。

（2）肿：肿与炎症应答有关系，与痰湿有关系，热很重的时候肿，湿很重的时候更肿。

（3）热：热是白细胞介素-1（IL-1）、肿瘤坏死因子（TNF）和前列腺素E（PGE）引起的。这是局部渗出所导致的，充血加上一些细胞因子，会导致局部热。

（4）痛：炎症可以引起生物介质的释放，从而引起疼痛。疼痛主要有两个原因，一个原因是炎性介质可以引起疼痛，5-羟色胺、前列腺素、缓激肽可以引起疼痛。这与中医有什么关系呢？中医清热解毒就可以缓解炎性介质引起的疼痛。第二个原因是组织肿胀压迫引起的疼痛。因为局部红肿热痛，肿胀压迫局部组织，刺激神经，导致了疼痛。此时缓解了肿胀，疼痛也会消失。比如外敷栀子，局部肿一消，就不痛了。如果已经局部化脓了，脓透了，肿物压迫怎么办？用刀切一个口，把脓放出来，也不痛了。这就是局部压迫引起的疼痛。如果放完脓以后还痛怎么办？局部压迫缓解了还痛，说明炎性介质还在大量分泌，炎症还在持续，需要抗炎。

（5）功能障碍：炎症会引起细胞变性、坏死，炎性渗出物会引起压迫，会影响局部的组织。比如肝脏的炎症会影响肝功能，关节的炎症会影响关节的活动。

2. 全身炎症表现

炎症的全身反应包括发热、白细胞增加、单核吞噬细胞的增生（淋巴结肿大）、血流动力学改变（心输出量增加）和呼吸频率增加。中医怎么讲呢？第一，血流动力学的改变，中医叫作脉洪大。第二，呼吸频率增加，中医叫作鼻翼煽动。第三，白细胞增多可看到黄腻苔，黄苔与白细胞增多有关。白细胞增多吞噬细菌后变成黄色的脓细胞，会把舌苔染成黄苔。阳明病的黄苔就是这么来的。脓细胞是黄色的，就是白细胞吞噬细菌之后形成的。第四，发热，中医讲是大热、大渴、大汗。第五，淋巴结肿大，中医讲是防止炎症的流注。

如果身体免疫功能低下，炎症可以通过淋巴结流注，从这里跑到其他地方，炎症引流的淋巴结会摸到肿大，会有痛感。西医叫作网状内皮增生，其实这与中医讲的是一样的，只是换了一种词语来讲述这个事情。中医讲得很分散，外科也讲，伤寒也讲，温病也讲，但是没有一门课专门讲。我们需要把所有的课都学完汇总起来，就会发现中医与西医讲的是一样的，中医也能解释清楚。简而言之，如果网状内皮细胞的功能有障碍，就会出现严重的流注。什么叫作流注呢？明明是下肢的一个脓肿，却形成了肺脓肿。这是下肢的脓肿流注了，因为网状内皮功能不够，炎症通过淋巴系统移动了。

3. 炎症前驱症状

很多感染性疾病的前期症状都是太阳病的表现，但是用太阳病的治疗方法不能治愈，这些疾病容易导致误诊。

我们举两个例子，一个例子是尿路感染。《伤寒杂病论》讲："淋家不可发汗，发汗必便血。"大便出血和小便出血在《伤寒杂病论》条文里都称为便血，这条文说的便血是指小便出血。

淋家两种情况不可发汗。第一，"淋之为病，小便如粟状，小腹弦急，痛引脐中"。这是讲尿路结石，结石活动损伤尿路，出现类似于太阳表证的感染前驱症状，这是不能发汗的。

第二，"太阳中暍，发热恶寒，身重而疼痛，其脉弦细芤迟，小便已，洒洒然毛耸，手足逆冷，小有劳，身即热，口开前板齿燥。若发其汗，则其恶寒甚；加温针，则发热甚；数下之，则淋甚"。这是指慢性肾盂肾炎的急性发作。慢性肾盂肾炎会出现弦细芤迟的脉，其中尺脉弦说明病在下焦，有尿路感染。为什么会脉芤？慢性肾盂肾炎会导致促红细胞生成素减少，患者出现贫血，表现为一个芤脉。简而言之，如果患者尺脉弦，说明下焦有尿路感染；脉又芤，说明感染是慢性的，不是急性肾盂肾炎，而是慢性肾盂肾炎的急性发作。什么叫"小有劳，身即热"？慢性肾盂肾炎在疲劳、失眠、情绪刺激的情况下容易急性发作。比如，人连续加班的疲劳会导致慢性肾盂肾炎急性发作。"口开前板齿燥"，叶天士《温热病》的验齿来自这里，温病学与伤寒是有关系的，我们的"湿热病"课程会讲到。慢性肾盂肾炎急性发作表现为发热恶寒、身重而疼痛，可以先有太阳类证，几个小时或者一天以后出现尿路症状。这个时候不是太阳病，不可以使用麻黄汤、桂枝汤。

我们怎么辨别患者是急性肾盂肾炎还是急性膀胱炎呢？主要有两条，第一，急性肾盂肾炎的太阳类证比较严重，有明显的发热恶寒、身重而疼痛等炎症前驱症状。膀胱炎的太阳类证不明显，很多人没有发热、恶寒、疼痛等全身症状。第二，急性肾盂肾炎有肾区叩痛，膀胱炎则没有。治疗肾盂肾炎必须有严格的足量疗程的用药，也就是说要用两个星期的中药，还要复查小便，或者去摸脉，患者的尺脉弦长没有了。

另一个例子是痈肿的前驱症状。"疮家，虽身疼痛，不可发汗，汗出则痉"。什么叫疮家？疮家"诸浮数脉，应当发热，而反洒淅恶寒，若有痛处，当发其痛"。脉浮数，发热恶寒，但是有固定的痛处，这不是太阳病，而是化脓性炎症的感染前驱症状。比如，急性阑尾炎和慢性阑尾炎急性发作都表现为一身疼痛、发热恶寒，几小时以后出现转移性右下腹疼痛，这是不能发表的。

这些例子我们叫作太阳类证，都是炎症的前驱症状，不是太阳表证。大家学完"中医免疫病学"课程，起码可以做到不误诊，否则这课白学了。

4. 肝炎举例

我们举个炎症的例子。乙型病毒性肝炎（HBV）的发展有三部曲（彩图11）——肝炎、肝硬化、肝癌。一般讲是三部，实际上是四部，把肝炎分为急性肝炎、慢性肝炎就成了四部。

乙型病毒性肝炎怎么由急性肝炎到慢性肝炎、到肝硬化、到肝癌的呢？首先"血弱气尽，腠理开，邪气因入，与正气相搏，结于胁下"，乙型病毒感染结于胁下，导致急性肝炎。

此时有3个可能，第一个是痊愈。急性肝炎会出现类似太阳病的症状，叫作太阳类证，不叫作太阳本证。为什么很多急性肝炎没有诊断出来？患者说："大夫，我感冒了，给我开几服感冒药吃。""你感冒什么症状？""我发热恶寒、头痛、一身痛，特别乏力，不想吃油，厌油。"这是不是感冒？他很可能是一个急性肝炎，因为没有卡他症状，不流清鼻涕，不咳嗽。换言之，如果一个人感冒了头痛、一身疼痛、浑身酸软、发烧、乏力、厌油，有两个症状是急性肝炎的特殊表现：特别乏力、厌油。然后问患者："流清鼻涕吗？鼻塞吗？咳嗽吗？"如果没有卡他症状，要小心患者是一个急性肝炎，是一个太阳病的类证。前面讲了，这属于感染的前期症状。

遇到这种患者可以做肝功能检查，若在基层做不了肝功能检查，可以摸肝脏。患者躺在病床上，一查体就知道他是不是肝炎了。如果肝脏都长到肋骨下面了，有三指宽，都能摸出来了，然后一敲肝区就疼痛，说明患了肝炎，一定不能把它当感冒处理。所以，大家一定要有西医的知识，才能够真正深刻地理解中医，才能避免误诊。没有西医的知识也可以，舌诊也能够看出来，比如舌两边肿胀，也可以判断出肝病。但是大部分的中医没到这个水平，再没有西医的知识，就容易出问题。

第二个是发生急性暴发性肝衰竭。因正邪相争太过，发展为重症肝炎，一个严重的阳明病。患者明明黄疸很严重，是一个栀子豉汤证。按照"见肝之病，知肝传脾，当先实脾"，就给开了栀子、豆豉，还有15g人参，30g黄芪。患者用了几天以后，疾病没好，患者可能出现暴发性肝衰竭，可能都在抢救了。其实《金匮要略》讲的"见肝之病，知肝传脾，当先实脾"，其后文还有一句话"肝虚则用此法，实则不在用之"，告诉我们虚证这么用，实证不要这么用。

第三个是急性肝炎变成慢性肝炎了。如果是个虚证怎么办呢？见肝之病，若不实脾，就会变成慢性肝炎，叫作慢性化。慢性肝炎有两种情况，一种情况是如果炎症不发作，会成为无症状携带者。患者可以没有炎症，完全免疫耐受，免疫系统不攻击乙肝病毒，就一点儿症状都没有；也可以是隐匿性炎症，轻度的炎症没有症状，但是炎症一直存在。另一种情况是肝炎反复发作，最后导致肝硬化。其实，无症状携带者也可以导致肝硬化。因为有一些无症状携带者的体内是有炎症的，只是炎症反应轻，所以没有症状。但是这种患者在10年、20年以后，还是发展为肝硬化。很多患者平时没有症状，发作了一查就是肝硬化，就是这个原因。

我们看彩图11，乙肝病毒感染从太阳传到阳明，为急性肝炎；相争不及，传到太阴，为慢性肝炎；慢性肝炎再传入少阴，最后传到厥阴。慢性肝炎为什么要传入少阴？慢性肝炎与肝硬化之间，要从太阴传到少阴。因为肝硬化有一个特点是雌激素灭活障碍导致男性乳腺发育、生殖器萎缩，其中生殖器萎缩是少阴病，是从太阴的不及变到了少阴。传到少阴之后肝脏已经完全硬化了，形成了纤维瘢痕组织，那就是厥阴病了。这就是一个非常典型的从急性肝炎到肝癌的过程。

什么是重症肝炎？重症肝炎以变质为主，特点是大量的细胞坏死。什么是慢性肝炎？慢性肝炎以慢性的炎症为主，局部的炎症渗出很明显，湿性很重，组织局部的慢性水肿比较明显。什么叫作肝硬化？肝硬化以增生性炎症为主，都是纤维化、都是瘢痕。肝炎就是这个发展过程，把它对应六经，就知道中医怎么治疗了。

我们会发现，当有了西医的知识，有了疾病的观点，对疾病的发生、发展和结局都很清楚。如果没有疾病的观点，永远都在辨证。证是此时此刻的横断面，人不仅有此时此刻，还有过去，还有未来。辨证论治的证看的是当下，人不能只活在当下。所以，要有病的观点，要有六经辨证的观念。六经辨证的特点是什么？六经是辨病的，辨太阳病、少阳病、阳明病、太阴病、少阴病、厥阴病。六经辨证有病的观点，看待疾病是动态的。而脏腑辨证看待疾病，更多的是看此时此刻，此时此刻肝郁脾虚，此时此刻心肝火旺。所以，以六经辨证为核心给大家讲免疫病，而不是以脏腑辨证为核心。今天中医的一个困局就是大部分中医使用脏腑辨证，疾病的观点不够。

六、免疫性疾病的治疗标准

1. 症状改善不等于疾病治愈

一个重要的问题就是：从免疫细胞的克隆活化到免疫应答、到炎症、到组织损伤，再到具体症状，到我们的辨证论治，都是有层次的。中医的辨证论治核心是在处理症状。辨证论治的证是症状的组合，症状改善不等于疾病治愈。虽然多数时候症状改善代表疾病治愈，但是一些复杂的疑难疾病，症状改善不等于疾病治愈。

比如，一个少阳夹湿的感冒好了以后，不等于痊愈了。因为患者可能是急性肝炎，急性肝炎可能痊愈了，也可能转为慢性肝炎了。

再举一个简单的例子，为什么症状改善不等于疾病治愈，急性肾盂肾炎症状尿频、尿急、尿痛，大家知道缓解尿急、尿频、尿痛需要多长时间？1~3天，西医喹诺酮类的药物吃一次可能就可以缓解尿频、尿急、尿痛。但是急性肾盂肾炎患者注射抗生素都要用两周，还要复查尿。因为如果治疗不彻底，会转移成慢性肾盂肾炎，最后导致肾功能衰竭而死亡。过去农村的妇女很多有慢性肾盂肾炎，很多有颗粒性肾固缩，最后因为肾脏功能衰竭而死亡，这主要是因为治疗的疗程不够。有的中医辨证论治，一看患者尿急、尿频、尿痛缓解了，就不再开药了，这是不对的，最起码要给开两周的药物。

如果不能复查尿，怎么知道患者是不是彻底好了呢？第一，少阴的弦长脉消失。湿热下注的患者左手尺脉弦长，弦长是尺脉过了本位。左手的寸、关、尺对应心、肝、肾，当患者有尿路感染的时候，左手的尺脉变长。尿路感染痊愈时，左手尺脉的弦长脉要归位，只要尺脉还弦长，下焦就还有炎症。第二，数脉要消失。数脉没有消失就说明还有轻度的炎症，只是炎症反应的轻，尿频、尿急、尿痛的症状不典型。

有时候症状改善是疾病治愈，比如感冒用了发表以后，头痛、鼻塞没有了就是治愈了，但并不是所有症状改善了都代表疾病治愈了。

2. 中医治疗层次

中医治病可以治到哪些地方？第一个层次，组织损伤导致器官功能障碍，出现所谓的症状，中医可以治疗器官功能障碍的症状。第二个层次，可以治疗组织损伤。第三个层次，可以单纯用抗炎药，抑制炎症反应。炎症反应得到抑制，组织损伤就轻了。第四个层次，可以抑制免疫应答，也能抑制炎症反应。第五个层次，可以用激素，这是从内分泌的角度去治疗。由此一层一层地往下推，就可以开出不同的处方。后面我们要详细讲同一个病如何开出不同的方，而这些不同的方都会缓解症状，但是最后的疗效是不一样的。

如果有了免疫学的思维，与过去单纯的辨证论治相比，看疾病就不一样了，处理的层次不一样，临床思路就变了。

3. 症状消失的几种情况

（1）疾病治愈/自愈：症状消失的一种情况是疾病治愈或者自愈。疾病有时候是治愈的，有时候是自愈的，就算吃了药，也是自己好的。比如普通感冒，可能是吃了荆防败毒散，一发表就好的，这是治愈的；也有可能是自愈的，如果患者得普通感冒的第6天来找你，就算只开了一味枳实，第8天也会好。因为普通感冒本来7天就好了，这是自己好的，与开的枳实有什么关系呢？

（2）疾病潜伏/缓解：第二种情况是疾病的潜伏或者缓解。比如，支气管哮喘缓解了，症状消失了。再比如，过敏性疾病脱离抗原就不过敏了，疾病就潜伏了，过一段时间可能再发生过敏。

（3）组织损伤减轻：隐匿发展。还有一种情况是组织损伤减轻，此时要特别注意，有的患者组织损伤减轻，症状也消失了，但是疾病在隐匿发展。比如，有的人平时没得过肝炎，一检查就是肝硬化，其实这部分人一直都有慢性乙肝，只不过炎症反应很轻，没有表现出症状。再比如，有的人得了急性肾盂肾炎，吃了几剂中药，症状消失了，可是后来怎么又变成肾固缩了呢？其实他一直都有慢性肾盂肾炎，只是炎症反应轻微，小便症状不典型，就有点儿尿黄。患者不觉得是个事儿，可能20年以后发展为颗粒性肾固缩，然后肾衰竭。这种情况必须要警惕。

所以，疾病症状消失有5种结局：可以是治愈，可以是自愈，可以是疾病潜伏，可以是缓解，也可以是隐匿发展。中医辨证论治看的是症状，有的中医认为症状消失就是治愈，比如咳嗽的症状好了，就认为疾病好了，这是有问题的。

第二章 免疫药理

第一节 六经药物

一、太阳

归于太阳经的药有很多，包括调节免疫和抗炎作用的药物。

1. 调节免疫药物

（1）荆芥：荆芥疏风解表又止血，可以用于Ⅲ型变态反应，治疗血管炎。与血管炎有关的疾病可以选择荆芥，比如红斑狼疮、过敏性紫癜等疾病。当用荆芥治疗红斑狼疮、过敏性紫癜等疾病时，体现了药物的特异性。

针对Ⅲ型变态反应，发表的药物中除了荆芥，还有一个药物是连翘。连翘之所以能够作用于血管，是因为它具有抗过敏的作用。连翘作用于血管的机制与荆芥不一样，荆芥是抑制免疫应答，连翘含有大量的维生素 P，能够帮助维生素 C 保持血管的脆性，维护毛细血管的完整性。如果缺少它毛细血管会更脆，被免疫系统攻击以后更容易出血。通俗地讲，荆芥的作用是抑制血管炎，连翘的作用是把血管变得更厚一些。

维生素 C 主要来自蔬菜，如果不吃蔬菜，体内就会缺乏维生素 C，缺乏维生素 C 就容易发生出血。还有一种维生素是烟酸（维生素 B_3），能够帮助维生素 C 维护血管的稳定性，而连翘就含有大量的烟酸。所以，治疗Ⅲ型变态反应可在荆芥的基础上加连翘。

有那么多发表的药物，选择药物一定是有特异性的。我们特别强调药物的特异性，荆芥与防风不一样，金银花和连翘也不一样，它们都是有区别的。我们说连翘也作用于血管，它不是直接抗Ⅲ型变态反应的特殊药物，而是因为它抗过敏，用于维持血管的稳定性。所以，血管炎、过敏性紫癜等疾病可以选择连翘。

（2）防风：防风的特点是双向调节免疫系统。防风能够抑制体液免疫应答，提高细胞免疫应答，所以叫作双向免疫调节。举个提高细胞免疫应答的例子，防风能够预防感冒，比如服用玉屏风散，能够提高细胞免疫水平，减少感冒。防风又能够抑制体液免疫应答，比如桂枝芍药知母汤中含有防风，能够抑制体液免疫。总之，防风对免疫系统具有双向调节的作用，治疗自身免疫病、过敏性疾病可以用防风，治疗免疫功能低下也可以用防风。

（3）麻黄：麻黄主要含有麻黄碱、伪麻黄碱、次麻黄碱，具有拟肾上腺素的作用，相当于交感神经递质。因为肾上腺素能够抗过敏，所以麻黄具有显著的抗过敏作用。

西医最早用肾上腺素抗过敏，我十几岁当医生开始看病的时候，还可以给患者用肾上腺素抗过敏。为什么现在越来越少用了呢？因为肾上腺素有心脏毒性，用了之后心脏强烈收缩，患者会很难受。肾上腺素是个强心的药，除非是很难治的过敏，属于中医典型的阳虚过敏，用肾上腺素能够缓解过敏症状。但是因为它对心脏有影响，所以西医很少使用。

麻黄含有麻黄碱、伪麻黄碱、次麻黄碱，它的毒副作用也主要是拟肾上腺素的作用，也集中表现在心脏，所以麻黄用多了会心慌。麻黄的心脏毒性相比肾上腺素要小一些，麻黄中的伪麻黄碱毒性更小。麻黄可以用在过敏性疾病、自身免疫病。

（4）苍耳子：苍耳子是一个抗过敏的药物。中药苍耳子、辛夷花、白芷、薄荷组成苍耳子散。其中苍耳子是抗过敏的药物，能够用于多种过敏性疾病，能够治疗自身免疫性疾病。

中医认为苍耳子通督脉，它并不是一个补肾的药物，而是具有抗过敏的作用，能够抑制体液免疫应答。强直性脊柱炎是一个自身免疫性疾病，苍耳子抗过敏、通督脉能够治疗强直性脊柱炎等疾病。

太阳经几个最典型的抑制体液免疫的药物是荆芥、防风、麻黄、苍耳子，还有一个是辛凉的连翘。我们讲这些药物，包括后面逐一讲到的药物，都是大家治疗免疫病时要用到的。

为什么不讲羌活、独活？羌活、独活本身并没有强烈的抑制免疫应答的作用，而具有明显的镇痛作用。临床治疗过敏很少使用羌活、独活，因为它们的镇痛作用强，所以也可用于治疗类风湿等疾病。但是治疗的机制不一样，镇痛是缓解症状的，与抑制免疫应答不一样。比如治疗类风湿，防风本身并没有强烈的镇痛作用，但是防风能够抑制体液免疫应答，所以桂枝芍药知母汤用防风，不用羌活、独活。

我们讲的 4 个代表性的药物：荆芥、防风、麻黄、苍耳子，都入太阳经，能够调节免疫系统，主要是抑制体液免疫应答。其中防风还有增强细胞免疫的作用，比如玉屏分散用防风。这些药物一定要背下来，在治疗免疫病的时候选药一定要非常专一，要有针对性，而不是在疏风解表药里随便选择。背下来与随便选药是不一样的，比如治疗过敏性紫癜，若要发表，一定是选择荆芥，可以配防风，但是不会选择苍耳子，苍耳子对血管炎没有特异性，也不会选择羌活、独活。

2. 抗炎药物

（1）当归（血）：当归是一个抗炎的药物，在活血药里抗炎作用最强的是当归。如果既要抑制炎症反应，又要活血、养血，应首选当归，它具有强烈的抗炎作用。后面我们讲到的方剂，在抗炎的时候很多都出现了当归。比如李东垣的当归拈痛汤、麻黄升麻汤，以及治疗雷诺病的当归四逆汤，治疗血管炎、脉管炎的四妙勇安汤，治疗肾虚痰泛感染的金水六君煎（详见少阴药）。

（2）柴胡（气）：柴胡在气分，具有较强的抗炎作用。

（3）藁本、羌活、独活、白芷、防风（祛风湿）：这几个药物都有抗炎、疏风、除湿的作用，这些都是中医的抗炎药。其中羌活、独活能够抗炎、镇痛，但是抑制免疫应答的功能不强。所以，若抑制免疫应答要选防风，若缓解疼痛则选择羌活、独活。上半身疼痛选羌活，下半身疼痛选独活，头顶痛选藁本，前额痛选白芷，这就是药物表现出的特异性。

上述抗炎药物多为伞形科药物，都具有较强的抗炎作用。伞形科药物由于走表，能够引起光敏。白芷、独活、羌活、防风、前胡等都是伞形科，都能引起光敏，因为它们能够走表，对太阳更敏感。正因为有光敏作用，第一，伞形科的药物可以治疗白癜风，比如白芷；第二，服用伞形科药物的时候要少晒太阳，不要在太阳下暴晒，否则会晒得黢黑，皮肤容易晒伤。

二、少阳

入少阳经的药物，主要有白芍、柴胡、黄芩、郁金、莪术、徐长卿、五味子、威灵仙、青蒿、秦艽，都具有抑制体液免疫的作用。

1. 少阳和法

（1）柴胡配黄芩：柴胡配黄芩是小柴胡汤法。小柴胡汤的配伍很有意思，柴胡、黄芩抑制免疫应答，人参促进免疫应答。这就是小柴胡汤"和"的思想，免疫应答不能过强，过强则症状过重；免疫应答也不能过弱，过弱病好不了。正邪相争就是这个思想，什么东西都不要太过。

如果用了小柴胡汤病不好怎么办？可能小柴胡汤里没有人参，加上人参再吃一剂，"必蒸蒸而振，却发热汗出而解。"有的人开小柴胡汤不开人参，党参、人参、太子参都不开。如果患者体质稍偏虚，病就不容易好，可以在处方里加50g太子参，或3~6g人参，或4~5g党参，再服用一剂小柴胡汤，一出汗病就解了。要想促进正邪相争，病情痊愈，小柴胡汤中要有人参。

如果患者体质壮实，小柴胡汤没有人参，疾病也能好。大柴胡汤中就没有人参。如果患者气虚，小柴胡汤没有人参，病就好不了。这体现了"和"的思想，柴胡、黄芩抑制免疫应答，人参促进免疫应答，这就是和法。

（2）柴胡配芍药：柴胡配芍药是四逆散法。柴胡、乌梅、五味子、甘草、防风是过敏煎，其中乌梅入厥阴经，也可以用少阳的芍药。

2. 常用药

（1）柴胡/青蒿：柴胡、青蒿的使用特点是，柴胡用于新感，青蒿常用于伏邪，比如蒿芩清胆汤；柴胡劫肝阴，青蒿不劫肝阴，青蒿可以用于阴虚之人，比如青蒿鳖甲汤。

什么叫柴胡劫肝阴？湿热病不忌柴胡，普通的病不忌柴胡，有一种情况忌柴胡，阴虚的人或者单纯的温热病容易阴虚的人。如果患者没有阴虚，用柴胡没有问题；如果患者有阴虚，用了柴胡之后劫肝阴。柴胡含有的柴胡皂苷可以引起血压升高，有阴虚的患者突发血压升高会感觉很不舒服，中医叫作阴虚风动。但是阴虚之人用青蒿没有问题，高血压也可以用青蒿。一言概之，临床抗过敏时，对于舌干少苔的患者，少阳经的药物不选柴胡而选青蒿。

（2）白芍、五味子、乌梅：这几个药是酸性药，能够抗过敏，其中乌梅入厥阴经。

（3）黄芩：黄芩也能够抗过敏。

（4）郁金、莪术、徐长卿、秦艽：莪术、郁金、姜黄是同一属的，都有免疫抑制作用。我们通常不用莪术抗过敏，而是用来治疗肿瘤等疾病。有个问题：莪术抑制免疫应答，用了之后降低免疫系统的功能，也就是中医讲的活血破气。张锡纯的十全育真汤能够治疗肿瘤，用莪术配黄芪，既要用莪术治疗局部的肿块，也要用黄芪拮抗莪术抑制免疫应答的作用。严重的肿瘤患者本身免疫应答功能就被抑制，又要用莪术活血，服药后又抑制患者的免疫功能。怎么办？用莪术配黄芪，一个免疫抑制的药物，一个补气的药物，配合在一起可以相互拮抗。这是张锡纯《医学衷中参西录》的办法，也是中医巧妙的地方。

活血可以破气，多数活血药具有免疫抑制作用，比如当归、莪术、姜黄、苏木等都能够抑制免疫功能。这就是中医讲的活血药物能破气，临床使用这些药物的时候一定要注意配伍。

秦艽具有免疫抑制作用。徐长卿是一个止痛的药物，常用于关节止痛，具有显著的免疫抑制作用。

这些药物要背下来，治疗免疫病的处方一定要在这些药里面选，不能广泛地选，因为很多药物不具备调节免疫系统的作用。

3. 疏肝药物的作用

疏肝药物过敏煎具有抗过敏作用，疏肝药物正柴胡饮具有抗感冒作用。

为什么疏肝药物具有抗过敏作用？为什么少阳处方能够治疗感冒，没有少阳症状的也可以用吗？因为疏肝药物能够抑制生物活性介质的释放。比如正柴胡饮之所以能抗感冒、抗过敏，就是因为它能够抑制生物活性介质的作用。临床使用少阳病的药物，不一定要见到少阳证。比如我们治疗一例灰指甲患者，患者伴有明显的甲沟炎，肿得很厉害，烂了又好，好了又烂，反反复复。我们用什么方法给他治疗呢？患者正邪相争不够用，用了小柴胡汤合四妙勇安汤，炎症很快就好了。小柴胡汤合四妙勇安汤对于发作了很久、很严重的甲沟炎很有效。

三、阳明

1. 大黄

大黄具有免疫调节作用，它的免疫调节作用最大的特点是对肠道抗原发挥作用。如果人吃东西之后不消化，饮食停留在肠道的时间久了，就容易以蛋白质的形式被吸收入血，从而引起过敏。此时需要促进大便的排泄，可以考虑的一个代表药物是大黄。

2. 白花蛇舌草

白花蛇舌草能够清热解毒抗炎，但是白花蛇舌草对免疫系统的作用是双向调节的，小于30g能够增强免疫功能，大于30g能够抑制免疫功能。如果对肿瘤患者使用大剂量的白花蛇舌草，需要加黄芪、党参、太子参、人参等药物。

明白了这一点，就能看明白一些医生开的处方。很多风湿免疫科的专家治疗红斑狼疮、干燥综合征等疾病，会给患者开60g白花蛇舌草，就是因为大剂量的白花蛇舌草具有免疫抑制作用。换言之，如果红斑狼疮、干燥综合征等自身免疫疾病患者表现出热象，若要清热，需要选择有针对性的药物，比如60g白花蛇舌草。因为白花蛇舌草能够清热，更重要的是利用大剂量白花蛇舌草的免疫抑制作用。

3. 葛根

葛根能够调节免疫，是因为葛根是一个扩张血管的药物，具有血管扩张的作用，如果慢性炎症、湿疹等疾病，患者局部的血液循环不是很鲜活，我们可以用葛根抗过敏，因为葛根能够扩张血管，增加局部的血液供应。

4. 知母

知母能够调节人体激素分泌的昼夜节律。什么叫作调节激素分泌的昼夜节律？激素分泌是有昼夜节律的，白天激素分泌水平高，早晨8点是第一个分泌高峰，下午3点是第二个分泌高峰；从中午12点到下午3点是激素分泌第一个低谷，这个时间段容易打瞌睡；第二个分泌低谷是在晚上子时（晚上11点到凌晨1点），子时以后激素水平持续进入低谷，所以人在子时要睡觉。

人体持续的炎症能够打破激素分泌的正常节律，炎症之后容易出现阴虚，就是因为激素的分泌节律被打乱了。知母能够调节激素的昼夜分泌节律，白虎汤用知母是有道理的。

知母也用来治疗自身免疫病，还可以治疗失眠。为什么知母能够治疗失眠？阴虚型失眠患者晚上的激素水平高，就睡不着觉。人体晚上的激素水平应该低，这类患者晚上的激素水平高，就不能睡觉，此时可以用知母。知母能够抑制晚上激素的分泌，增强白天激素的分泌，把激素的昼夜节律调整正常。患者白天激素水平高了，能跑能跳，晚上激素水平低了，能正常睡觉。所以，知母能够治疗失眠，治疗激素分泌节律失常的失眠。

用知母治疗过敏性疾病，就是在调节激素的分泌，一个非常典型的处方是桂枝芍药知母汤。

四、太阴

1. 太阴气虚

（1）甘草：甘草含有的甘草酸具有拟皮质激素样作用，学了"中医免疫学"课程，就可以把甘草当成中医的激素。大剂量使用甘草的副作用就是激素的副作用，西医药理学中用皮质激素有什么副作用，长期使用大剂量的甘草也就有那些副作用。只不过甘草的活性强度不如西医的激素，所以使用的剂量要大，临床需要快速抑制炎症反应的时候，甘草可以用到30~60g。比如红斑狼疮患者急性发作，就可以用30~60g甘草快速抑制病情，相当于西医用激素。

患者大剂量使用甘草容易出现水肿，中医讲是生湿，还容易腹胀，这都是激素的副作用。可加陈皮、苍术等药物，拮抗大剂量甘草的副作用，这是中医复方的优势，总有办法解决问题。

（2）大枣：大枣的免疫抑制作用，主要体现在能够调节环磷酸腺苷（cAMP）和环磷酸鸟苷（cGMP）的水平，进而影响免疫系统。

（3）人参：人参对免疫系统的影响是单向的，主要表现为增强免疫应答。人参、党参、太子参都是增强免疫应答的。

（4）黄芪：黄芪的特点是双向调节免疫应答，小剂量的黄芪增强免疫应答，大剂量的黄芪抑制免疫应答。其中，小剂量20~30g的黄芪增强免疫应答，比如玉屏风散中黄芪的量就比较小。多大剂量的黄芪能抑制免疫应答？30g以上，一般大剂量的黄芪可用60~150g。比如，气虚型的类风湿病急性发作，可选用防己黄芪汤，方中的黄芪可用到90g。

中医治疗膝鹤风（类风湿膝关节炎）有个处方叫四神煎，就是用超大剂量的黄芪，发挥黄芪抑制免疫的作用，快速缓解膝关节炎。

2. 太阴湿盛

太阴湿盛的药物主要有苍术、苦参、土茯苓、薏苡仁，这些药物都能够影响免疫系统。其中，影响免疫系统最主要的药物是苍术、苦参，尤其是苦参具有强力的免疫抑制作用；土茯苓、薏苡仁主要是缓解渗出，还是对症的药物。

太阴经的免疫相关药物主要有6个药：甘草、大枣、人参、黄芪、苍术、苦参，土茯苓和薏苡仁是对症的药物，抑制免疫应答的作用不强，主要是针对炎症渗出。其中有几个药物具有特殊性，一定要关注，比如大剂量的甘草可当激素用，黄芪具有双向调节作用，苦参具有明显的免疫抑制作用，主要针对有湿热的人。如果免疫功能低下，则需要用人参，比如小柴胡汤中有人参。

五、少阴

1. 少阴寒化

少阴寒化证，也就是阳虚的人可以选细辛、附子、豨莶草、肉桂。其中，细辛是一个非常独特的免疫抑制药物；附子的作用和黄芪一样，都是双向调节；细辛和人参一样是单向的，区别是细辛抑制免疫，人参增强免疫；肉桂也有免疫抑制作用；豨莶草是治疗腰痛的药物，它与其他治疗腰痛的药物有区别：豨莶草是强烈的免疫抑制剂。如果是骨质增生引起的腰痛，用豨莶草的效果不好；如果肾病综合征、类风湿或者强直性脊柱炎引起的腰痛，选用豨莶草。有的书中讲豨莶草性寒，临床体会未觉其寒，少阴寒化仍可使用。

2. 少阴血虚

心主血脉，少阴血虚选当归、首乌、鸡血藤、丹参。其中，当归是强力的免疫抑制药物。鸡血藤也是免疫抑制药物，因为鸡血藤既可抑制体液免疫，又增强细胞免疫。我们一般讲的免疫抑制，主要讲体液免疫。

首乌也是免疫抑制剂，它与大黄一样都具有抑制免疫的作用。首乌和大黄都含有蒽醌类的物质，都能通大便。丹参也能够抑制免疫。

3. 少阴热化

少阴热化指的是阴虚火旺的人。地黄、丹皮、知母具有免疫抑制作用。

4. 少阴精伤

少阴肾精亏虚的人用地黄、山茱萸、冬虫夏草、紫河车。其中，山茱萸是免疫抑制药物。紫河车既能够抑制免疫，又能够治疗哮喘、慢性支气管炎、肺气肿、慢性炎症。

冬虫夏草也是体液免疫的抑制剂，所以冬虫夏草可用来治疗哮喘、慢性支气管炎、肺气肿、肺心病。这些疾病都有慢性炎症，冬虫夏草能够拮抗慢性炎症，既可抑制体液免疫，又可增加细胞免疫，冬虫夏草还能够增强抗病毒的作用，所以也可治疗乙肝病毒感染。乙肝病毒感染需要增加细胞免疫，但是临床没法常用冬虫夏草，因为每天 10g，需要服用半年到一年，太昂贵了。

5. 镇静

酸枣仁和夜交藤是镇静的药物，能够缓解过敏的症状。夜交藤是首乌藤，与首乌的化学成分相似，只是镇静的作用比首乌强。

有的患者皮肤瘙痒，越挠越烦、越烦越挠，西医会用一些镇静剂，中医镇静剂里有抑制免疫作用的是酸枣仁和夜交藤，可以在处方里加上酸枣仁和夜交藤，能够缓解患者的焦虑情绪，减轻一些瘙痒。

但是临床上不能单靠酸枣仁、夜交藤治疗过敏，它们抗过敏的作用不够强，这两个药都是加在处方里增强整体疗效的。知道了酸枣仁可以镇静，就会明白为什么有的医生治疗过敏性疾病时会开 30g 酸枣仁了，有的医生治疗类风湿关节炎等疼痛症时也会开 30g 酸枣仁。

镇静药物可以缓解疼痛，西医用止痛药和镇静药。中医治疗类风湿关节炎等疾病时，喜欢问患者"睡眠好不好?"如果睡眠不好，说明患者需要镇静，可以加 30g 酸枣仁、30g 夜交藤。用了镇静剂能够改善睡眠，缓解关节疼痛的症状。

如果是过敏患者，镇静剂能够缓解过敏症状。比如用过敏煎治疗过敏，开完柴胡、白芍、荆芥、防风、乌梅、五味子、甘草等药，问问患者睡眠如何，如果患者睡眠不好，可加 30g 酸枣仁、30g 夜交藤，既可以改善睡眠，也可以缓解瘙痒等过敏症状。

用酸枣仁、夜交藤不只是为了缓解睡眠，也能够缓解过敏、疼痛等症状。临床上需要问患者睡眠好不好，睡眠不好的患者用了酸枣仁、夜交藤效果才明显，睡眠好的患者用后效果不明显。因为睡眠不好的患者兴奋性高，需要镇静，普通人用了这两个药可能就无效。问患者的睡眠情况是为了增强这两个药的针对性。

6. 当归的抗炎作用

很多处方利用了当归的抗炎作用，比如金水六君煎治疗慢性支气管炎等肾虚痰泛的慢性炎症，当归四逆汤治疗手足厥冷、脉细欲绝的雷诺综合征，麻黄升麻汤治疗难治性的感染，四妙勇安汤治疗脉管炎，升麻鳖甲汤治疗红斑狼疮，当归拈痛汤治疗类风湿，这些处方里都含有当归。

当归是强力的抗炎药物，我们用这一句话就可以把这些用当归的处方归拢起来。当归可以抗炎，但是它针对精血亏虚的人效果更好。我们说当归有抗炎的作用，并不是说所有的炎症患者都要用当归，就像我们说羌活、独活能够镇痛，也不是说所有的疼痛患者都选用羌活、独活，而是要在辨证的基础上去选择，这样用药的针对性会大大增强。

比如血虚之人又有慢性炎症，用当归的针对性更强。如果一个慢性支气管炎患者表现为精血亏虚、肾虚痰泛，如果你选用川芎配地黄、陈皮、半夏、茯苓、甘草，而不是选择当归配地黄、陈皮、半夏、茯苓、甘草，说明你的中医水平不够，你没有认识到川芎与当归的区别。如果患者表现为强烈的头痛，你选了当归活血，没有选川芎活血，也说明你的中医水平不够。因为大剂量的川芎治疗头痛，有强烈的镇痛作用。

我们的这个说法来自哪里？为什么治疗肾虚痰泛的慢性支气管炎不能够用川芎配熟地、陈皮、半夏、茯苓、甘草？张景岳的金水六君煎就选了当归，张仲景的升麻鳖甲汤也用当归，没用川芎。中医的经典方是千锤百炼的，不是随便选的药物。

四妙勇安汤用金银花、玄参、当归、甘草，能够治疗血栓性脉管炎、冠状动脉硬化性心脏病属热化者，其中也选了当归。麻黄升麻汤治疗难治性的感染，也选用了当归。这种感染一般诊所见不到，都在医院的 ICU 病房。这种难治性感染的病机非常复杂，多见于严重疾病的患者，比如晚期肿瘤脏器功能衰竭的患者容易出现麻黄升麻汤证。患者泻痢不止，与多重感染、肠道菌群紊乱有关系，这种情况可以用麻黄升麻汤，治过好多患者，有一部分患者确实有效。

六、厥阴

1. 乌梅

厥阴经的第一个药是乌梅，乌梅是一个强力的抗过敏药物。乌梅丸本身就可以用来治疗过敏。

2. 蝉蜕

中医讲以皮治皮，故蝉蜕可治疗皮肤病。蝉蜕能够抑制体液免疫，而且能够增强细胞免疫、诱生干扰素，所以蝉蜕又可治疗肝炎等需要增加细胞免疫的疾病。

郑孙谋老中医有个苏蝉六味地黄汤，用来治疗肾病。方用苏叶、蝉蜕加六味地黄丸化裁。地黄是少阴经的药物，能够抑制免疫。山药能够增强细胞免疫，所以可用来治疗慢性感染，比如能够治疗反复感冒的《金匮要略》薯蓣丸。山茱萸是少阴病的一个免疫抑制剂，丹皮也具有免疫抑制作用。茯苓和泽泻没有明显的免疫调节作用，用来对症消肿。

　　为什么选苏叶？苏叶有很强的解毒作用，可解鱼虾毒，解蛋白质的毒，能够降低尿素氮肌酐。为什么选蝉蜕？因为蝉蜕可以强力地抑制体液免疫。抑制体液免疫的药物很多，为什么选蝉蜕？蝉蜕能够利水，小儿睾丸鞘膜积液的专药就是蝉蜕。睾丸属于中医讲的肾，包着睾丸的鞘膜属于中医讲的肝，属于厥阴经。睾丸鞘膜积液用蝉蜕，比如可用 30g 蝉蜕。蝉蜕是个非常特异性的药物，能够快速缓解睾丸鞘膜积液，见效特别快。蝉蜕能利水，能够抗过敏，所以我们用它治疗肾病。

3. 疏风解痉

　　蜈蚣、全蝎和僵蚕是疏风解痉的药物，可用来治疗皮肤病、哮喘等疾病。中医讲厥阴之上，风气治之，厥阴病与风邪有关系，疏风解痉的药既能够扩张支气管，也能够治疗哮喘、慢性皮肤感染。

第二节　其他药物

一、抑制免疫药物

1. 雷公藤/火把花

　　雷公藤、火把花在免疫科专用于治疗自身免疫病，能够抑制免疫。雷公藤、火把花有一个特点是抑制增殖活跃的细胞，能够杀精和抑制卵巢功能。所以，使用雷公藤和火把花的时候，不容易怀孕。

　　消化道黏膜细胞也属于增殖细胞，服用雷公藤、火把花能够导致消化系统功能减退，出现纳差、腹胀等症状。

　　这两个药最主要的特点是杀增殖活跃的细胞、杀精，所以用于治疗青年女性的类风湿等疾病时要慎重。类风湿是自身免疫病，多见于 14～49 岁的育龄期女性，她们有生殖需求，而这两个药却能影响生育。

2. 地龙、肿节风

地龙、肿节风也是风湿免疫科的常用药物，可以治疗关节肿痛，其中，地龙具有抗过敏的作用。

二、双向调节的药物

药物的双向调节作用，取决于患者的体质和使用的剂量。

1. 体质

当患者体液免疫亢进时，用防风能够抑制体液免疫；当患者细胞免疫不足时，用防风能够提高细胞免疫。所以，防风表现为双向调节作用，既能治疗类风湿等自身免疫病，又能治疗免疫功能低下的反复感染。

2. 剂量

大剂量的白花蛇舌草、附子和黄芪可抑制免疫；小剂量的白花蛇舌草、附子和黄芪可促进免疫。

白花蛇舌草、黄芪都是以 30～60g 为临界点，30g 以下的白花蛇舌草、黄芪具有免疫增强作用；30～60g 的作用不太确定，与个人体质有关，人有高矮胖瘦，有的人用 100kg，有的人用 50kg，不同体重的人取效的剂量不同；大于 60g 的白花蛇舌草和黄芪，一定具有免疫抑制作用。

附子是以 15～30g 为临界点，小于 15g 的附子表现为免疫增强作用；大于 30g 的附子容易表现为免疫抑制作用；15～30g 也不确定，也与个人的体质有关。

3. 方剂举例

玉屏风散：防风、黄芪。

四神煎：黄芪。

桂枝芍药知母汤：防风。

玉屏风散用防风、黄芪增强免疫，治疗反复的感冒。桂枝芍药知母汤用防风抑制免疫，治疗类风湿等疾病。四神煎用大剂量的黄芪来抑制免疫，也可以治疗类风湿等疾病。大剂量的黄芪是一个强力的免疫制剂，可以抑制体液免疫。

四神煎见于《验方新编》："生黄芪半斤，远志肉、牛膝各三两，石斛四两，金银花一两。生黄芪、远志肉、牛膝、石斛用水十碗煎二碗，再入金银花一两，煎一碗，一气服之。服后觉两腿如火之热，即盖暖睡，汗出如雨，待汗散后，缓缓去被，忌风。"

方中的生黄芪重用半斤，远志、牛膝是三两，石斛是四两，金银花是一两。四神煎治疗类风湿关节炎，重用生黄芪半斤（295g），就是发挥大剂量黄芪的免疫抑制作用。

为什么《验方新编》里才会有四神煎？书中多是铃医的处方，铃医的特点是摇着铃铛走街串巷，给患者开1服药就要见效，才能收钱，所以铃医的处方见效特别快，往往用药特别偏激，剂量用得非常大。

铃医的处方里有很多的办法，如截顶串禁。其中，禁是念咒，属于法术体系；截是截药，把疾病打断，1服药下去就要病见缓解；顶是吐法，比如有食物顶在胃，吐出来就缓解了；串是下法，排出大便症状就缓解了。铃医都是这些套路，见效非常快。笔者年轻的时候学了很多铃医的东西，但是到了40岁以后，就基本不用了。到了一定年龄以后，用药就很温和，就不再偏激了。

三、免疫增强类药物

1. 诱生干扰素

诱生干扰素的药物有黄芪、甘草、蝉蜕。尤其黄芪是能诱生干扰素的很特殊的药物，能够提高免疫，临床增强免疫常选用黄芪。

　　蝉蜕可治疗病毒感染，代表处方是升降散。小柴胡汤合升降散治疗病毒感染是赵绍琴老中医的绝活。升降散中大黄的用量很小，治疗的并不是一个典型的阳明腑实证，不是一个大柴胡汤证，若是阳明腑实证，则不能增强免疫。之所以大黄的用量小，是因为炎症反应兴奋交感神经，会使大便不是很通畅，故用小剂量的大黄稍微通一下大便。赵绍琴老中医用小柴胡汤配升降散治疗很多病毒感染性疾病，很有道理，体现了正邪相争的思维。

2. 人参、白术和灵芝

　　人参、白术和灵芝也可以增强免疫。人参与黄芪不一样，人参没有明显的免疫抑制作用，而大剂量的黄芪具有免疫抑制作用。

3. 防风、松节

　　防风对免疫系统也具有双向调节作用。大家要记住松节这个药，按照朱良春老中医的说法，松节叫作中医的丙种球蛋白。对于免疫功能低下的患者，若要提高免疫，可用30g松节煎汤，也可用松节加大枣，还可用松节合玉屏风散、合桂枝汤，能够治疗反复感染。我们有一个验方是加味桂枝汤，就是桂枝汤合玉屏风散，加松节、山药、鸡血藤，治疗慢性感染很有效。加鸡血藤、山药就融入了薯蓣丸的办法。这些药都是组成桂枝汤、玉屏风散、薯蓣丸的药。

　　用松节增强免疫有时有效，有时效果很差。真正的中药松节是指松树长出的瘤状物，切成很多片，这种效果才好，离瘤状物远的松节效果都不好。现在的不法商人把松树枝砍下来，就叫松节，有的枝条离瘤状物很远，有的根本没有瘤状物，这种松节效果不好。

4. 白花蛇舌草

　　白花蛇舌草有免疫增强作用，也有免疫抑制作用，大剂量的白花蛇舌草能够抑制免疫。风湿免疫科的医生常大剂量地使用白花蛇舌草，比如用附子温阳，又担心会出现热，可以用60g白花蛇舌草，不完全是拮抗附子的作用，也是利用它的免疫抑制作用。

5. 附子、山药、女贞子

附子能够增加免疫，大剂量的附子也能抑制免疫。

山药也能够增强免疫，比如薯蓣丸。

女贞子也有免疫增强作用，还含有雌激素，此药既能增强免疫，又能镇静。女贞子具有拟雌激素样作用，所以能够镇静。

雌激素具有镇静作用，女性的雌激素水平高，所以理论上讲女性都很温柔贤淑，不烦躁。男性的雄激素水平高，神经系统兴奋性高，动不动就靠拳头说话，过去谁的拳头大，谁就比较男人，现在是文明社会就不一样了。总的来讲，女性应该比男性更温和，但是现在社会压力大，很多人太中性了，男的不暴躁，女的也不温和。

四、Ⅲ型变态反应常用药物

1. 太阳

治疗Ⅲ型变态反应首先要从太阳去治，有风用荆芥，荆芥是特异性的抗Ⅲ型变态反应（血管炎）的药物。连翘能够保持血管的完整性。

2. 少阳

治疗Ⅲ型变态反应可以从少阳治疗，因为肝藏血。少阳药用白芍、五味子、黄芩。其实还有柴胡，我们之所以没有选柴胡，是因为有些Ⅲ型变态反应患者偏阴虚，阴虚的患者不能用柴胡。有的患者可用，有的患者可不用，因此没有举例。

3. 少阴

还可以从少阴去治疗，因为病在血分，心主血脉。少阴药用丹皮、生地。

总而言之，治疗Ⅲ型变态反应的常用药是生地、丹皮、黄芩、芍药、五味子、荆芥、连翘，还可以加甘草。这些药物是治疗Ⅲ型变态反应的特异性药物，但是对复发性口疮的疗效不好。复发性口疮长在口腔，需要考虑脾胃的问题。甘草泻心汤可以治疗复发性口疮，在甘草泻心汤的基础上加上针对Ⅲ型变态反应的药物，见效就更快。

中医讲卫气营血，其中血分主要是指 DIC、出疹和Ⅲ型变态反应（血管炎）。温病学讲的出疹，有一些皮疹在血分；DIC 是休克以后引起的弥散性血管内凝血；Ⅲ型变态反应是血管炎，这几种疾病中医常常归在血分。

五、解热镇痛药物

现在讲中医的解热镇痛药（彩图 12）。

1. 太阳

太阳经的解热镇痛药是桂枝，桂枝具有强烈的解热镇痛作用。麻黄不配桂枝发表的作用就弱，解热镇痛作用就弱。麻黄汤不用桂枝叫作三拗汤，主要是治疗咳嗽。三拗汤加上桂枝，发表的作用才强。

2. 少阳

少阳经的解热镇痛药是柴胡，柴胡配黄芩能够大大增强解热镇痛的作用，比如小柴胡汤。

小柴胡汤能够治疗发热，其实没有黄芩也可以去热，柴胡注射液就是治疗发热的。

3. 阳明

阳明经的解热镇痛药是石膏，石膏配知母能够大大增强解热镇痛的作用。

太阳、少阳、阳明的解热镇痛方法，都是这个套路：一个解热镇痛药加上一个增强的药，再加个激素（甘草），代表方剂分别是麻黄汤、小柴胡汤、白虎汤。

4. 太阴

三阴的热是内伤发热。

太阴经的解热镇痛药是甘草，具有拟激素样作用。黄芪能够增强甘草的解热镇痛作用，比如黄芪建中汤、补中益气汤能够治疗内伤发热。

补中益气汤治疗气虚发热，发挥解热镇痛作用的核心是黄芪配甘草。在这两个药的基础上，加了一些补气、助消化的药物，气虚之人食欲差，用了陈皮、白术，增强代谢用了人参，这样处方就变得更加复杂。中气下陷的内伤发热，用30g炙黄芪、6g甘草就有效，只是考虑的问题比较简单。补中益气汤的处方配伍就很灵活，有升提的药、健脾的药、理气的药等。补中益气汤的处方更完善一些，其实就用黄芪、甘草两个药都有效。

5. 少阴

少阴经的解热镇痛药是细辛，常用细辛配附子，代表处方是麻黄细辛附子汤，能够治疗太少两感证。大黄附子汤也是用附子配细辛，也能治疗发热。

6. 厥阴

厥阴经的解热镇痛药是乌梅，可以用黄连配乌梅，比如连梅汤；也可以用川椒配乌梅，比如椒梅汤。

有一位老中医有个方治疗厥阴内伤发热很有效，用乌梅配红糖，乌梅一味药熬汤冲服红糖。这就是乌梅丸法，加的红糖带有补性，乌梅加红糖能够治疗属于厥阴病的内伤发热。

乌梅在《伤寒论》里寒热混用，叫作乌梅丸；吴鞠通治疗偏热的病证用连梅汤，治疗偏寒的病证用椒梅汤。

免疫药理总结

这一章讲了免疫药理，我们先讲完药，再去讲处方。后面讲的处方，很多药物都来自这一章。先讲药，我们就能知道一些处方为什么必须选这些药，而不选其他的药，也能够提高治疗免疫病用药的特异性。

我们还讲了太阳病的特异性药物是荆芥、防风、连翘、苍耳子、麻黄，这些都能够抑制免疫系统。其中，防风具有双向调节作用；荆芥有个特殊作用是抑制Ⅲ型变态反应，能够治疗血管炎；连翘能够保持血管的稳定性；苍耳子通督，能够治疗强直性脊柱炎等疾病；麻黄含有麻黄碱，具有拟肾上腺素作用。如果不清楚麻黄有什么毒副作用，可以看西医的药理学，上面明确写着肾上腺素的毒副作用。只不过麻黄比起西医肾上腺的毒副作用要弱，相对安全一些。

然后讲了伞形科的药物，往往都有抗炎作用。其中，当归是伞形科入血分的抗炎药；柴胡是伞形科入气分的抗炎药；羌活、独活、白芷、防风、藁本能够抗炎，追风除湿。防风具有双向免疫调节作用，白芷能够治疗前额的疼痛，羌活是上肢的引经药，独活是下肢的引经药，藁本治疗头顶痛。这些药物有个弊端是都能够增强光敏，服药之后不要去暴晒，容易晒伤皮肤，但是可以用来治疗白癜风。

我们还讲了太阳经的药物为什么选防风不选羌活、独活。因为羌活、独活虽然镇痛作用强、抗炎作用强，但是免疫抑制的作用不强。所以，若要抑制免疫选防风，如果关节疼痛明显，可选择羌活、独活。

少阳经的药物选了白芍、柴胡、黄芩、郁金、莪术、徐长卿、五味子、威灵仙、青蒿和秦艽，我们讲了每个药物的区别。特别给大家提出来，肿瘤科经常用莪术，莪术破气能够抑制免疫，所以在使用莪术等类似药物的时候，一定要学习张锡纯的十全育真汤，用黄芪配莪术，这样思路就比较完善了。

然后又讲了为什么少阳经的药物可以治疗感冒，明明是个太阳病，如果是很轻的感冒，用小柴胡汤都有效。

阳明的药物主要讲了葛根可以调节免疫，白花蛇舌草双向调节免疫，大黄具有免疫抑制作用。大黄不仅抑制免疫，还能够促进食物的排出，如果是过敏性疾病还伴有便秘的，可以用大黄。知母具有调节激素节律的作用，少阳经的秦艽也能够调节激素的节律。

太阴经主要讲了甘草、大枣、人参、黄芪、苍术、苦参。人参增强免疫，黄芪双向调节免疫。特别要指出的是过敏性疾病常常表现为渗出，中医叫作湿，可以用苍术、苦参，能够抑制免疫应答，而土茯苓、薏苡仁仅仅是对症的。

中医治疗自身免疫性、过敏性疾病的激素就是甘草。甘草含有的甘草酸，与皮质激素的结构相似，具有相似的药理。但是甘草作为植物激素，比人的皮质激素作用要弱一些。需要使用大剂量的甘草。

少阴病有寒的用细辛、附子、豨莶草、肉桂；血虚的用当归、首乌、鸡血藤、丹参；有热的用知母、丹皮、生地；补肾填精的用熟地、山茱萸、冬虫夏草、紫河车，这些药物都可以特异性地作用于免疫系统。

我们讲了治疗少阴病的两个镇静药物是酸枣仁、夜交藤，可以用于治疗过敏性疾病。

还讲了为什么当归是一个养血的抗炎药，举了一些处方，这些处方的内在规律都是一样的。四妙勇安汤、当归四逆汤、升麻鳖甲汤为什么选当归，不选川芎？如果能回答为什么这个药只能选它而不能选其他的，中医方剂学才算学好了。再比如桃仁、红花虽然有协同作用，一起使用的疗效会增加，但是桃仁与红花的区别也很大。我们要把它们的作用区别开，不能够含混地讲都有活血作用。如果都能够活血，那么《千金》苇茎汤为什么选桃仁不选红花？因为桃仁含有苦杏仁苷，能够止咳，而红花就没有这个作用。

厥阴经的药物主要是乌梅、蝉蜕、全蝎、蜈蚣、僵蚕。有一种变异性哮喘表现为咳嗽，这种咳嗽有个特点是呛咳，患者一发作就止不住地咳，也没有太多的痰。这种咳嗽是因为气道收缩，没有表现为气紧，而是表现为阵发性地咳嗽，患者的脸都咳红了。这种咳嗽是个哮喘，要用僵蚕、全蝎、蜈蚣等药物。

我们讲了具有双向调节作用的药物，比如防风、白花蛇舌草、附子、黄芪。举了一些例子，比如四神煎。

我们集中讲了治疗Ⅲ型变态反应的药物。

还讲了一些免疫增强的药物，患者免疫功能低下的时候，若需要提高免疫，就在这些药里选择。最典型的3个处方是玉屏风散、桂枝汤和薯蓣丸，特异性的药物是松节，都能够提高免疫。

最后，按照六经，逐条经地讲解了各自的解热镇痛药是什么。后面再讲解热镇痛的时候，我们会按照用药的规律讲解每一条经的疾病。

第三章　六经免疫实质

以六经辨证为核心来探讨免疫病。从免疫系统的角度来看，六经的实质是指：太阳——风，少阳——发，阳明——热，太阴——免疫，少阴——内分泌，厥阴——神经。这里用了几个简单的字来概括六经，这几个字肯定不足以涵盖六经的全部，只是从免疫系统的角度指出六经的一些特点。

太阳病与风寒有关，分为伤寒、中风。少阳病为枢机，伏邪转出少阳，很多自身免疫病、过敏性疾病都反复发作，发自少阳。阳明病与免疫系统的炎症有关；太阴病与免疫功能有关；少阴病与内分泌有关；厥阴病与神经系统有关。

第一节　六经病免疫特点

一、太阳病

太阳病列了两个基本的证，一个证叫营卫不和的桂枝汤证。桂枝汤的特点是桂枝配芍药，生姜配大枣，再加了一个甘草；另一个证是风邪入侵，治疗可用荆芥、防风，比如荆防败毒散；还可以用麻黄，比如麻黄汤及各种变方。

从免疫学来认识太阳病，主要有两个特征。第一，很多的自身免疫病和过敏性疾病在急性发作的时候，可以表现为太阳病。第二，太阳病还常常见到太阳类证，太阳类证主要是急性传染病和感染性疾病的前驱期。

急性传染病和感染性疾病的发展主要有 4 个阶段。第一个阶段是潜伏期，从感染到发作有一个潜伏期，潜伏期有短有长。短的几个小时或者几天，这属于新感。如果潜伏期超过 1 个月以上，则常常表现为伏邪。比如有的时候感染上疾病，1 个月都不发作；还有的"冬伤于寒，春必病温"，这属于伏邪的范畴。温病分新感和伏邪，如果感染了疾病，在几个小时之内或几天之内，疾病进入前驱期和极期，叫作新感。

第二个阶段是前驱期（太阳本证、太阳类型），感染在进入极期之前，都要经过前驱期。前驱期是太阳本证或太阳类证，其中太阳本证指急性上呼吸道病毒的感染（感冒），太阳类证是传染病的一个阶段，患者在感染初期出现的一般性不适，比如恶寒、发热、头痛、身痛、乏力、纳差等。太阳类证和太阳本证有一个本质的区别：太阳类证没有咳嗽、流鼻涕等卡他症状。比如病毒性肝炎在整个病程中都不会出现卡他症状。因此一定要注意没有卡他症状的"感冒"，没有上呼吸道症状的"感冒"，它有可能不是感冒。

第三个阶段是极期（阳明-厥阴），从太阳病之后进入极期，如果是伤寒，有一个化热的过程，会经过少阳病；如果是温病，则直接可以进入炎症的极期。炎症的极期是阳明病到厥阴病，最后休克、死亡。

第四个阶段是缓解期，复发与再燃（劳复）。缓解期分为复发与再燃，疾病完全缓解了以后再次发作，叫作复发；如果疾病减轻了之后再次加重，叫作再燃。比如，患者体温已经正常了，过了几天，或者 1 周、2 周、1 个月、2 个月之后再发，叫作复发；如果体温由40℃降到了37℃、38℃，过几天又到了41℃、42℃，叫作再燃。这是西医的概念，中医则叫劳复，《伤寒论》专门有一篇讲这个问题。

这是急性传染病和感染性疾病的一个基本经过，中医的太阳病主要是讲前驱症状。

二、少阳病

1. 少阳病的免疫学特点

（1）转出少阳：柴胡/青蒿+黄芩。

少阳病新感用柴胡配黄芩，伏邪转出少阳用青蒿配黄芩，比如蒿芩清胆汤是治疗伏邪的处方。一些严重的传染病，比如西医讲的伤寒，就表现为中医的伏邪温病。再举一个伏邪转出少阳的例子，一个慢性肾炎的患者告诉你"这两天嗓子又痛了"，你要问他有没有感冒，如果没有鼻塞、流清鼻涕等感冒症状，嗓子突然痛了，说明伏邪转出少阳了，西医说是链球菌又活跃了。再比如一个红斑狼疮患者说"我嗓子痛，没感冒"，说明她的狼疮活跃了，皮疹要出来了。很多过敏性疾病、自身免疫病都是伏邪反复发作，如何知道疾病要急性发作了，转出少阳是一个标志。

（2）少阳藏血：丹皮。

过敏性紫癜、红斑狼疮，Ⅲ型变态反应（比如血管炎）可以从少阳治疗，可以用芍药、丹皮、黄芩等药物。

（3）正邪相争：打破耐受。

少阳病表现为正邪相争，如果要打破免疫耐受，可以从少阳治疗。比如柴胡桂枝干姜汤治疗正邪相争不足，大柴胡汤治疗正邪相争太过。《伤寒论》的条文讲："血弱气尽，腠理开，邪气因入，与正气相抟，结于胁下，正邪分争，往来寒热，休作有时，嘿嘿不欲饮食。"正邪相争的疾病转归，需要从少阳去看。

我们举个例子，一个慢性甲沟炎患者很难治，在全国看了好多的医生，反复发作，好了之后过段时间又复发了。最后我们用了小柴胡汤合上四妙勇安汤，其中四妙勇安汤抗炎症，小柴胡汤针对正邪相争，打破免疫耐受，处方里没有用人参，用了党参。后来，这个甲沟炎患者就彻底好了。这就是按正邪相争的思路治疗的，如果不理解这个思路，绝对不会知道为什么开小柴胡汤。

（4）继发细菌感染：黄芩。

西医判断病毒感染之后有没有细菌感染的一个标准是查血。当继发细菌感染的时候，白细胞升高、嗓子痛。因为链球菌到了嗓子，会导致嗓子痛。临床上，如果患者嗓子痛，就要考虑有没有继发细菌感染。继发细菌感染的症状是中医讲的口苦、咽干、目眩，属于少阳病。

2. 肝

（1）边缘系统-下丘脑-垂体系统。

（2）边缘系统-自主神经-平滑肌系统。

前文讲过边缘系统影响下丘脑，影响垂体，影响腺体；也讲了肝脏影响免疫提呈，参与免疫应答。这里不再重复。

3. 链球菌感染

我们专门给大家讲西医微生物学的一种微生物——链球菌。其他的微生物大家可以去类比。

（1）链球菌种类：西医认为链球菌是一种圆形或卵圆形的革兰阳性细菌，它在液体培养基中生长时为成对或成链状排列，一个与一个连起来，所以就叫链球菌。链球菌分为甲型、乙型和丙型。

甲型溶血性链球菌又叫 α 链球菌，致病力弱，为上呼吸道的正常寄生菌。甲型链球菌是与我们共生的细菌，正常情况下是不致病的。但是当机体免疫功能低下的时候却是可以致病的。

丙型溶血性链球菌又叫 γ 链球菌，是口腔、鼻咽部及肠道的正常菌群，通常也是非致病菌。但是在机体免疫功能低下的时候，也会成为致病菌。

乙型溶血性链球菌又叫 β 链球菌，它是链球菌感染中的主要致病菌，对免疫功能正常的人都能够致病。它的特点是能够溶血，引起血细胞的溶解。

乙型溶血性链球菌根据其细胞壁中特异性抗原（多糖体）的不同，分为 A~H、K~T 共 18 个族。其中对人类有致病力的 90% 为 A 族，A 族链球菌又称化脓性链球菌，B 族、C 族、D 族、G 族也偶致病。

D 族、O 族链球菌和唾液型链球菌、轻型链球菌和粪链球菌（肠链球菌）等是亚急性细菌性心内膜炎的致病因子。肠链球菌通常是不致病的，不能够从肠道跑出来，只有机体免疫功能低下的时候，它才能发挥致病作用，会在血中查到肠链球菌。

链球菌又分为需氧链球菌、厌氧链球菌和兼性厌氧链球菌。其中，厌氧链球菌主要在口腔、肠道和阴道中，其他的部位多是需氧链球菌。

（2）链球菌的致病物质：链球菌有哪些致病物质呢？有链激酶，又叫溶纤维蛋白酶，可以溶解血块和阻止血浆凝固，所以链球菌叫作溶血性的链球菌；还有透明质酸酶，又叫扩散因子，可以溶解组织间的透明质酸；还有脱氧核糖核酸酶，能够分解细胞中的脱氧核糖核酸，使脓液黏稠度下降。这些酶的作用均有利于细菌在机体组织中扩散，增加了细菌对人体的侵袭作用。链球菌的一个特点就是容易扩散，容易导致其他部位的疾病，一个是通过免疫系统介导，另一个是链球菌本身跑到其他部位发生感染，比如形成转移性的脓肿。

（3）链球菌类疾病的中医治法：

①A 族乙型溶血性链球菌。

A. 扁桃体炎、急性咽炎或喉炎，婴幼儿、年老体弱者可并发支气管炎、肺炎。A 族乙型溶血性链球菌通常导致咽部、扁桃体的疾病，比如扁桃体炎、咽炎、喉炎，即中医讲的少阳病"口苦，咽干，目眩也"。一般来讲，A族乙型溶血性链球菌不导致气管炎和肺炎，但是老人、小孩和严重免疫功能缺陷的人可并发支气管炎、肺炎。

　　患者感冒初期嗓子不痛，两三天后嗓子痛了。此时，作为西医一定要让患者化验血常规，检查是否继发了细菌感染；作为中医要知道若继发了细菌感染，就不再是麻黄汤证等太阳病的问题了，而是有少阳病了，比如小柴胡汤证。如果患者有严重的免疫功能缺陷，可导致支气管炎、肺炎，比如麻杏石甘汤证。免疫正常的人也可导致支气管炎，但是免疫正常的人支气管炎不是由链球菌引起的，而是在链球菌感染后，又继发了其他的细菌感染，从而导致了支气管炎和肺炎。而免疫功能低下的人，链球菌可以直接导致支气管炎和肺炎。

　　B. 猩红热：入侵咽部的链球菌有的能够产生红疹毒素，可引起猩红热。或者不产生红疹毒素的A族乙型溶血性链球菌经过产生红疹毒素A族链球菌的作用后，变为能够产生红疹毒素的链球菌，也可引起猩红热。通俗地讲，有的A族链球菌不能产生红疹毒素，有的能产生红疹毒素，同时感染两种病菌后，产生红疹毒素的链球菌会诱导不产生红疹毒素的链球菌产生红疹毒素。

　　红疹毒素可引起猩红热的皮疹，其病原体通过唾液等飞沫传播，病原菌侵入咽部发生局部炎症，发病急骤，红疹毒素进入血流，引起猩红热的症状。

　　C. 变态反应：这里的变态反应是由红疹毒素引起的，在猩红热发病后2~4周可以出现心、肾损伤，发生细菌性心内膜炎、肾小球肾炎。

　　这种链球菌引起的心内膜炎、肾小球肾炎，患者一旦出现嗓子痛，我们就知道他的病要急性发作了。为什么会嗓子痛？因为链球菌活跃了，很快就要出现水肿了，出现心慌了。此时可以用中医治疗，也可以用西医治疗。西医会用抗生素消炎治疗嗓子痛，用了之后就好了，过段时间又发作，再用抗生素再好了，之后又发作，容易反复。

D. 丹毒：丹毒中医叫流火，它是一种由 A 族溶血性链球菌引起的皮肤和皮下组织的急性炎症，常表现为界线清楚的局限性红肿热痛，好发于颜面及下肢，可有头痛、发热等症状，最多见于下肢。发病前常有活动期，出现足癣，鼻、口腔内感染病灶及皮肤外伤史，皮损出现前常有恶寒、发热、头痛、恶心、呕吐等全身症状，婴儿有时可发生惊厥，潜伏期一般为 2~5 天。

用什么方治疗丹毒？四妙勇安汤。方中为什么用玄参？因为玄参有解毒作用，可治疗红疹毒素。为什么选玄参而不选其他解毒的药物呢？丹毒会引起局部血管的炎症，玄参可以凉血。连翘能维持血管的稳定性，为什么选金银花而不选连翘呢？这个病是由感染引起的，金银花是中医抗 A 族链球菌的一个特异性的药物，可用 30~60g 金银花。

我们讲的这些疾病都是由 A 族链球菌引起的，都要选金银花，比如扁桃体炎可以选金银花，可选用小柴胡汤加金银花、连翘；猩红热也可以用四妙勇安汤；丹毒也可以用四妙勇安汤；如果出现细菌性心内膜炎、出现肾损害，处方里也要加金银花，用以治疗链球菌感染。《伤寒论》葛根黄芩黄连汤能够治疗细菌性心内膜炎，方中可以加金银花，如果患者舌苔干，还可以加玄参、生地，其中玄参能拮抗毒素。

②B 族乙型溶血性链球菌：B 族乙型溶血性链球菌主要是寄生在人的泌尿生殖道和鼻咽部的正常菌群，但是对于免疫功能低下的人，可以引起肾盂肾炎、肺炎和子宫内膜炎。

B 族乙型溶血性链球菌是产褥热、新生儿感染的主要病原菌。我们讲的产褥热是指女性生完孩子以后发生子宫的感染。新生儿的免疫功能低下，如果产妇带菌，分娩过程中羊膜破裂后，胎儿可被污染的羊水经呼吸道感染，也可以在经过产道时被感染。新生儿还可因吸入医护人员及产妇呼吸道带菌者的飞沫而被感染。

新生儿的 B 族乙型溶血性链球菌可以引起早发型和迟发型，早发型主要出现败血症，迟发型主要出现脑膜炎。

③甲型溶血性链球菌：甲型溶血性链球菌主要引起牙周炎、牙龈脓肿、扁桃体炎，还可以通过口腔的损伤（拔牙、扁桃体摘除等）侵入血液，导致心内膜炎。甲型溶血性链球菌和 A 族乙型溶血性链球菌引起心内膜炎的渠道不一样，A 族乙型溶血性链球菌能够直接从扁桃体到血液、到心脏，而甲型溶血性链球菌是正常的寄生菌，只有在拔牙等损伤了口腔时，才可以通过口腔伤口进入血液。正常情况下，进入血液的细菌会被免疫细胞杀灭，如果患者免疫功能低下，部分细菌未被消灭，或者患者本身就有心脏内膜缺陷（如先天性心脏病）、心脏损伤（如风湿性心脏病），病原菌可引发心内膜炎。甲型溶血性链球菌正常情况下不导致疾病，当机体有缺陷时，它就不再是朋友了。

④D 族乙型链球菌：D 族乙型链球菌也可以引起心内膜炎，是人类肠道的正常菌群，可以从肠道、泌尿系统侵入血液。

⑤变态反应：链球菌还会引起变态反应，比如风湿热、急性肾小球肾炎，这些都是少见的类型。

最常见的致病链球菌是 A 族乙型溶血性链球菌，主要导致 7 种疾病：扁桃体炎、急性咽炎、急性喉炎、猩红热、丹毒、细菌性心内膜炎和肾小球肾炎。这 7 种疾病有一个共同的特点，可由 A 族乙型溶血性链球菌引发。

A 族乙型溶血性链球菌是致病菌，不是寄生在口腔、肠道、阴道里面的条件致病菌。正常情况下 A 族乙型溶血性链球菌只有突破免疫系统才能致病，它突破免疫系统的渠道是扁桃体。A 族乙型溶血性链球菌到了扁桃体可引起咽炎、扁桃体炎、喉炎，而且它的毒素可以通过扁桃体入血跑到身体的其他部位，进而引起猩红热、丹毒（常见于下肢），引起心脏和肾脏的损害。

一个套路就可以治疗这些疾病，区别只是在不同的脏器，选择针对那个脏器的特异的药物而已。针对 A 族乙型溶血性链球菌，中医最常用的药物是金银花，剂量要大，30～60g。如果太寒凉造成患者腹泻怎么办？需要用其他中药拮抗它。比如，患者平时脾虚便溏，现在局部有炎症，若用栀子可用栀子干姜汤；患者腹泻，若用黄连可用连理汤。同理，用 60g 金银花时，不是只用这一味药，也需要同时处理气虚等其他问题。

这些疾病的表现特点是以少阳证为核心，一旦患者出现嗓子痛，就知道要急性发作了。因为 A 族乙型溶血性链球菌寄生在扁桃体，正常情况下不存在，但是扁桃体致病后，它就寄生了，就会引起反复发作。肾病患者嗓子一痛，就知道过两天脚就要肿了，肾小球肾炎就要急性发作了；心脏病患者嗓子一痛，就知道要心慌了，细菌性心内膜炎又要发作了；丹毒也是这样，患者嗓子一痛，就知道丹毒要发出来了。明白了疾病背后的原因，看似不相关的疾病，其实是一个治疗套路。为什么四妙勇安汤可以治疗猩红热？四妙勇安汤本身是治疗丹毒的处方，因为是一个原因引起的不同疾病，治疗上都是一个套路。

三、阳明病

阳明病的核心是炎症反应，分在经和在腑。炎症脱水会导致便秘，持续的炎症反应抑制肠道的运动，也会形成便秘，我们叫阳明腑实证。

便秘在免疫应答中会产生几个重要的问题，第一，肠道中大量的毒素排不出去，会产生中毒症状。《伤寒论》阳明病讲了便秘容易引起身重，患者会出现身体困重，很不舒服，这是个中毒症状。第二，阳明在经会产生局部的炎症栀子证、全身的炎症白虎汤证。第三，阳明病既可以表现为炎症，又可以表现为肠道吸收抗原。可以通过两个办法抑制没有被充分消化的抗原：一是健脾，健脾之后消化功能好了，蛋白质就能够被水解；二是如果患者便秘，可以通腑。

四、太阴病

太阴病和免疫系统的相互关系：第一，免疫细胞的生成与中医讲的脾气有关系。中医讲的脾气又与卫气相关。我们的望诊课程讲过如何看卫气，中医也有办法看元神。有的人元神黢黑，给人不舒服的感觉；有的人元神给人的感觉很舒服。当然你可能不会看元神，但是你和他坐在一起你就知道，这个人给人感觉很舒服。望诊要看一个人的形，看一个人的气，看一个人的元神。望诊课程会给大家补充讲如何细致地看气、如何细致地看一个人的元神。看元神可知道这个人坏不坏，他是什么样风格的人；看气，气与太阴有关系。

第二，太阴病与 IgA（免疫球蛋白 A）的生成有关系。前文讲了 IgA 是黏膜免疫应答，所以与 IgA 相关的疾病，可以从太阴去治疗，比如防己黄芪汤。

第三，太阴病与肠道抗原的降解有关系。前文已讲了健脾，提高消化功能，能够促进肠道抗原的降解。

总的来讲，太阳、太阴为开，太阳主皮肤，太阴主黏膜。前面讲过免疫耐受与肠道有关系，也与肝有关系，然后上游是激素在抑制免疫应答，所以免疫耐受与肝脾肾都相关。免疫疾病发作之后还和肺有关系，比如局部的皮损。

五、少阴病

1. 少阴病免疫代表药

（1）内分泌：附子、地黄。

在中医免疫病学中，少阴病主要与内分泌系统有关系。少阴病常用的代表药物是附子、地黄，其中地黄填精、附子温阳。

（2）交感活性低下：麻黄。

针对交感活性低下的一个代表性药物是麻黄。少阴阳虚的人得了太少两感证用麻黄，比如用麻黄细辛附子汤、麻黄附子甘草汤。为什么叫作太少两感证？因为阳虚之人常带三分表证。患者皮质激素水平低下，一方面导致细胞免疫不足，反复感冒；另一方面导致体液免疫亢进，容易发生过敏性鼻炎、荨麻疹等疾病。这就是阳虚之人常带三分表证的一个基本特征。

2. 少阴与内分泌系统

（1）肾藏精：前文已讲如何通过下丘脑-垂体-靶腺轴影响功能，这里不再重复。

（2）激素的合成：激素的合成（彩图13）在生理学教科书中都有讲述，我们也不再重复。雌激素、雄激素、孕激素这3种激素是怎么转化的，这很重要。这3种激素本身是有区别的，男女的性征很明显，男是男，女是女，现在有的已经分不清楚了，外貌看着不男不女的。现在国内外的学者完成了同性生殖，卵卵受精，就是卵子和卵子也可以受精，女人与女人也可以生孩子。现在技术上已经能够做到卵卵相受，但是精子和精子是不能够受精的。

（3）肾上腺素：

①高肾上腺水平：脉位表浅、脉力有力、至数增加。

肾上腺素激素可以使机体的脉搏表浅，中医叫作浮脉；可以使脉搏有力,中医叫作洪脉;可以使脉搏变快,中医叫作数脉。人体在正常情况下的脉象正常,只有在病理情况下才表现为浮脉、洪脉、数脉。

②低肾上腺水平

A. 脉位沉、脉力微、至数迟:如果肾上腺素水平低了,脉位会变沉,脉力会变得没有力气,脉的至数会跳得慢,表现为沉脉、微脉、迟脉。"少阴之为病,脉微细",少阴阳虚的人脉微细,就是由于肾上腺素水平低了,表现为沉脉、迟脉、微脉。

人体感冒以后应该表现出浮脉,因为感冒之后人体的肾上腺素分泌增加,肾上腺素增加使脉搏表浅,所以表现出浮脉。为什么感冒后肾上腺素分泌增加呢?肾上腺素分泌增加,可以使动脉血管更表浅,随后通过出汗带走血液里的热,达到退热的作用。所以,感冒患者的肾上腺素分泌增加,脉搏更加表浅。如果感冒患者的脉搏不表浅,脉反沉,那么是个太少两感证,比如麻黄附子甘草汤证,方中的麻黄含有麻黄碱,可以增加肾上腺素。

B. 瞳孔缩小、划痕白色:肾上腺素水平低的人,皮肤划痕是白色的,很长时间才变红,这是阳虚的人。如果是热象重的人,一划皮肤很快就是偏红色的。这和西医的划痕实验有区别,西医的划痕实验是形成皮丘。

阳虚体质的人皮肤划痕白色,很长时间才变红。举一个最典型的例子:冷性荨麻疹患者一吹风、一着冷就起荨麻疹,想都不用想,最大的可能是以麻黄细辛附子汤为基础化裁。这是一个太少两感证,冷性荨麻疹患者有阳虚,还有皮肤的病变,阳虚加皮肤病变就是太少两感证,可选用麻黄细辛附子汤、麻黄附子甘草汤等处方。

3. 少阴病常用配伍

(1) 附子、干姜:协同,温。干姜能够增强附子的促肾上腺素作用,所以干姜与附子有协同作用。四逆汤用附子、干姜、甘草。

我们讲附子无姜不热，就是因为干姜能够协同附子促进肾上腺释放更多的肾上腺素。三阴递进，少阴病有太阴病的基础，可以在少阴病药物的基础上加太阴病的药物。《冯氏锦囊》有个补肾的"全真益气汤"，就是用附子配白术，也是用了太阴病的药。

（2）附子、地黄：补。附子配地黄能够促进肾上腺素的生成，这是《金匮要略》肾气丸的办法。当临床用四逆汤效果不好的时候，可以考虑用《金匮要略》肾气丸。急则温之，缓则补之，这样把温的思路变成了补的思路。

附子配干姜是促进释放肾上腺素，附子配地黄是促进肾上腺素更多地生成。形象地讲，前者是往外倒水，后者是往里加水。如果总是往外倒水，最后发现不行了，水都快倒干了，就要往里加水了，可用附子配地黄，温之后要补。

（3）甘草、地黄：内外。地黄与甘草的作用也不一样。甘草类似西医的皮质激素，甘草含有的甘草酸具有拟皮质激素作用，用甘草相当于直接补充激素。如果要快速见效，西医直接用激素，中医可以用甘草。

地黄则能够促进肾上腺生成激素。我们不要小看这个作用，这是中医的优点，西医就不行，西医只能用外源性激素，而且越用外源性激素，机体合成的激素就越少。中医可以用地黄、山药、山茱萸等药物促进机体分泌更多的激素，这个是中医治疗免疫病超过西医的地方。

激素具有负反馈的特性，当用了外源性的激素以后，机体认为激素是足够的，自己生成的激素就要减少。这是西医很难办的一件事情，现在没有解决的办法。但是中医可以让机体自己生成更多的激素，这体现了中医整体调节的一个特点，也是中医治疗自身免疫病、过敏性疾病的优势。

比如荨麻疹发作，西医用抗过敏药或用激素治疗，用了之后，疾病缓解。但是用了激素之后，人体自己合成的激素更少，荨麻疹会反复发作，难以彻底治愈。中医可以通过用补肾的中药，促进机体自己分泌更多的激素，从而抑制荨麻疹的发生。西医缺少这个手段，治疗免疫病很难断根。中医是可以断根的，这是中医的长处。

六、厥阴病

"厥阴之上，风气治之"，所以疏风、缓急、解痉要从厥阴去治疗，常用的药物是僵蚕、蝉蜕、全蝎、蜈蚣、地龙，这些都是能解痉的药物。

第二节　六经病病机与模型

一、六经标本、病机与欲解时

1. 皮质激素分泌的昼夜节律与六经欲解时

皮质激素分泌的昼夜节律（彩图 14）与用药有关系，也与理解人的生命有关系。

人的皮质激素分泌有两个高峰，第一个高峰是在早晨 8 点，第二个高峰是在下午 3 点以后。皮质激素分泌从凌晨 4 点开始增加，在早晨 8 点达到第一个高峰，太阳升起来了，人们也起床了，准备上学、上班了。

皮质激素分泌从凌晨 4 点开始上升，激素水平开始提高，人的兴奋性增加了。这个时候常见失眠，厥阴病的失眠就在这个时间点，这是个乌梅丸证。

后半夜的瘙痒多发生在凌晨 1—3 点，这个时间段是厥阴主令，也是乌梅丸证。为什么凌晨 1—3 点容易发生瘙痒？因为此时人体激素水平低。老年人的激素水平更低，很多老年人在后半夜 1 点以后，在激素水平最低的时候开始皮肤瘙痒。

厥阴之后到了少阳，人体的激素水平开始升高了。什么叫作少阳？初升的太阳叫作少阳。人的激素水平到早晨 8 点形成第一个高峰，这是人们一天中精力最好的时候。一日之计在于晨，这个时候不要睡懒觉，应该读书。

少阳之后太阳主令，时间就到了中午的时候。此时激素分泌的第一个高峰就下去了，激素水平变低了，所以中午的午时需要休息，需要睡午觉了。

中午休息之后，到了下午 1 点以后，激素水平又开始上升了。从下午 1 点以后上升到 3 点左右，激素水平又处于一个高峰。下午1—3 点，这是下午上课的时间。中午 12 点吃饭，12 点到 1 点应该睡午觉，1 点以后起床开始上课，如不午睡，下午上课时就容易打瞌睡。

下午 4—5 点，人的激素水平又开始下降。之后虽然有小高峰，但是激素水平总体是下降的。从晚上 11 点开始，激素水平急速下降，属于最低水平。这个时候是子时，我们要睡长觉。因为激素水平低的时间长，所以要睡长觉。

总的来讲，一日之中我们最好的体力、精力出现在两个时间：第一个是上午 8 点；第二个是下午 2 点左右。但是，若想下午体力、精力好，中午必须睡午觉。

从中医的六经来讲：下午 3 点开始是阳明所主，中午是太阳所主，傍晚是太阴所主，午夜是少阴所主，后半夜是厥阴所主，天亮之前是少阳所主。这就是一天的十二个时辰，六经所主就是这个规律，六经表现的生理功能也是这个规律。

道家修行也与激素规律有关，我们讲子时、午时要睡觉，如果不睡觉，也可以打坐，道家叫作子午抽添。还有卯酉沐浴，卯时、酉时，在激素分泌高峰的时候要打坐。这里的沐浴叫作行周天，打坐也是一种洗澡。道家修行人的一天注重4个时辰——子、午、卯、酉，这是有生理基础的，其背后是有科学规律的。

彩图14与服药时间也有关系。明白了这张图，就知道了如何用中医的激素类药物。第一，早晨8点之前要服第一道药，这是在激素分泌的第一个高峰之前服药。第二，晚上入睡前要服一道药。再不然，才是中午服一道药。通常是一天早晚共服用两次药，还可以服一次药，即疾病严重的时候可以服用3次。服一次药是早上服药，两次是早晚分别服药。如果用中药补肾，给患者开了金匮肾气丸，可以早上服一次，晚上服一次。如果是吃补中益气丸，中午必须服药，否则下午容易出现中气下陷。

彩图14里还有很多的规律，比如凌晨三四点是用什么方的时候？鸡鸣散。这个时候是患者最容易死亡的时候，老年病的患者好多人在这个时候死亡。因为这个时候人体的激素水平最低，患者容易出现呼吸困难、脏器功能衰竭，进而导致死亡。

彩图14大有特色，我们讲厥阴是两阴交尽，在图中也有体现。我们把皮质激素昼夜节律图与六经欲解时图（彩图15）相对照，会发现很多规律。六经为病欲解时来自《伤寒论》，很多疾病的特征都表现在这张图上，我们要去慢慢地琢磨。

2. 标本法

《素问·六微旨大论》关于标本法有一段话："少阳之上，火气治之，中见厥阴；阳明之上，燥气治之，中见太阴；太阳之上，寒气治之，中见少阴；厥阴之上，风气治之，中见少阳；少阴之上，热气治之，中见太阳；太阴之上，湿气治之，中见阳明。"这段话对于理解免疫应答的一些表现会有帮助（关于标本法的解读详见《吴述伤寒杂病论研究》）。

六经分为太阴、阳明表里两经，少阳、厥阴表里两经和太阳、少阴表里两经，它们都参与了免疫应答的过程。太阴、阳明——炎症与免疫，少阳、厥阴——应答，太阳、少阴——效应与内分泌。

太阴、阳明是怎么参与免疫应答的？机体发生炎症的免疫应答，依赖于太阴的气。炎症应答产生之后表现为阳明病。如果患者又有气虚，又有炎症，他就是太阴、阳明合病，是个白虎加人参汤证。

少阳、厥阴合病，比如鳖甲煎丸。患者既有肝脏的硬化，又有反复的炎症，其中反复的炎症用小柴胡汤类似的处方，肝脏的硬化用鳖甲、土鳖虫等药物。

太阳与少阴合病是太少两感证，一方面用麻黄，一方面用附子。

3. 病机十九条

《素问·至真要大论》讲的病机十九条对我们理解免疫应答，也很有帮助。

比如"诸风掉眩，皆属于肝"，中医讲的风病可以从少阳治疗，比如正柴胡饮能够治疗感冒，也能够治疗过敏。

"诸寒收引，皆属于肾"，比如免疫系统常见的太少两感证，患者骨关节肌肉的疼痛属于太阳，阳虚属于少阴，这是桂枝芍药知母汤证。太少两感证，大家通常知道麻黄附子甘草汤证、麻黄细辛附子汤证，其实桂枝芍药知母汤也是太少两感证。患者的病症发生在体表的，我们说是在太阳；患者的内脏阳气虚，就是少阴，这就是个太少两感证。

"诸湿肿满，皆属于脾"，机体免疫应答经常会导致局部的渗出，可以从太阴治疗。

"诸颈项强，皆属于湿"，这句话很多人解释得很复杂，我给大家解释一条是"湿热入于经络脉隧"。强直性脊柱炎患者脊柱和颈项僵直，难以往后转身。薛生白有个湿热入于经络脉隧方，可以治疗偏湿热型的强直性脊柱炎。如果有免疫学的思想，还可以用它治疗其他很多的疾病。比如，吴喜华医生用它治疗便秘，方中没有一个通便的药，为什么能治疗便秘？腰骶疾病局部的炎症压迫骶部神经，会导致肠道蠕动功能减退，形成便秘。湿热侵入经络脉隧方是一个抗炎的方，能够缓解炎症。腰骶局部炎症对神经的压迫一解除，神经又支配肠道的蠕动，大便就能排出了。所以，我们学习《黄帝内经》要结合具体的疾病去理解，否则会觉得很空。

二、从感冒看六经模型

从感冒看六经模型（彩图 16）主要讲六经在疾病中呈现出什么规律，为什么我们用六经辨证。

1. 太阳病

首先讲太阳病。太阳病表现为典型的急性鼻炎。病毒感染之后导致的鼻塞、流清鼻涕等卡他症状是一个典型的急性鼻炎，主要表现为麻黄汤证和桂枝汤证。其中身体壮实的用麻黄汤，身体偏虚的用桂枝汤。

疱疹病毒感染也表现为太阳病，比如 EB 病毒感染能够侵犯鼻腔，导致急性鼻炎。麻杏苡甘汤可以治疗疱疹病毒感染，方中的薏苡仁利水、抗病毒，是一个专门针对疱疹病毒的药物。疱疹病毒感染有一个特点是下午发烧，麻杏苡甘汤条文讲"日晡所发潮热"，也是下午发热。疱疹病毒感染引起的急性鼻炎，可以用麻杏苡甘汤。

支原体感染会引起膀胱不稳定，膀胱不稳定的人、气虚的人也容易诱发支原体感染。膀胱不稳定是中医讲的膀胱蓄水证，有的人咳而遗尿，一咳嗽都能咳出小便。五苓散证尤其多见于支原体感染。

腺病毒感染一方面表现为急性上呼吸道感染，表现出急性鼻炎的症状；另一方面还可以往上引起脑膜炎，往下引起出血性膀胱炎，这就是膀胱蓄血证。太阳病的蓄水、蓄血证，在急性上呼吸道感染都可以见到。

2. 少阳病

病毒感染之后继发链球菌感染，可以发生扁桃体炎、巩膜睫状体炎（俗称红眼病），还可以发生中耳炎。这些疾病可以对应少阳病的"口苦、咽干、目眩也""少阳中风，两耳无所闻"。

少阳病可以陷入少阴，陷入少阴心是心内膜炎，陷入少阴肾是肾小球肾炎。

3. 阳明病

感冒从少阳化热之后，表现为一个急性炎症反应，这是个阳明病。阳明在经的白虎汤证是大热、大渴、大汗、脉洪大，发几天烧大便排不出来就是承气汤证。

4. 太阴病

阳明病之后，炎症可能好了，也可能没好。如果是气虚的人，炎症好了之后容易表现出太阴病的特点。因为气虚之人免疫力低下，容易反复感染。

气虚之人还有一个问题：气虚之人本身肠道蠕动就减退，炎症又能够抑制肠道的蠕动，所以气虚之人有炎症反应之后交感神经兴奋，肠道蠕动的功能更低，再加上用了发表的药物会更加抑制肠道的蠕动。我们讲过麻黄含有麻黄碱，具有拟肾上腺素样作用，而肾上腺素可以兴奋交感神经，抑制肠道蠕动。可以说，麻黄碱就是一个交感神经兴奋递质。人太紧张的时候交感神经兴奋，就会导致没有便意。有的人用了麻黄发表会出现腹胀，《伤寒论》叫作："发汗后腹胀满，厚朴生姜半夏甘草人参汤主之。"这是因为患者原本气虚，用了麻黄发表之后胃肠功能蠕动更减退，容易出现腹胀等症状。

5. 少阴病

太阴病之后，就到了少阴病。少阴心病和少阴肾病都可以引起心功能不全。不管是心脏病还是肾脏病都可以引起心衰，出现心肾功能不全，比如真武汤证。

6. 厥阴病

少阴病之后，就会出现厥阴病的休克，出现肾功能的衰竭，比如乌梅丸证。

上边就是六经病的一个基本规律，张仲景的六经辨证不是凭空编的。而且六经都可以看到太阳本证，换言之，六经不仅有太阳类证，也都可以见到急性上呼吸道的感染。

中医临床看到的急性上呼吸道感染一般是急性鼻炎、扁桃体炎、支气管炎，很难看到腺病毒感染引起的急性上呼吸道感染。因为腺病毒感染容易引起病毒性脑炎、出血性膀胱炎，患者会去西医急诊科，一般不会找中医看病。临床上支原体肺炎挺多，为什么也看不到？因为不会诊断。一个人反复咳嗽，拍胸片肺部浸润不明显，咳了两个月还在咳，很多中医不知道这是一个支原体感染，就开了枇杷叶、杏仁等药物。如果是个女患者，要问她"能咳出小便吗?"她说"我一咳的时候，内裤都湿了。"这是个五苓散证。有些疾病辨别不出来，那是因为平时没有研究它，一旦研究明白了，就能诊断出来。

我们以六经为基本模型解释感染、自身免疫病和过敏性疾病。我们知道了六经模型，就可以去截断疾病的发生和发展，这是我们的截断法。彩图 17 是讲如何截断感染性疾病的传变，不要任由疾病一步一步地发展，最后走向死亡。大家需要慢慢思考这个图，关键是要掌握规律，临床在治疗感染性疾病的时候，就知道一步一步怎么处理。

太阳病在免疫系统，常看到的疾病是上呼吸道病毒感染、水液代谢紊乱与凝血紊乱。太阳为寒水之经，上呼吸道病毒感染表现为寒，水液代谢紊乱表现为水，比如水肿经常需要发表。太阳病的凝血紊乱表现为太阳蓄血证。

少阳病经常表现为继发细菌感染，比如咽部的链球菌感染，还表现为边缘系统功能的紊乱。边缘系统可以控制内分泌。

阳明病主要是炎症反应，炎症反应导致排便功能受到抑制，出现阳明腑实证。

太阴病主要表现为消化吸收功能紊乱和免疫低下。中医叫作气虚，表现为免疫低下。

少阴病既表现为肾脏功能的异常，又可表现为内分泌紊乱。

厥阴病可以表现为休克，也可以表现为边缘系统功能紊乱。厥阴病可以表现为休克 DIC（弥散性血管内凝血）等类似的疾病，这是凝血功能的紊乱。

人体有 8 个系统，中医讲的太阴病可以归到消化系统，又不完全等同于消化系统，还涉及免疫系统的功能。因为太阴经病与免疫低下有关系。中医和西医的分类不一样，有交叉，也有不同的地方。

总的来讲，从感冒看六经模型，太阳病是一个上呼吸道的病毒感染，然后又继发细菌感染，发展为少阳病。继发细菌感染之后，出现严重的急性炎症反应，这是阳明病。为什么会发生急性炎症反应呢？一个原因是免疫功能低下，这是太阴气虚，比如桂枝汤证；另一个原因是内分泌紊乱，这是少阴肾虚，会出现麻黄附子甘草汤等证。

有没有既不是太阴病，又不是少阴病的人还发生感冒的呢？有，正常人受凉也感冒。我们讲的太阴病是讲气虚的感冒，少阴病是讲阳虚的感冒，没有气虚、没有阳虚，或者说没有脾虚、没有肾虚的人也会感冒。冰天雪地里，把体质壮实的人扔到水里，也会发生感冒。这是讲普通的感染，太阴病、少阴病是讲体质异常的人会发生什么样的感染。

感染之后不仅会导致急性炎症反应，还会导致高凝状态，中医讲要入营分了，这是少阴病。然后会动血，导致休克或者 DIC（弥散性血管内凝血），这是厥阴病。疾病就是这么一个传变的过程。

第四章 太阳病

太阳病主要讲太阳中风、太阳风湿、风湿合热和肺病免疫。

第一节 太阳中风

1. 风水

脉浮而洪，浮则为风，洪则为气。风气相搏，风强则为瘾疹，身体为痒，痒为泄风，久为痂癞；气强则为水，难以俯仰。风气相击，身体洪肿，汗出乃愈。恶风则虚，此为风水。

这一条来自《金匮要略》。"脉浮而洪，浮则为风"，讲的是浮脉是太阳病，但不见得浮脉都是太阳病，其他病也可以见到浮脉，只是太阳病多见到浮脉。"洪则为气"，洪脉是阳明病，表示血管扩张。阳明病大汗、大渴、大热、脉洪大。"风气相搏，风强则为瘾疹，身体为痒，痒为泄风，久为痂癞"，这是讲皮疹。"气强则为水，难以俯仰，风气相击，身体洪肿，汗出乃愈"，这是指肾病。

这一条讲了过敏性疾病、皮疹和肾病的基本机制。脉浮是有太阳病；"脉浮而洪"，脉洪说明还是阳明病，血管扩张就形成皮疹。因为有阳明病，所以在疏风的时候要加一些清热的药，不一定用大黄，可以用葛根、石膏等药物。古人的很多配方，疏风药里加一些清凉的药，就是来控制局部的血管扩张。因为局部血管扩张，皮疹就会严重，出现严重的瘙痒。

为了防止血管活性介质的释放，在疏风药和清凉药里，还可以加些柴胡、黄芩等药物，以抑制血管活性介质的释放。血管活性介质一释放皮肤就痒，不释放就不痒了。

"身体洪肿，汗出乃愈"，这是个肾病，肾病要发表。

这一条讲了皮疹与肾病的共同机制和不同之处。风强的人容易发生皮疹，气强的人容易发生水肿肾病。这个肾病可以用越婢加术汤治疗，方中有石膏。

2. 风湿

伤寒八九日，风湿相搏，身体疼烦，不能自转侧，不呕、不渴、脉浮虚而涩者，桂枝附子汤主之。

寸口脉沉而弱，沉即主骨，弱即主筋，沉即为肾，弱即为肝，汗出入水中，如水伤心，历节黄汗出，故曰历节。

这两条是在讲类风湿可以见到两种脉：第一种是脉浮虚而涩，第二种是脉沉而弱。如果脉浮虚而涩是桂枝附子汤主之，脉沉而弱是桂枝芍药知母汤主之。换言之，脉浮而无力的类风湿用桂枝附子汤；这个病本应该脉浮，脉不浮反沉，就在桂枝加附子汤的基础上合麻黄附子甘草汤，那就是桂枝芍药知母汤法。

风湿在表应该是一个浮脉，而且是一个虚脉。因为风湿病患者的肾上腺皮质激素水平低，心脏输出功能减退，虽然脉浮但是浮而无力，这是风湿病的特点。正因为患者是一个虚人，脉浮而无力，所以才加附子，要不然就是一个桂枝汤证了。

风湿在表应该是一个浮而无力的脉，《金匮要略》叫作"脉浮虚而涩"。如果脉没有力气，不浮反沉，脉反沉者用麻黄附子甘草汤、麻黄细辛附子汤，把桂枝附子汤合上麻黄附子甘草汤就是桂枝芍药知母汤法。桂枝芍药知母汤只是多了知母消肿，多了防风调节免疫。

临床治疗类风湿，首先要摸脉，要区别浮脉还是沉脉，两种脉都没力气。类风湿患者除了极个别表现为实证，基本都是没有力气的脉。因为类风湿患者多肾虚，肾上腺皮质激素水平低，心脏输出功能减退，所以脉搏没有力气。也正因为患者体内的激素水平低，才会得自身免疫病，激素水平若高则可以抑制免疫应答。简言之，类风湿患者通常是没有力气的脉，但是要摸出是浮脉，还是沉脉。要不然方向就错了，桂枝加附子汤和桂枝芍药知母汤不一样，一个不用麻黄，一个用麻黄；一个就是桂枝附子汤，一个是桂枝附子汤合上麻黄附子甘草汤。

3. 桂枝汤

太阳病，发热、汗出者，此为荣弱卫强，故使汗出。欲救邪风者，宜桂枝汤。

病患脏无他病，时发热、自汗出，而不愈者，此卫气不和也。先其时发汗则愈，宜桂枝汤。

病常自汗出者，此为荣气和。荣气和者，外不谐，以卫气不共荣气谐和故尔。以荣行脉中，卫行脉外。复发其汗，荣卫和则愈。宜桂枝汤。

这几条是讲免疫功能低下的人应用桂枝汤，后两条又讲了外感疾病之后，可能会遗留两种情况。

第一种情况，感染以后免疫抑制，容易导致反复病毒感染。有的小朋友在一次感染以后，会出现反复病毒感染。这种患者本身是气虚的人，因为免疫抑制反复感染，出现"时发热，自汗出"。

第二种情况，感染好了之后，患者的体温调节中枢功能紊乱，体温调节中枢的调定点提高了，所以定点发热汗出。这种情况可以用桂枝汤，"先其时发汗则愈"。如果患者上午9点发热，可以8点吃药，体温调节中枢就能够恢复到正常人的水平，就不发热汗出了。

4. 桂枝麻黄各半汤

太阳病，得之八九日，如疟状，发热恶寒，热多寒少，其人不呕，清便欲自可，一日二三度发。脉微缓者，为欲愈也；脉微而恶寒者，此阴阳俱虚，不可更发汗、更下、更吐也；面色反有热色者，未欲解也，以其不能得小汗出，身必痒，宜桂枝麻黄各半汤。

桂枝（去皮，一两十六铢），芍药、生姜（切）、甘草（炙）、麻黄（去节，各一两），大枣（擘，四枚），杏仁（汤浸去皮尖及两仁者，二十四枚）。

上七味，以水五升，先煮麻黄一二沸，去上沫。内诸药，煮取一升八合，去滓，温服六合，本云桂枝汤三合，麻黄汤三合，并为六合，顿服，将息如上法。

"如疟状，发热恶寒"，就是像疟疾一样，一会儿发热，一会儿发冷，但是热多寒少。热多寒少是不是化热了呢？不是。因为"清便欲自可"，患者的小便色白不黄，所以没有化热。如果化热了，小便应该是黄色的。"其人不呕"是指没有里证。

患者不呕没有里证，小便又是白色的，这种情况下"面色反有热色者"指的是面红。为什么面红？血管扩张。这个血管扩张是什么原因导致的呢？"以其不能得小汗出，身必痒，宜桂枝麻黄各半汤"。

这一条说来说去，就是在说皮疹。《伤寒论》中治疗过敏性疾病的第一个方出来了——桂枝麻黄各半汤。患者"发热恶寒，热多寒少"，怎么才能确定有没有化热？"清便欲自可"，没有化热。"一日二三度发"，这是桂枝汤证的"时发热，自汗出"。患者又痒，痒就是我们讲的过敏性疾病，应用麻黄桂枝各半汤。

用桂枝麻黄各半汤治疗过敏性疾病的核心的是什么？

第一，"清便自可"。如果患者尿黄，这个皮肤病是湿热证，不是寒证，就不能用桂枝麻黄各半汤了。如果一定要用麻黄，那用麻黄连翘赤小豆汤。

第二，面色红。这种面色红要鉴别是不是湿热证，因为面色红的人阳气壮，很多是湿热体质。条文讲"清便欲自可"，患者小便不黄，不是热证。"面色反有热色"，这个面色红是不正常的，不是湿热证。患者发热"一日二三度发"，发热的时候血供增加，面部就发红了，不发热的时候也可以正常。

过敏性疾病有发热的，也有不发热的，这两种情况用桂枝麻黄各半汤都有效。有的过敏性疾病可以出现"热多寒少……一日二三度发……面色反有热色"的症状，有的过敏性疾病症状轻，没有这些症状，只是局部痒。但是，只要符合太阳病的指征，就可以用桂枝麻黄各半汤。

具体有哪些指征呢？第一，脉要浮。如果不是浮脉而是沉脉，说明患者肾虚，用桂枝麻黄各半汤无效，要用麻黄细辛附子汤、麻黄附子甘草汤等类似的处方。第二，小便要清。小便清只是判断有无湿热的一个指征，其他比如舌苔厚腻，再用桂枝麻黄各半汤也不行。如果患者的皮疹有很多渗出，说明有湿，用桂枝麻黄各半汤的效果也不好。单纯太阳风寒引起的荨麻疹等疾病，用桂枝麻黄各半汤是有效的。

简而言之，太阳病的过敏，脉浮，没有化热、没有湿、没有肾虚的，可以用桂枝麻黄各半汤。

5. 防己地黄汤

防己地黄汤：治病如狂状，妄行，独语不休，无寒热，其草脉浮。

防己（一分），桂枝（三分），防风（三分），甘草（二分）。

上四味，以酒一杯，渍之一宿，绞取汁。生地黄二斤，咬咀，蒸之如斗米饭久，以铜器盛其汁，更绞地黄汁，和分再服。

太阳中风有一证是太少两感证。太少两感证同时具有太阳病和少阴病的特点，太阳中风和太阳伤寒都有太少两感证。太阳中风是桂枝汤证，太阳中风的太少两感是防己地黄汤证。太阳伤寒以麻黄汤证为代表，它的太少两感证是麻黄附子甘草汤、麻黄细辛附子汤。太少两感证和免疫应答有密切的关系。因为营卫御邪所出现的太阳病症状，其中卫气就是免疫系统的一个重要功能。而少阴病涉及激素，患者有内分泌和激素水平的紊乱，比如皮质激素水平低，可以导致 B 细胞活跃、T 细胞功能低下，出现自身免疫病。

太阳中风的太少两感证，代表方是防己地黄汤。它的治证特点是"病如狂状，妄行，独语不休，无寒热，脉浮。"它有一个特点是脉浮，所以归在了太阳病。寸脉浮，但是尺脉没有力气。尺脉无力是因为肾虚，这是个太少两感证。另外，还有一个特点是患者手心多汗，这是个桂枝证。患者的尺脉表现为无力的脉，同时也可以表现为尺脉浮、尺脉涩。这时患者不容易生育，这是一个自身免疫性的疾病。这种不育是自身免疫导致的不育，患者产生抗精子抗体，出现少精、死精，进而导致不育。

《金匮要略·血痹虚劳病》篇讲："男子脉浮弱而涩，为无子，精气清冷。"在防己地黄汤这一条，讲的就是这种患者合并自身免疫性疾病。自身免疫病导致睾丸炎症，产生抗精子抗体，进而导致死精、少精、无精，出现精气清冷、无子。患者的尺脉可以表现为没有力气，也可以表现浮弱而涩，就是在没有力气的同时出现尺脉浮涩。这个病本身寸脉可以浮，是个太阳病；尺脉没有力气，是个少阴病。但是尺脉也可以浮，而且表现为一个涩脉。换言之，尺脉没有力气是太少两感的基本表现，如果尺脉浮又涩，这种人常常合并抗精子抗体的阳性，出现自身免疫性的不育。

防己地黄汤的第一个治证——"治病如狂状，妄行，独语不休"，这是精神分裂症，或者说是交感神经兴奋性增强导致的精神分裂、躁狂、失眠等类似的疾病；这一条是在《金匮要略·中风历节病脉证并治》中，它还治疗多种自身免疫病，比如类风湿性关节炎、红斑狼疮，红斑狼疮也可以合并关节的疼痛。这些自身免疫病也可以合并抗精子抗体阳性，导致自身免疫性不育。从防己地黄汤在《金匮要略》所处的位置和记载来看，它主要针对精神系统和免疫系统的疾病。

防己地黄汤的服用方法讲"上四味，以酒一杯，渍之一宿，绞取汁。生地黄二斤，㕮咀，蒸之如斗米饭久，以铜器盛其汁，更绞地黄汁，和分再服。"

我们知道防己、防风、桂枝、甘草都有镇静作用，富含挥发油，其中甘草含有的甘草酸还是个甾体内的抗炎药物。这些药物的有效成分适合用醇提取，用醇提取的疗效比用水煎显著增强。醇溶性的成分适合用酒提取，所以要"以酒一杯，渍之一宿"，另外，还可以用更多的酒来提取。这里就有个问题，我们不能用高度酒，因为高度酒的酒精含量多，而酒精具有兴奋性，也能够加重炎症反应。所以，我们要用低度酒，低度酒是指米酒、黄酒。

低度酒含低度的醇，用低度酒提取有效成分时可以不煎，可以"绞取汁"。为什么不煎？煎药可以把酒精挥发掉，但是在酒精挥发的同时，这些中药的挥发性成分也在挥发。不煎药就不能挥发掉酒精，所以不能用高度酒。我们可以用米酒、黄酒浸泡中药，上面倒扣一个碗盖住，再用牛皮纸封住，"渍之一宿，绞取汁"。

"生地黄二斤，㕮咀，蒸之如斗米饭久"，然后把生地切片放在碗里，加水盖住，来蒸生地。

"以铜器盛其汁"，为什么用铜器盛其汁？因为铁不稳定，生地与铁能够形成络合物，难以被人体吸收。

"更绞地黄汁，和分再服。"把地黄绞取汁，取汁之后地黄就不要了。然后和上前面四味药取出来的汁水，给患者服用。

我们来详细讲解防己地黄汤的用药。第一组药物是防己和防风，它们都有镇静作用。防己在镇静的基础上还有明显的镇痛作用，所以防己是治疗风湿性疾病的常用药。吴鞠通《温病条辨》里的多个方，都是以防己为基础去化裁。防己兼有镇静和镇痛的作用，我们利用它的镇静作用来治疗精神疾病；利用它的镇痛作用来治疗免疫性疾病。

防风的一个特点是调节免疫应答，能够抑制亢进的体液免疫；另一个特点是调节胃肠道的蠕动。当用了大剂量的生地之后，患者可以出现两个副作用：一个是腹胀，出现胃肠道蠕动功能减退的腹胀；一个是腹泻，出现胃肠道蠕动功能减退的腹泻。防风对消化功能具有双向调节的作用，既能治疗便秘，增强胃肠道的蠕动，又能治疗腹泻，抑制胃肠道的蠕动。所以，用防风配地黄，可以有效拮抗地黄的副作用。

第二组药物是桂枝去配地黄。桂枝温心，地黄补肾，具有交通心肾的作用，可以治疗精神系统疾病。临床治疗精神系统疾病，可以用肉桂；治疗免疫性疾病和关节的疼痛，可以用桂枝；治疗抗精子抗体阳性，可以用肉桂。

第三组药物是甘草和生地。甘草含有甘草酸，具有拟皮质激素样作用。生地的特点是能够刺激内源性皮质激素的生成。两个药一个补充外源性皮质激素，一个刺激内源性皮质激素的生成，进而发挥调节免疫应答的作用。

这类疾病有的患者白天严重，有的患者晚上严重。精神分裂症夜间发作的，有两个原因。第一个原因是阳不足，到了晚上阴气重，患者就会发作。此时要把肉桂改成桂枝，重用桂枝暖心阳。第二个原因是阴不足，阴不足的人到了晚上神经系统兴奋性增加，此时要给知母。加知母还能解决一个问题——自身免疫性的不育。我们给大家讲过一个方，知柏地黄汤能够治疗自身免疫性的不育，治疗抗精子抗体阳性。知母配生地能有效地抑制抗精子抗体的产生。

防己地黄汤加了知母，就变成了甘草补充外源性的皮质激素，生地促进内源性皮质激素的生成，知母调节皮质激素的昼夜节律，进而恢复皮质激素的水平，抑制免疫应答。

我们讲替代激素时，给大家讲过一个验方叫双补丸，用地黄、知母、附子、甘草。双补丸来自于桂枝芍药知母汤，地黄刺激内源性激素的生成，知母调节激素节律，甘草补充外源性的激素，再加一个附子配地黄阴中求阳、阳中求阴。防己地黄汤是用桂枝或肉桂配地黄，阴中求阳、阳中求阴。为什么用桂枝或者肉桂呢？因为防己地黄汤治疗的是精神系统疾病和关节疾病。桂枝是树枝、走四肢，桂枝调节激素生成的作用不如附子，但是它走肢体的作用强于附子。附子是根部，走肾，附子通过调节激素缓解自身免疫病，抑制免疫应答。桂枝直接走关节，可以缓解关节的症状，各有各的特点。我们把双补丸中的附子换成桂枝，那就是防己地黄汤加知母的架构了。

我们在讲双补丸的时候，讲了大剂量的地黄、甘草容易导致腹胀，可以加防风预防腹胀；可以加茯苓拮抗甘草的副作用，也可以加防己，防己也有利水的作用。这些化裁也是从防己地黄汤脱化而来的。我们在太阳病太少两感证介绍防己地黄汤，在少阴病篇还会讲到防己地黄汤，讲解的角度不一样。

第二节　太阳风湿

风湿也可以表现为太阳病。

1. 麻黄杏仁薏苡甘草汤

病者一身尽疼，发热，日晡所剧者，名风湿。此病伤于汗出当风，或久伤取冷所致也。可与麻黄杏仁薏苡甘草汤。

麻黄（去节，半两，汤泡），甘草（一两，炙），薏苡仁（半两），杏仁（十个，去皮尖，炒）。

上麻豆大，每服四钱，水一盏半，煮八分，去滓，温服，有微汗避风。

太阳风湿的第一个方是麻杏薏甘汤。"病者一身尽疼，发热，日晡所剧者，名风湿。此病伤于汗出当风，或久伤取冷所致也。可与麻黄杏仁薏苡甘草汤。"这个方最常见的是治疗 EB 病毒感染。EB 病毒感染也会出现类似感冒的症状，它与感冒的重要区别是舌苔厚腻、一身疼痛和下午发热。什么叫作下午发热？就是《金匮要略》讲的"发热，日晡所剧"，这是中医的麻杏薏甘汤证。

EB 病毒感染可以引起传染性单核细胞增多症，可以引起急性鼻炎；病毒长期存在于鼻咽部，还可以引起鼻咽癌；还可以引起淋巴瘤、胃癌，大约 10% 的胃癌与 EB 病毒感染有关。

一定要记住 EB 病毒感染与一般感冒的区别，临床看到麻杏薏甘汤证时，看到患者舌苔厚腻，下午发热又浑身痛，首先查 EB 病毒，还要摸患者的淋巴结。因为 EB 病毒长期存在于淋巴结，容易得淋巴瘤；长期存在于鼻腔，容易发生鼻咽癌。如果患者有淋巴结感染，可用验方肥儿散来治疗。

麻杏薏甘汤要重用薏苡仁抗 EB 病毒，条文里薏苡仁用半两，临床可以用到 90g。EB 病毒感染是可以治愈的，如果治疗不当，易癌变。关键是临床能否辨别，如果不能辨别，可能会开三仁汤或者藿香正气散。麻杏薏甘汤的核心是重用薏苡仁。临床只要能辨别出 EB 病毒感染引起的急性鼻炎，能够与太阳病相区别即可。

中医讲的风湿在表，不仅是感受了风，还感受了湿。EB 病毒属于疱疹病毒，所有的疱疹病毒都能够形成水疱，都属于中医所讲的湿邪，比如带状疱疹、水痘都是疱疹病毒，都表现为湿邪。表现为什么湿邪呢？风湿在表。

麻杏薏甘汤是我们治疗风湿的第一个方。这里讲的风湿是中医的概念，不是西医讲的类风湿关节炎、风湿关节炎。中医的风湿概念大于西医的风湿概念，不要把两个概念对等起来。

2. 发表除湿

风湿相搏，一身尽疼痛，法当汗出而解。值天阴雨不止，医云此可发汗，汗之病不愈者，何也？盖发其汗，汗大出者，但风气去，湿气在，是故不愈也。若治风湿者，发其汗，但微微似欲出汗者，风湿俱去也。

这一条讲如何发表除湿。"值天阴雨不止"，风湿病患者都像天气预报员，都能预知第二天要下雨，这叫内外感召。

"医云此可发汗，汗之病不愈者，何也？"风湿病可发汗，为什么汗出不好呢？风湿病的发汗要微汗出。中医治疗湿病的特点是在里要下，下是微下，轻法频下；在表要汗，汗是微发汗，不可以大汗。

什么叫作微发汗？吃完药以后，有一点儿冒汗的意思，而不是大汗淋漓地出汗。如果没有湿，微发汗就不行了。《伤寒论》讲"汗出不彻，因转阳明"，如果是单纯的风邪，发汗要发透，感冒才能好。如果是湿病，汗不能出透，汗出透反而不好。因为汗出透，但风气去，湿气不去，微出汗才风湿俱去。

3. 甘草附子汤

风湿相搏，骨节疼烦，掣痛不得屈伸，近之则痛剧，汗出短气，小便不利，恶风不欲去衣，或身微肿者，甘草附子汤主之。

甘草（炙，二两），附子（炮，去皮，破，二枚），白术（二两），桂枝（去皮，四两）。

上四味，以水六升，煮取三升，去滓，温服一升，日三服。初服得微汗则解；能食、汗止复烦者，将服五合；恐一升多者，宜服六七合为始。

这一条讲到了类风湿病。"初服得微汗则解"，还是在讲要微汗。"能食，汗止复烦者"，为什么烦？因为正邪相争。少阳病篇讲了很多，用了小柴胡汤之后烦，用了柴胡桂枝干姜汤也烦，都是因为正邪相争，患者出现了烦。"能食，汗出复烦者"是正邪相争，怎么办呢？再服五合。五合是一个计量单位，如果觉得服五合不够，可以服一升；如果觉得一升多了，可以服六七合，可以在五合到一升之间选择。

甘草附子汤是我们治疗类风湿病的基本方，治疗类风湿病的各个方都是在甘草附子汤基础上的加减化裁。桂枝、附子、白术、甘草是治疗类风湿病最核心的 4 个药。

其中，甘草具有皮质激素样作用，可以用 3g、6g，也可用 30g、45g，需要根据患者的情况来调节剂量。如果患者急性发作，一身疼痛很严重，可以用大剂量的甘草缓解症状。

附子的剂量也可以有小剂量、有大剂量，应慢慢地增加剂量，可以用 6g、9g、30g，也可以用 60g、90g。

甘草配附子，甘草可直接补充皮质激素，附子可以增强内源性皮质激素的分泌和合成。如果单用附子不够，可以加地黄。换言之，如果寒之外，虚象明显，加地黄。生地和熟地有什么区别？熟地填精作用强，促进肾上腺皮质激素分泌的作用大大强于生地。生地的抗炎作用强，中医讲生地能通痹，附子配生地通痹的作用很强。甘草附子汤里可以用生地 30g、熟地 30g，既用生地的抗炎作用，又用熟地促进激素分泌的作用。

炎症有渗出，方中用白术除湿，用桂枝来通经。

以上是我们治疗类风湿病最基本的几个药物，临床有很多很多的化裁。如果患者的关节肿，可加知母消肿；如果脉不浮反沉，加麻黄；如果脉没有力气，加黄芪 60g；如果出汗多，加黄芪、防己，这是防己黄芪汤法；如果患者伴有干燥的症状，可在基础方里加生地，还可以加山药、天花粉，这就是融入了瓜蒌瞿麦丸法。

甘草附子汤是治疗类风湿病的最基本、最核心的环节。类风湿病可以损伤肝脏，如果患者合并肝损伤，可以加黄芩、秦艽、三七、郁金、五味子、芍药、白花蛇舌草等药物。这些药物既可以保肝，又能够抑制免疫应答。白花蛇舌草也是一个保肝的药物，大剂量的白花蛇舌草还可以抑制免疫应答。有人讲芍药收敛，有湿时不能用，其实水湿病是可以用芍药的，真武汤证有水湿，方中也用了芍药，类似用芍药的处方还有很多。

类风湿病还可以导致肾损伤，如果患者合并肾损伤，补肾加熟地、山药、山茱萸等药物，这是六味地黄丸的办法。

患者服完药以后，可能出现烦躁。因为患者有湿邪，然后又用了扶正的药，会导致正邪相争，就会出现心烦。患者烦躁没有关系，继续服药，正气胜邪就不烦躁了。

第三节　风湿合热

风湿合热是患者既有风湿，又有热。湿病之所以难治，是因为湿性的特点是缠绵，不仅湿热缠绵，寒湿也缠绵。

1. 麻黄连轺赤小豆汤

伤寒瘀热在里，身必黄，麻黄连轺赤小豆汤主之。

麻黄（去节，二两），连轺（连翘根，二两），杏仁（去皮尖，四十个），赤小豆（一升），大枣（擘，十二枚），生梓白皮（切，一升），生姜（切，二两），甘草（炙，二两）。

上八味，以潦水一斗，先煮麻黄再沸，去上沫，内诸药，煮取三升，去滓。分温三服，半日服尽。

连轺是连翘根，原方是用连翘根，连翘根的效果更强。如果没有连翘根，一般用连翘代替。

麻黄连轺赤小豆汤治疗湿热在表。患者可以有黄疸，也可以没有黄疸，即使没有黄疸身也黄，不是黄疸的那种黄色。你就觉得他的皮肤颜色不正常，尤其是鼻翼两侧是青紫色，脸色不是黄疸的那种黄，但也不是正常黄种人的肤色。有湿热病的人皮肤要黄一些，不是正常人的那种肤色，集中体现在鼻翼两侧。

麻黄连轺赤小豆汤用麻黄、连轺、杏仁、赤小豆、梓白皮、甘草、生姜、大枣。如果没有梓白皮，可以用桑白皮。方中还可以加葛根。

用麻黄连轺赤小豆汤治疗湿疹时，有的人有效，有的人效果就不好。因为内外感召，此方除湿的作用不够，随证加减化裁就可以了，比如加苍术等药物。其实还有其他很多原因，我们逐一讲完六经，大家就知道了麻黄连轺赤小豆汤治疗湿疹为什么有的有效，有的没有效。

我们后面还要讲五条经，六条经引起的方和症状都已经介绍了，然后要把这六条经合起来。比如，一会儿讲病在太阳，一会儿讲病在少阴，合起来就是个太少两感证；一会儿讲陷入少阴，一会儿讲发出少阳，合起来就是黄芩配细辛。患者为什么会发出少阳呢？为什么会陷入少阴呢？为什么会冬伤于寒，春必病温？就是告诉我们既要用少阴经的药，又要用少阳经的药。少阳、少阴为枢，这两条经的药物，很多都可以同时用。我们讲的时候，是把疾病分成六条经，一条经、一条经地讲，用的时候要把六经合起来，这样的效果才好。

2. 新方过敏煎

扑尔敏 4mg 对应荆芥、防风。

泼尼松 2.5mg 对应甘草。

维生素 C 200mg 对应芍药。

甲氰咪胍 400mg 对应苍术、黄柏。

甲氰咪胍：由于具有抗雄性激素作用，用药剂量较大（每日1.6g 以上）时可引起男性乳房发育、女性溢乳、性欲减退、阳痿、精子计数减少等，停药后即可消失，可抑制皮脂分泌。

新方过敏煎是我父亲喜欢用的一个方。我父亲治疗过敏性疾病时用扑尔敏4mg、泼尼松2.5~5mg（一般用5mg）、维生素C 200mg、甲氰咪胍400mg。西医治病和中医是一样的，扑尔敏相当于荆芥、防风，泼尼松相当于甘草，维生素C相当于芍药，甲氰咪胍相当于苍术、黄柏。甲氰咪胍是一个H_2受体拮抗剂，是一个消化道的药物。患者有湿热，消化吸收功能不良，用甲氰咪胍拮抗胃酸的分泌，相当于中医的苍术、黄柏。

西医治疗过敏的套路和中医本质上没有区别。我父亲用西药治疗过敏性疾病，最常用的就是这4个药。一个扑尔敏，抑制生物活性介质释放，作用类似于荆芥、防风疏风。当生物活性介质释放时人就感觉痒，脱敏能止痒，中医的荆芥、防风疏风也能止痒。一个泼尼松是糖皮质激素，中医可以用甘草。一个维生素C，中医用芍药、五味子、乌梅，乌梅含有很多果酸，含有大剂量的维生素C。还有一个甲氰咪胍，中医用苍术、黄柏、薏苡仁、土茯苓等除湿的药物。患者的胃酸分泌高表现为湿证，而甲氰咪胍有抗过敏的作用。西医用这4个药治疗过敏性疾病，与中医用的这些药物本质上是相通的。

这部分内容是想告诉大家，中医和西医是可以无缝对接的。我们验方有好几个是西医的方，就是讲我们中医怎么开西药，中医的理论其实是可以理解它的。比如，甲氰咪胍可以抑制皮脂的分泌，能够抑制雄激素，所以还可以用来治疗痤疮。如果皮脂的分泌多，皮肤就很油，脸上都冒油，中医讲是湿气重，甲氰咪胍还是一个除湿的药。

3. 消风散

当归、生地、防风、蝉蜕、知母、苦参、胡麻、荆芥、苍术、牛蒡子、石膏各6g，甘草、木通各3g。

荆芥、防风、蝉蜕、牛蒡子：疏风，牛蒡子通腑。

石膏、知母：红肿热。

苦参、苍术、木通：燥湿利湿。

当归：养血。

生地、胡麻：养阴润燥。

甘草：补气。

治风湿浸淫血脉，致生疥疮，瘙痒不绝，及大人小儿风热瘾疹，遍身云片斑点，乍有乍无并效。

新方过敏煎是一个西医的方，是为了说明西医、中医可以无缝对接。现在讲中医治疗风湿合热的第二个方——消风散。

消风散来自《外科正宗》，用当归、生地、防风、蝉蜕、知母、苦参、胡麻、荆芥、苍术、牛蒡子、石膏、甘草、木通，基本都是我们讲过的药。

荆芥、防风、蝉蜕、牛蒡子能够疏风。牛蒡子还能够通腑，过敏性疾病要保持大便通畅。如果明显的便秘，可以把牛蒡子换成大黄；如果脉芤，大便不通，不用大黄而用首乌，首乌既能养血又能通便，还是一个抗过敏的药。

石膏、知母来自白虎汤，治疗皮疹的红肿。皮疹局部红肿热都明显的才用石膏、知母。如果只是肿，红和热不明显的，可以不用石膏，只用知母。

苍术、苦参、木通可以燥湿利湿。其中，苦参、苍术既抗过敏又除湿，是对病的药物；木通没有明显的抗过敏的作用，是对症的药物，是用来缓解症状的。石膏和知母也有区别，知母能够抗过敏，石膏不抗过敏，皮疹红肿热很明显，用些石膏是对症的。在一个处方里面，以对病的药物为主，偶尔也会有对症的药物。

当归能够养血而且抗炎，我们讲了养血药里抗炎作用最强的药是当归。

生地、胡麻养阴润燥。生地是一个免疫抑制剂，胡麻可以用，也可以不用。方中的木通、石膏、胡麻、牛蒡子都可以不用，不用这些药这个处方一样有效。如果便秘，要加上牛蒡子、胡麻；不加胡麻、牛蒡子加首乌也行；如果便秘的厉害，也可以加大黄。

然后，甘草补气。

为什么用蝉蜕？以皮治皮。抗过敏药可以用动物药，消风散选择了蝉蜕，不用蝉蜕用蜈蚣、僵蚕行不行？不行。蝉蜕、蜈蚣、僵蚕都能抗过敏，都能够抑制免疫，但是蝉蜕能够利水湿。消风散治疗湿疹，水湿重，所以用蝉蜕。如果水湿不重，只是单纯的皮疹、荨麻疹，就可不用蝉蜕，而用蜈蚣、僵蚕。

蝉蜕能不能换成桑白皮？不行。因为桑白皮没有明显的抗过敏作用，而蝉蜕具有明显的抗过敏和免疫抑制作用。

动物类药物抗过敏、抑制免疫作用强。但是，不同的疾病对用药有一些选择性。如果患者表现为支气管哮喘、支气管痉挛、痉挛性咳嗽，我们可用蝉蜕，也可用地龙。如果患者表现为局部皮肤的湿疹，水湿明显，可以用蝉蜕。如果单纯一个痉挛性咳嗽，也可以用蜈蚣。但是蜈蚣有一个弊端，蜈蚣偏温、兴阳道，治疗风湿合热要慎用。蝉蜕、僵蚕不偏温，但是僵蚕不利水湿。不用的药物总是有些小的区别，如果中医没达到这个水平，治疗风湿合热就用了僵蚕，也有效，只是没有那么好的效果，普通的疾病用僵蚕也可，遇到难治的疾病就无效了。

一定要记住：动物药可能会加重患者过敏。动物药本身是一种强力的抗过敏的药，但是动物药也是异种蛋白，过敏体质的患者服用动物药之后，可能更加过敏。这是极个别的情况，那就把动物药去了，以后不再用。

我们明白了消风散的处方配伍，不用背，自己去凑，也能够说出消风散的组成。通大便用牛蒡子、胡麻，可以用，也可以不用；除湿用苍术、苦参、木通，木通也可以换成通草、滑石，甚至都可以不用通草；养血又抗炎的，可以用当归，也可以选地黄；疏风用荆芥、防风；如果局部红肿热很明显的，加知母、石膏；如果局部肿明显，红和热不明显的，也可以不用石膏；然后加一些动物药，用蝉蜕利湿，这就是消风散。我们前面讲的免疫药物就是这些套路，把那些药根据症状去凑，哪个症状重就侧重用哪些药，真正明白了我们讲的药之后，自己都会组方了。

第四节　肺病免疫

1. 射干麻黄汤（哮喘）

咳而上气，喉中水鸡声，射干麻黄汤主之。

射干（十三枚，一法三两），麻黄（四两），生姜（四两），细辛、紫菀、款冬花（各三两），五味子（半升），大枣（七枚），半夏（大者，洗，八枚，一法半升）。

上九味，以水一斗二升，先煮麻黄两沸，去上沫，纳诸药，煮取三升，分温三服。

射干麻黄汤治疗支气管哮喘。射干麻黄汤和厚朴麻黄汤的区别：厚朴麻黄汤治疗慢性支气管炎，慢性支气管炎在没有并发细菌感染的时候，患者的痰液清稀，所以用干姜抑制痰液的分泌；射干麻黄汤治疗哮喘，一方面不用干姜，用的是生姜，另一方面支气管哮喘痰黏难咳出，会导致哮喘的持续状态，即使有痰也要用润肺化痰的药，所以用了紫菀、款冬花。

2. 厚朴麻黄汤（慢性支气管炎）

咳而脉浮者，厚朴麻黄汤主之。

厚朴（五两），麻黄（四两），石膏（如鸡子大），杏仁（半升），半夏（半升），干姜（二两），细辛（二两），小麦（一升），五味子（半升）。

上九味，以水一斗二升，先煮小麦熟，去滓，纳诸药煮取三升，温服一升，日三服。

解痉：厚朴、小麦。肾上腺能：麻黄。炎症：石膏、细辛、五味子。抑制分泌：半夏、干姜。杏仁：止咳。

（1）方解：厚朴麻黄汤用厚朴、麻黄、石膏、细辛、五味子、干姜、半夏、杏仁、小麦。厚朴麻黄汤治疗慢性支气管炎非常有效，小青龙汤也可以治疗慢性支气管炎。小青龙汤治疗痰液清稀、有大量白色泡沫痰的慢性支气管炎效果特别好；对于普通的慢性支气管炎，厚朴麻黄汤的效果非常好，优于小青龙汤。

"咳而脉浮者"，脉浮说明慢性支气管炎急性发作了。其实缓解期的支气管慢性炎症，也可用厚朴麻黄汤，也可用细辛、五味子、石膏。为什么患者没有并发急性的细菌感染，还要用细辛、五味子、石膏？当然，也可以说用石膏可以截断疾病发作。从西医角度讲，慢性支气管炎患者属于气道高反应性，即便在缓解期，支气管也有慢性的炎症，所以要用细辛、五味子抗气道高反应性，用石膏抗炎。抗气道高反应性就是抑制免疫应答，慢性支气管炎在缓解期仍然有免疫应答，局部仍然有炎症，西医的术语叫作气道高反应性，这是慢性支气管炎的特点。这种免疫应答，我们用细辛、五味子；这种炎症我们用石膏。患者完全可以表现为一个寒象，看不到热象，但是仍然有慢性的炎症，寒证的体质用干姜、细辛，慢性炎症仍然可以用石膏。

方中解痉的药物有厚朴、小麦。小麦能缓急减痉，甘麦大枣汤就是利用小麦缓急减痉的特性。因为慢性支气管炎有气道高反应性，由免疫应答导致炎症，炎症导致气管的收缩，所以用五味子、细辛拮抗免疫应答，用石膏拮抗炎症，用厚朴、小麦、麻黄缓解气道的收缩。

厚朴解痉，能够解除支气管的痉挛，促进肠道的蠕动。为什么解除支气管痉挛能够促进肠道的蠕动呢？因为支气管和肠道的功能在人体是相反的，这是正常人的生理功能决定的。

还有几个药能抑制腺体的分泌，有痰用半夏、干姜，咳嗽用杏仁。

从免疫学的角度去理解厚朴麻黄汤会更加深刻。一个缓解期的慢性支气管炎，由于免疫应答持续存在，用细辛，五味子；免疫应答导致了局部的炎症，用石膏；炎症导致气管的痉挛，用厚朴、麻黄、小麦；同时还有痰液的分泌，用半夏、干姜；咳嗽，用杏仁。厚朴麻黄汤就是这么一个治疗套路。从西医的角度去理解，才真正理解明明慢性支气管炎在缓解期张仲景为什么还会用细辛、五味子、石膏。

由此可见，我们从西医的角度也能理解中医的方剂。西医也知道慢性支气管炎有气道高反应性，但是他没有办法，不敢持续地用激素。因为这种气道高反应性、这种慢性炎症不是激素的适应证。

西医一般不给慢性支气管炎患者局部使用激素，除非是很严重的支气管炎症容易反复发作，气道高反应性很严重，或者是支气管哮喘。对于普通慢性的支气管炎，西医很少用激素局部喷雾。哮喘也有气道高反应性的缓解期，西医有时候会用激素喷雾。中医在支气管炎急性发作期有的地方可能不如西医，但是在慢性缓解期很厉害，在彻底改变患者的体质、改变炎症的症状、使它不反复发作等方面，中医的效果很好。中医、西医各有各的长处。

总而言之，厚朴麻黄汤用厚朴、麻黄、石膏、杏仁、半夏、干姜、细辛、小麦、五味子这几个药。其中，厚朴、小麦、麻黄解痉平喘，针对气道高反应性、支气管收缩；细辛、五味子、石膏能够抑制免疫应答和炎症；半夏、干姜治痰，杏仁止咳。厚朴麻黄汤治疗慢性支气管炎的效果很好，而且不如小青龙汤温。小青龙汤治疗痰液清稀如水的作用特别明显，但是厚朴麻黄汤比较平和，考虑得更加周详，适应证更广泛，可用于各种慢性支气管炎患者，体质偏寒、偏热的基本都没有大碍。小青龙汤要偏一些，使用时要辨证，而且小青龙汤辛温发表，还有各种加减法，《金匮要略》专门写了一个医案，用茯苓、桂枝、五味子、甘草等处方救逆。所以，我们治疗慢性支气管炎推荐厚朴麻黄汤，不推荐小青龙汤。小青龙汤证化热还要加石膏，厚朴麻黄汤本身就有石膏，而且很平和，也没有小青龙汤温，这是我们治疗慢性支气管炎的首选。

（2）气道高反应性："是气道对各种刺激因子出现过强或过早的收缩反应。如果这种刺激在正常人呈现无反应状态，或者反应程度较轻，而在某些人却引起了明显的支气管狭窄，称为气道高反应性，表现为受外界的刺激就会气道收缩，引起咳嗽、喘息、呼吸困难，往往以咳嗽为主，支气管哮喘患者以喘息为主。也有一部分变异性支气管哮喘表现为咳嗽，以刺激性咳嗽为主，持续咳，其实没有痰咳出来，常见于慢性支气管炎和支气管哮喘。

气道高反应性产生的原因：一是遗传因素，慢性支气管炎、肺气肿有遗传的倾向；二是气道炎症，气道炎症是导致气道高反应性最重要的机制；三是β-肾上腺能受体功能低下，胆碱能神经兴奋性增强，也就是中医讲的阳虚，这也是导致气道高反应性的重要机制。"

气道高反应性引起的咳嗽，我们要在少阳病篇讲解。肝脏管边缘平滑肌系统，支气管痉挛、收缩引起的咳嗽，可以用四逆散加全蝎、蜈蚣化裁，这就是我们的验方痉咳汤法，既可以解痉，又可以解除支气管的痉挛。

3. 小青龙加石膏汤（肺气肿）

肺胀，咳而上气，烦躁而喘，脉浮者，心下有水，小青龙加石膏汤主之。

麻黄、芍药、桂枝、细辛、甘草、干姜（各三两），五味子、半夏（各半升），石膏（二两）。

上九味，以水一斗，先煮麻黄，去上沫，纳诸药，煮取三升，强人服一升，羸者减之，日三服，小儿服四合。

小青龙加石膏汤治疗小青龙汤证继发细菌、真菌感染。继发感染之后，交感神经活性增强，所以患者表现出烦躁。小青龙加石膏汤类似厚朴麻黄汤，但是比厚朴麻黄汤要偏一些，更温一些。

"肺胀，咳而上气，烦躁而喘，脉浮者，心下有水，小青龙加石膏汤主之。"肺胀和桶状胸，就是肺气肿。

小青龙加石膏汤治疗肺气肿的效果优于厚朴麻黄汤，而厚朴麻黄汤治疗慢性支气管炎的作用非常平和。虽然我们说治疗慢性支气管炎的代表方是厚朴麻黄汤，但是治疗慢性支气管炎可不可以用小青龙加石膏汤？也可以，因为慢性支气管炎经常合并肺气肿。慢性支气管炎、肺气肿、肺心病是疾病发展的三部曲，早期是慢性支气管炎，然后是肺气肿，然后是肺心病。慢性支气管炎选厚朴麻黄汤，肺气肿选小青龙加石膏汤，"欲作风水"是肺心病，可以选择越婢加半夏汤。

4. 越婢加半夏汤（肺心病）

上气面浮肿，肩息，其脉浮大不治，又加利尤甚。

上气喘而躁者，属肺胀，欲作风水，发汗则愈。

咳而上气，此为肺胀，其人喘，目如脱状，脉浮大者，越婢加半夏汤主之。

麻黄（六两），石膏（半升），生姜（三两），大枣（十五枚），甘草（二两），半夏（半升）。

上六味，以水六升，先煮麻黄，去上沫，纳诸药，煮取三升，分温三服。

"上气喘而躁者，属肺胀，欲作风水"，什么叫"欲作风水"？肺胀是肺气肿，肺部出现风水，还有肺气肿，那就是肺心病。肺心病可以用越婢加半夏汤治疗。

慢性支气管炎的代表方是厚朴麻黄汤，肺气肿的代表方是小青龙加石膏汤，肺心病的代表方是越婢加半夏汤，支气管哮喘的代表方是射干麻黄汤。

我们讲中医免疫，主要是讲清楚为什么厚朴麻黄汤能治疗慢性支气管炎气道高反应性，有助于深刻理解张仲景的处方配伍，张仲景真的很高明。气道高反应性的特点是有免疫应答，厚朴麻黄汤用细辛、五味子抑制免疫；免疫应答导致了炎症，用石膏消炎；气道高反应性导致气道收缩，用厚朴、麻黄、浮小麦解痉，这3个药是解除支气管痉挛的；然后痰用干姜、半夏，咳嗽用杏仁，这3个药是对症的。厚朴麻黄汤用3个对症的药，3个解除支气管痉挛的药，3个针对免疫应答和炎症的药。

厚朴麻黄汤分为四层，免疫应答用细辛、五味子，炎症用石膏；气管痉挛用厚朴、麻黄、浮小麦；对症的咳嗽和痰，用半夏、干姜和杏仁。明白了这个配法，就可以加减化裁了。如果痰多，还可以加瓜蒌。如果咳嗽很厉害，还可以加前胡，多加些止咳的药。如果阳虚，可以加附子。如果痰涎、肾虚痰泛加地黄、当归补肾，还可以加茯苓、陈皮、甘草。方中有半夏，加了茯苓、陈皮、甘草、当归、地黄就是合了金水六君煎。金水六君煎治疗痰涎，治疗肾虚痰泛。

为什么我们强调痰涎加金水六君煎？患者有持续的免疫应答，是因为激素水平低，所以要加金水六君煎补肾，治疗肾虚痰泛。如果肾虚表现为阳虚明显，就不用金水六君煎了，要用附子、甘草，加上处方里的麻黄，就是合上了麻黄附子甘草汤；如果患者又阳虚又肾虚，再加地黄，调节激素分泌。

太阳免疫总结

太阳病讲了太阳中风、太阳风湿、风湿合热、肺病免疫。

1. 太阳中风

首先太阳中风应该放在风湿里面，因为涉及脉，所以就把它放在了前面。风湿病要区分脉浮和脉沉，脉浮、脉沉都是无力的脉。太阳中风第一个方是桂枝麻黄各半汤，治疗皮疹。要记住：没有热、没有湿、没有肾虚的皮疹患者，才能用桂枝麻黄各半汤。

2. 太阳风湿

太阳中风是讲单纯的风，太阳风湿是讲风夹湿。首先讲了麻杏薏甘汤，治疗 EB 病毒感染。然后讲了发表除湿的甘草附子汤，这是我们治疗类风湿的基础方。甘草附子汤有外源性激素——甘草，有内源性刺激激素分泌的药物——附子，有健脾除湿的药——白术，有温经的药——桂枝。甘草附子汤是个基础方，后文会把六经的内容全部整合进去，在这个处方的基础上化裁，来治疗类风湿病。

3. 风湿合热

风湿合热是风湿合上热，既有风、有湿，又有热，就是风湿热。风湿合热的第一处方讲了麻黄连轺赤小豆汤，也治疗湿疹、皮疹。它的治症特点是有风、有湿、有热，没有虚。麻黄连轺赤小豆汤既不补肾，又不养血，如果治疗肾虚，精血亏虚的人，就不见效。麻黄连轺赤小豆汤少了治疗里证的药，一方面遇到虚证还要补，另一方面除湿也都是走表，没走里，内外感召，还可以加苍术等药。

风湿合热的第二个处方是消风散。消风散和麻黄连轺赤小豆汤有什么区别？消风散就走里了，既有发表的荆芥、防风、蝉蜕，又有走里的苍术，还有补的当归、生地等药物。这两个处方思路不一样的，但可以相互借鉴。

4. 六经分治皮肤病与五法论治皮肤病

如何从六经分治皮肤病呢？太阳脉浮——麻黄、荆芥、防风；阳明脉大——石膏、知母、葛根；太阴脉缓——苍术、苦参、薏苡仁；少阴脉沉——熟地、附子、细辛；少阴脉细、芤——首乌、当归、生地；少阳弦而有力——柴胡、黄芩、芍药；厥阴脉弦而无力——乌梅、五味子。

我们讲一下皮肤病的 5 法论治：温、润、透、补、清。温——温肾，润——润燥，透——疏风、除湿，补——补肾、补脾，清——清气、凉血、清肝。

皮肤病分寒热，寒的是温润透补，热的是清润透补。那么寒性的用不用清呢？寒性的也可以反佐一些清的药物，比如桂枝知母汤法。寒性的也可以用点儿清的药物，但是要以温为主，清不是主要的。热性的可不可以用一些温的药？也可以反佐一些细辛等热性药，但是要以清为主。

有湿的能不能用一些润的药？可以，消风散里就有生地。有湿也可以用地黄，可以用蜂蜜。

透指疏风或除湿，不夹湿的就疏风，夹湿的就除湿，都可以透。风能渗湿，疏风药也可以渗湿。

补是补脾和补肾，激素水平低就补肾，如果渗出多就补脾。清是清气凉血清肝，清肝既有助于清气，又有助于凉血。

温、润、透、补、清是治疗皮肤病的 5 法，治疗皮肤病基本就在这个范畴里加减化裁。

一定要注意，如果患者有皮损，要排除过敏性疾病；要排除自身免疫病，自身免疫病可以出现皮疹、骨关节疼痛、内脏损害，伏邪出表注意咽喉；还要排除恶性肿瘤，比如皮肤 T 细胞淋巴瘤，需做皮肤活检病理确诊。或者患者就是一个真菌感染，不要老是当作荨麻疹去治疗。

免疫应答分为皮、肉、筋、骨、脉 5 个部位，不同部位用药不一样。临床不同的部位用不同的药，比如部位在肉，可以用越婢加术附汤，出汗的多用桂枝加芍药生姜一两人参三两新加汤。

5. 肺病免疫

　　肺病免疫讲了哮喘用射干麻黄汤，慢性支气管炎用厚朴麻黄汤，详细讲了厚朴麻黄汤的配伍规律。小青龙加石膏汤治疗肺气肿，也可以治疗慢性支气管炎。因为慢性支气管炎经常合并肺气肿，单纯的慢性支气管炎用厚朴麻黄汤，慢性支气管炎合并肺气肿可以用小青龙加石膏汤。肺心病水肿，用越婢加半夏汤。肺病免疫告诉我们中医可以做到一病一方，读《金匮要略》的时候要把这些方的区别抓出来，它们的适应证是不同的。

第五章 少阳病

如何从少阳看待免疫学？少阳的一个最大特点是疾病的急性发作和化热，这些都与少阳有关系。我们将分 6 个部分讲解少阳与免疫系统的关系：正邪相争、少阳化火、少阳截断、少阳动风、少阳入络和少阴养胎。

第一节 正邪相争（上）

正邪相争是从少阳相争引发的，而正邪相争决定了疾病的转归。疾病是相争太过，出现严重的组织损伤，还是相争不及，出现疾病的慢性化，都取决于少阳经。

少阳证的一个核心方剂是小柴胡汤，小柴胡汤可以有各种变化。比如，夹湿的可以把柴胡换成茵陈、白豆蔻，那就是甘露消毒丹法；阴虚的加山药、地黄、山茱萸等，这就是滋水清肝饮法。这些都是在小柴胡汤的处方结构上，不论怎样的变化，都脱离不了小柴胡汤的基本结构，只不过是后世温病学派、温补学派对小柴胡汤做了更多的发展。《伤寒论》里小柴胡汤有 7 个或然证，或者说有 7 种加减法，这是张仲景的化裁。后世对小柴胡汤的加减法有几十种，适用于各种疾病。

治疗伏邪温病还有达原饮，也是小柴胡汤的加减。所有的这些方法，都突破不了张仲景对少阳病病机的认识。抓住了少阳病的核心，就能理解后世各个处方的变化，就是小柴胡汤或者是黄芩汤的化裁。我们在"重订伤寒杂病论"课中讲过：少阳病主要有 3 个方，少阳病在经有四逆散，少阳病在腑有黄芩汤，经腑同病有小柴胡汤，少阳病的核心就在这里。我们关于少阳病的第一个认识就是正邪相争。

一、少阳病机

1. 少阳基本病机

血弱气尽，腠理开，邪气因入，与正气相搏，结于胁下。正邪分争，往来寒热，休作有时，嘿嘿不欲饮食，脏腑相连，其痛必下，邪高痛下，故使呕也。

脏腑相连：胆肝相连。

其痛必下：肝包膜内没有感觉神经，疼痛多因胆道疾病。

邪高痛下：肝脏多合并胆道疾病。

往来寒热：菌血症/毒血症。

这一段话把小柴胡汤的病机讲得非常清楚。由此可看清楚小柴胡汤的基本结构，第一个结构是柴胡、黄芩针对正邪纷争；第二个结构是人参、大枣、甘草扶正；第三个结构是生姜、半夏止呕，小柴胡汤证的特点是容易出现恶心、呕吐。

条文讲"故使呕也"，外感热病中经常会看到恶心、呕吐的症状。生姜、半夏是小半夏汤的结构，治疗"故使呕也"基本是围绕小半夏汤化裁。如果是治疗湿热病的呕，半夏、生姜就不够用了，可以加茯苓、薏苡仁、白豆蔻、藿香、佩兰等药物。夹痰的还可以加瓜蒌。如果担心用人参上火，可以把人参换成 50g 太子参。小柴胡汤的大体结构在这里，可以围绕处方结构进行化裁。

这一段条文讲了少阳病的基本病机。第一点，关于少阳病的辨证特点，我们不一定按照《伤寒论》讲的小柴胡汤的典型主证和或然证去辨证。一个疾病只要出现少阳病的病机，哪怕没有见到少阳病的症状，都可以从少阳病去治疗。

第二点，少阳病的特点是"但见一证便是，不必悉具。"比如我们多次讲的一个例子，一个患者甲沟炎反复化脓。首先这是一个化脓性的细菌感染，我们选用了金银花。金银花针对化脓性的细菌感染，比如化脓性链球菌可用金银花。四妙勇安汤就是一个抗感染的方。为什么别的中医用了这么多方不见好呢？来一个针对正邪相争的小柴胡汤。我们开的处方是柴胡、黄芩、太子参、金银花、玄参、当归、甘草，吃了两周就好了。

在认识了疾病病机的时候，从病机就能够确定处方，不一定根据症状确定处方。根据症状确定处方是辨证论治，但是除了辨证论治之外，还可以从病机论治。为什么很多人觉得《伤寒论》很难懂？因为《伤寒论》的条文大部分是在讲病机。比如，"发汗后，腹胀满，厚朴生姜半夏甘草人参汤主之。"如果用传统中医根据症状处方的观点，这一条不足以支撑使用厚朴生姜半夏甘草人参汤。只有腹胀满一个症状，就可以用厚朴生姜半夏甘草人参汤吗？腹胀的原因很多，大柴胡汤证也有腹胀，大承气汤证也有腹胀。其实，这一条是在讲病机，"发汗后，腹胀满"就告诉我们这是一个脾虚的人。因为麻黄碱具有拟肾上腺素样作用，肾上腺素能够兴奋交感神经，抑制胃肠道蠕动。正常的人用麻黄汤发汗是不会腹胀的，但是脾虚的人吃了麻黄汤就会腹胀。

再举个例子，如果患者没有明显的夹湿，得了感冒以后食欲差、腹胀，也是脾虚的人。脾虚的人得了感冒之后，容易不想吃东西，这是因为得了外感之后，肾上腺素分泌增加，抑制了胃肠道蠕动。外感脉浮也是肾上腺素分泌增加所致。如果是脾虚的人，感冒之后人体内源性的肾上腺素分泌增加，再用了麻黄汤，就更不想吃东西。"发汗后，腹胀满，厚朴生姜半夏甘草人参汤主之"，《伤寒论》用一句话就说明了这是一个脾虚腹胀，也说明所有脾虚的腹胀都可以使用这个方。

如果明白了一个病，根据病机去治疗疾病，处方的思路会单刀直入。如果知道麻黄碱解表可以引起腹胀，尤其是脾虚的人本身消化道蠕动功能就减弱，对产生腹胀的药物很敏感，那么一看到脾虚患者服用解表药之后腹胀、纳差，就问他"胀得厉害不厉害？""厉害"，直接就可以开厚朴生姜半夏甘草人参汤了。厚朴生姜半夏甘草人参汤的核心是不能单用厚朴、生姜、半夏，要用甘草、人参。这是因为患者脾虚，是个太阴病的腹胀。我们要去理解张仲景的思路，他的思路和我们学的中医思路是不一样的。

2. 柴胡汤证

凡柴胡汤病证而下之；若柴胡证不罢者，复与柴胡汤，必蒸蒸而振，却复发热汗出而解。

正邪相争：人参。

什么叫"蒸蒸而振，却复发热汗出而解"，就是正邪相争。服用柴胡类的处方之后，容易出现两个情况。一个是烦躁，比如柴胡桂枝干姜汤有温阳的药、有扶正的药，有干姜、桂枝。有的人服药后会烦躁，这个烦躁是正邪相争引起的，需要再吃一剂柴胡桂枝干姜汤。

另一个是寒战发热。服用柴胡类方以后，"必蒸蒸而振，却复发热汗出而解"。什么叫"汗出而解"？汗出热退脉静身凉，病才得解。如果用完小柴胡汤以后，蒸蒸而振，发热汗出，一定要汗出热退脉静身凉。汗出了以后，体温要恢复正常，脉搏次数要恢复正常，身上摸着要是正常的温度，不是那种发热时的皮肤温度，这才是发热汗出而解。

疾病解与不解的一个关键的环节是小柴胡汤里用没用人参。以前一个学生开小柴胡汤，患者吃了不见效，然后发微信问我怎么办？我说再服小柴胡汤，把你没用的人参加上。因为没有人参不能够有效地正邪相争，小柴胡汤就没有效。那么，小柴胡汤能不能去人参呢？也可以，如果是体质壮实的人，只疏泻少阳就可以了，可以不用人参。如果是体质偏虚的人，小柴胡汤去了人参就解决不了问题了。

我们有个治疗感冒的验方叫六和汤，这是一个傻瓜式的感冒方，适合水平有限的中医。六和汤用金银花、连翘、荆芥、防风、柴胡、黄芩、太子参、竹叶、石膏、杏仁、苏叶、滑石、甘草、细辛。为什么用细辛？因为石膏辛凉，阳虚的人服药后不舒服，所以用细辛反佐。担心患者气虚，所以用了太子参。又怕是个实证，实证用人参炎症反应会更严重，所以把人参换成了太子参。方中用的少量石膏，也能拮抗参类药促进炎症反应的副作用。

所以我们说这是一个傻瓜式的感冒方，一般百分之八九十的人用它既没有副作用，对感冒也有效。更重要的是从中可以学到组方的思路。

二、少阳免疫亢进与免疫低下

1. 免疫亢进——大柴胡汤，免疫低下——柴胡桂枝干姜汤

前文讲过少阳免疫亢进的用大柴胡汤，免疫低下的用柴胡桂枝干姜汤。少阳免疫低下是不是一定要用柴胡桂枝干姜汤？逍遥散等处方也可以。但是，免疫低下的人经常会发生炎症，比如发生慢性肝炎，逍遥散没有清热的药，不能单纯用逍遥散，可以用丹栀逍遥散。

2. 干扰素治疗慢性肝炎的使用时机

（1）转氨酶不高：正邪不争，疾病潜伏——不用干扰素；

转氨酶升高，胆红素正常：正邪相争——用干扰素；

黄疸，胆红素持续升高：正邪相争太过——禁用干扰素（暴发

性肝衰竭）。

我们现在讲慢性肝炎使用干扰素的时机。从干扰素的使用，可以看到中医和西医明显的共同之处。西医使用干扰素的指征是：转氨酶升高，胆红素正常。西医要求转氨酶升高到正常值的 2 倍以上，才能使用干扰素。如果转氨酶不升高或者轻度升高，中医认为是正邪不争或者正邪没有明显纷争。此时病毒性肝炎是潜伏的，机体没有发生免疫应答，而是免疫耐受的，用干扰素的效果不好。当转氨酶升高到正常值的 2 倍以上，胆红素又正常的时候，说明在正邪相争，而且对肝脏的损伤很小，此时用干扰素的效果好。如果黄疸持续升高，说明正邪相争很剧烈，再使用干扰素容易暴发性肝衰竭，会导致死亡。

从这里可以看到，小柴胡汤里是否用人参也是这样。一个黄疸持续增加的患者，用小柴胡汤时不能用人参，治疗黄疸的茵陈蒿汤就没有用人参。

（2）使用干扰素后的表现：人体使用干扰素之后，会出现两个重要的表现：一是抑制白细胞，抑制中性粒细胞。正因为干扰素能够抑制粒细胞，所以能够治疗粒细胞白血病。我们知道了干扰素能够治疗粒细胞白血病，就可以有其他的治病思路，这里我们不展开讲肿瘤。

二是流感样症候群。流感样症候群表现为发热、头痛、身痛、关节痛。这里是想告诉大家病毒感染都会诱生干扰素，所以很多病毒感染的前驱期都是感冒的症状。但是它与感冒有一大区别：因为病毒不在上呼吸道，所以没有流鼻涕、鼻塞、咳嗽等卡他症状。由这一点就可以把传染病和感冒区别开。

如果传染病是肝炎，还要具备两个典型的特征：肝为罢极之本，患者会乏力；肝脏管脂肪代谢，患者会厌油。如果患者伴有明显的乏力和厌油，一定要叩诊肝脏。否则，有的肝炎患者会被当作感冒漏诊。

《伤寒论》有一条讲："发汗后，身疼痛，脉沉迟者，桂枝加芍药生姜各一两人参三两新加汤主之。"这条是讲用了解表药发汗之后，引起身疼痛。病毒感染会诱生干扰素，脾虚的人可以引起一身肌肉的疼痛。因为脾主肌肉，脾虚之人感冒以后容易一身肌肉疼痛。

我们讲了脾虚之人感冒以后，容易出现两个症状：第一个是腹胀满、食欲减退；第二是容易一身疼痛，肌肉酸痛困重。而且脾虚之人用了解表药，也容易出现一身疼痛。治疗脾虚外感的一身疼痛，一个办法是用桂枝加芍药生姜一两人参三两新加汤，另一个办法是用人参败毒散。如果知道了外感患者是脾虚的人，就可以用人参败毒散了，在荆防败毒散里头加50g太子参，或者加几克人参、党参。患者服用后一身疼痛就会缓解。脾虚还容易夹湿，如果夹湿需要除湿；如果不夹湿用些人参等参类药，一身疼痛就会缓解。其实，人参败毒散与桂枝加芍药生姜一两人参三两新加汤是一个套路，后世的处方与张仲景的思想，都是一条脉络延伸下来的。

曾在门诊时有一个脾虚的人得了肉瘤，我问学生开什么方？学生说："这个人典型脾虚，用参苓白术散。"我说：辨为太阴病是对的，可以开参苓白术散。肌肉瘤是太阴病，但是这是个太阴外证。患者虽然做完了手术，仍然肌肉痛。太阴外证的肌肉痛用什么方？用桂枝加芍药生姜一两人参三两新加汤，比用参苓白术散更准确。虽然都是治疗脾虚，但是参苓白术散治的是太阴内证，用于改善消化系统的功能；桂枝加芍药生姜一两人参三两新加汤治的是肌肉，属于太阴外证。

六经都有内证、外证，脏器以外、躯壳之外都是外证，脏器以内、胸腔、腹腔都是内证。太阴病的理中丸、参苓白术散等处方改善内证的效果好，但是肌肉疼痛是太阴外证，用桂枝加芍药生姜一两人参三两新加汤对肌肉的效果更好、针对性更强。我们看中医辨证都是辨脾虚，开的方可能都有效，但还是有差别的。中医辨证的准确性更多的是取决于病机，只有把握了病机，选方的准确性才更强。中医基本都能辨出脾虚，但是对病机的认识不同，选的方也不一样。

三、少阳湿热

1. 茵陈蒿汤

阳明病，发热、汗出者，此为热越，不能发黄也。但头汗出，身无汗，剂颈而还，小便不利，渴引水浆者，此为瘀热在里，身必发黄，茵陈蒿汤主之。

茵陈蒿（六两），栀子（擘，十四枚），大黄（去皮，二两）。

上三味，以水一斗二升，先煮茵陈，减六升；纳二味，煮取三升，去滓，分三服。小便当利，尿如皂荚汁状，色正赤，一宿腹减，黄从小便去也。

现在讲少阳病的黄疸。少阳病的小柴胡汤证不夹湿，茵陈蒿汤治的是少阳病夹湿证。

这一条是讲湿热病的总的特征——热不得越。什么叫热不得越？就是发热不扬，湿困着热。湿困着热的表现是上面"但头汗出，身无汗，剂颈而还"，下面小便不利。这种"但头汗出，身无汗，剂颈而还"就像蒸笼蒸包子一样，上半身发热明显。患者上半身和下半身出汗的情况不同，明显是上半身出汗多，头面部出汗很多，皮肤特别油。患者发热的时候皮肤特别油，尤其是鼻梁两侧发青，这是一个少阳病的发热。小便不利是指小便黄。这种情况"身必发黄，茵陈蒿汤主之"。

茵陈蒿汤没有用人参，是不是黄疸就不能扶正呢？不是。我们排开阴黄来讲，阴黄不是一个典型的正邪相争，它是肝脏已经坏了。

比如肝硬化的患者发生持续性的黄疸，那不是正邪相争引起的，而是肝脏的结构已经变化了。阴黄可以用茵陈术附汤，我们排开这种情况。还有一种湿重于热的黄疸可以扶正，就是茵陈五苓散证。因为湿重，茵陈五苓散用白术、茯苓、猪苓等药物扶正，轻易不用人参。总之，对有黄疸的患者使用人参是很警惕的。我们临床治疗黄疸很少用到人参，即便扶正也用太子参。有时候用些太子参，炎症会好的快一些，但是用人参就容易导致持续的炎症反应。

2. 茵陈蒿加芍药汤

（1）瘀热在里：加赤芍 30~50g。

来源：泻肝，大柴胡汤。加芍药，去人参。芍药，强烈的酸性药物促进胆汁排泄，泻肝法。

茵陈蒿汤条文讲"瘀热在里"，若要加强茵陈蒿汤的疗效，可以加 30~50g 的赤芍、白芍。赤芍和白芍是强烈的免疫抑制剂，能够大大增强茵陈蒿汤的疗效。临床可以用赤芍，也可以用白芍，我父亲的经验是赤芍、白芍各用30g。

那么多具有免疫抑制作用的中药，为什么选赤芍、白芍呢？这来自大柴胡汤法，大柴胡汤是小柴胡汤去人参、甘草加芍药、大黄、枳实。芍药不仅是一个免疫抑制剂，芍药含有的芍药酸还能够泻肝利胆，所以芍药比其他的药针对性更强。黄疸瘀热在里，芍药是个酸性药物，具有强烈的利胆作用，能够促进胆汁排泄，使胆汁从胆囊排泄到肠道，然后大黄促进肠道排出大便。大便的颜色黄，就是胆红素在肠道被分解成粪胆原的颜色。简言之，我们之所以在茵陈蒿汤中加芍药，就是利用芍药强烈的免疫抑制作用和泻肝利胆的作用。

很多老中医都指出了茵陈蒿汤可以加芍药，我们家的经验是可以用赤芍、也可以用白芍，或者赤芍、白芍各30g，这样退黄的作用会大大增强。我们学了中医免疫学，再去看国内专家的经验，就会明白背后的机制。有的中医讲茵陈蒿汤加赤芍、白芍效果会增强，因为治疗瘀热在里，芍药能够活血化瘀。其实这话没有讲透彻，桃仁、红花可不可以活血化瘀？苏木可不可以活血化瘀？蜈蚣、僵蚕、全蝎可不可以活血化瘀？乳香，没药可不可以活血化瘀？这些药都可以活血化瘀，那为什么选芍药呢？很多传统中医的解释没有讲清楚。其实也能讲清楚，大柴胡汤就选了芍药，但是很笼统地讲是因为瘀热在里，就没有把问题回答清楚。

（2）茵陈蒿加芍药汤：茵陈、栀子、大黄、芍药。

大柴胡汤：柴胡、黄芩、大黄、芍药、半夏、生姜（呕）、枳实（秘）、大枣。

柴胡疏肝，茵陈退黄；黄芩利胆，栀子抗炎。

很多人讲经方不能加减，其实经方能不能加减取决于你懂不懂经方。我们来看茵陈蒿加芍药汤与大柴胡汤的对比：因为有湿，茵陈蒿汤把柴胡换成了茵陈，把黄芩换成栀子，都用了大黄和芍药，因为不呕吐，就没有用半夏、生姜。这两个处方的思路有什么区别？

为什么把柴胡换成茵陈？因为茵陈清少阳又善于利湿。

为什么把黄芩换成栀子？这两个药都能清少阳，但是栀子有强烈的利胆作用。黄芩具有强烈的免疫抑制作用，这是黄芩优于栀子的地方，所以很多温病处方用黄芩。栀子有两个特点是黄芩不具备的，一个是栀子能够解毒，能够治疗细菌内毒素血症，比如黄连解毒汤用栀子；另一个是栀子具有强烈的局部消炎作用，比如脚被硬物碰了，脚肿了，用栀子外敷，几个小时就消肿了。肝脏长到胁下，肝脏肿了，用栀子有强烈的局部消肿作用。阳明病在经有两个方，局部红肿热痛明显的用栀子豉汤，如果全身炎症反应综合征明显——大热、大汗、大渴、脉洪大的用白虎汤。

茵陈蒿加芍药汤还用了大黄，通过排便促进胆红素的排泄；加了芍药强烈利胆；没有明显的恶心、呕吐，就没有用半夏、生姜。

如果茵陈蒿汤证伴有恶心呕吐，也不适合加半夏、生姜。因为治的是湿热病，用藿香、白豆蔻比半夏、生姜更合适。如果非要用半夏，可以用半夏、茯苓、藿香、白豆蔻。我们把不同的处方合起来学，就可以加减化裁了。

生姜、半夏是一个经典的配伍。为什么我们讲茵陈蒿汤不适合加半夏、生姜？虽然生姜能够增强半夏的止吐作用，但是茵陈蒿汤治的是湿热重的人，生姜偏温了。单用半夏的止吐作用就弱了，不用生姜可以加藿香、佩兰、白豆蔻等药物。这些只是对症的药，是为了止呕开胃。

3. 栀子柏皮汤

伤寒身黄发热，栀子柏皮汤主之。

肥栀子（擘，十五个），甘草（炙，一两），黄柏（二两）。

上三味，以水四升，煮取一升半，去滓，分温再服。

我们讲局部红肿热痛很明显的用栀子，栀子柏皮汤也用栀子。栀子柏皮汤和茵陈蒿汤的区别是什么？茵陈蒿汤证有便秘，栀子柏皮汤证没有便秘。

栀子柏皮汤可不可以加芍药？也可以，但是栀子柏皮汤加芍药没有茵陈蒿汤加芍药的效果好。因为茵陈蒿汤证有便秘，需要一个强烈的利胆和通便的药物，芍药配大黄的作用就很强。大柴胡汤用芍药，也是这个原因。栀子柏皮汤证没有便秘，说明胆道的功能还可以，肠道排便的功能还可以，栀子柏皮汤加芍药，会增加一些疗效，但是没有茵陈蒿汤加芍药的效果那么强。

栀子柏皮汤用栀子局部消炎，柏皮是黄柏树的皮，是黄色的，传统中医讲以皮治皮，以黄治黄。这里需要强调一下，人体排出胆红素主要有两个渠道：大便和小便。黄疸患者湿重的小便不好，可用茵陈五苓散利尿；热重的大便不好，可用茵陈蒿汤通大便；如果小便色黄，与茵陈五苓散、茵陈蒿汤证相比大小便相对好的，用栀子柏皮汤。

　　栀子柏皮汤还用了甘草。湿热病能用甘草吗？可以的。中医讲甘草能够解毒，实际上甘草具有类激素样作用，方中用小剂量的激素抑制免疫应答。如果是一个单纯胆汁淤积性黄疸，是不具备感染的，西医用泼尼松治疗，中医用大剂量的甘草也能够退黄。这就是从栀子柏皮汤里引申出的办法。

　　我们讲栀子柏皮汤不见得一定用来治疗肝炎、黄疸。举个例子，外感热病的热毒很盛，需要清热解毒。白虎汤有个缺点：白虎汤是退热的，针对全身炎症反应综合征，但是它抗毒、抗菌的作用不强。严重感染除了退烧，还要消炎、抗细菌和抗细菌的内毒素，这些都是白虎汤解决不了的。白虎汤是解决感染之后的发热，治疗全身炎症反应综合征，但不是退了热感染就好了。关于清除病原微生物、内毒素血症方面，《伤寒论》有两个经典的处方——栀子柏皮汤、泻心汤。最好的办法是用栀子柏皮汤合上泻心汤，这是中药最强的清热解毒方。后世有个治疗外感急性热病的处方叫作栀子金花汤，但是它有个缺点是比栀子柏皮汤合泻心汤少了一味甘草。我们在用栀子金花汤的时候，可以加上甘草，那就是栀子柏皮汤合泻心汤。还可以在这个处方的基础上加白花蛇舌草、蒲公英、半枝莲等抗感染的药物。这是一个中医最强烈的清热解毒、针对外感热病的抗菌和抗毒的处方。

　　为什么我们讲栀子柏皮汤合泻心汤优于栀子金花汤？两个方的用药只差一个甘草。第一，甘草具有拟皮质激素样作用，具有抗炎解毒的作用，用了甘草之后，处方的作用增强。第二，处方非常苦寒，有些甘草可以中和一下。第三，这个处方还有个弊端是有大黄，服用大黄之后容易腹痛，加甘草之后不容易腹痛，这是来自调胃承气汤的办法。我们经方的水平反映在哪里？就反映在这些很细的点上，从这些细节上可以看到对《伤寒杂病论》的理解水平。如果开栀子金花汤加了甘草，这个中医就很厉害，至少他知道《伤寒杂病论》栀子柏皮汤中有甘草，也知道调胃承气汤用甘草可以拮抗大黄的副作用。我们读《伤寒杂病论》，就是要读到它描写很细的地方。

栀子柏皮汤有甘草，那么茵陈蒿汤为什么没有甘草？可不可以加甘草？没有用与可不可以加是两回事。什么时候可以加甘草？这些问题都要想明白。这就涉及西医的问题，西医用激素治疗胆汁淤积性黄疸时有个禁忌证：病毒性肝炎一定不能继发细菌感染，在继发细菌感染的时候西医不用激素退黄。因为此时用了激素，感染容易持续。茵陈蒿汤证是一个典型的热重，还有大便秘结，这种患者容易继发细菌感染，所以茵陈蒿汤没有用甘草。如果诊断很清楚，很肯定的是患者没有继发细菌感染，茵陈蒿汤也可以加甘草。因为有禁忌证，有的能加，有的不能加，所以茵陈蒿汤原方就不加甘草。实际上西医的禁忌证和医圣张仲景的处方思路是一样的。虽然张仲景不懂西医，但是他的中医水平高，最后出来的治疗思路是一个套路。

四、从免疫学论治慢性肝病

麻黄连轺赤小豆汤—茵陈蒿汤—大柴胡汤—大黄䗪虫丸

柴胡桂枝汤—茵陈五苓散—柴胡桂枝干姜汤—鳖甲煎丸

我们从免疫学的角度来看慢性肝病，会发现慢性肝炎分为两大类型。第一个类型，患者一发作就表现为很典型的黄疸，皮肤黄、湿热很重，刚开始有表证用麻黄连翘赤小豆汤；过了三五天大便排不出来了，表现为茵陈蒿汤证；如果没有阻断疾病，炎症继续进展，会出现重症肝炎，大面积的肝组织坏死，这是一个大柴胡汤证；大柴胡汤证之后，患者要么死亡了，要么抢救过来了，抢救过来之后由于大面积的肝坏死形成肝硬化，这是一个大黄䗪虫丸证。

大黄䗪虫丸是以黄芩汤为基础，加了一系列活血的药物，没有用人参、黄芪等扶正的药物。方中有生地，大剂量的生地能活血通痹。四物汤之所以用生地，就是因为生地能够活血通痹。治疗类风湿关节炎可以用五六十克生地，也是利用大剂量生地活血通痹的作用。大黄䗪虫丸里没有明显的扶正药物，这是因为大黄䗪虫丸治的是免疫功能亢进的肝硬化。由于强烈的免疫应答，患者由茵陈蒿汤证到了大柴胡汤证的重症肝炎、肝坏死，最后形成肝硬化，所以处方里没有人参、黄芪、干姜、桂枝等扶正的药物。

第二个类型，患者刚发作时是无黄疸性肝炎，表现为柴胡桂枝汤证。如果夹湿，可以把柴胡变成茵陈，再加些化湿的药物。柴胡桂枝汤证治疗的是太阳、少阳合病，患者本身是个肝病，有少阳证，然后又有一个表证，所以叫作太阳、少阳合病。临床看到患者一感冒就是太阳、少阳合病，至少要回答几个问题，第一，这个人有没有肝胆系统疾病，有没有肝炎、肝硬化、胆囊炎、胆结石等疾病？如果没有，怎么可能一感冒就是太阳、少阳合病？第二，这个人是不是一个急性肝炎？第三，这个人是不是一个慢性肝炎的急性发作？患者确实是感冒了，或者他有肝脏疾病的基础，所以一感冒就是一个太阳、少阳合病；或者这次感冒就是一个急性肝炎；或者这次感冒是慢性肝炎的急性发作。

正常情况下，急性上呼吸道感染的第一关是太阳病，不是少阳病。正常人的感冒，第一天可以有鼻塞、流清鼻涕等卡他症状，但是不应该有口苦、咽干、目眩等少阳病的症状。如果第一天就有少阳病，要么患者有肝胆疾病的基础；要么是一个初发的肝胆疾病，患者本身就是少阳病的感染，有些病毒感染可以发作为少阳病；要么是一个伏邪温病转出少阳。换言之，正常人的感冒是有规律的，先鼻塞、流清鼻涕，过几天才出现少阳病的咽喉痛，再过几天就发热、咳嗽。这是普通感冒的规律，如果疾病不按照次序进展，说明有问题，可能存在诊断错误。

一个急性无黄疸性肝炎表现为太阳少阳合病，《伤寒杂病论》的经典处方是柴胡桂枝汤。很多时候不见得一定用柴胡桂枝汤原方，因为患者常常夹湿，可以用茵陈、藿香等解表又除湿的芳香类药物。这是温病学的思路，其实也是对柴胡桂枝汤的化裁，只是因为夹湿，把柴胡换成了茵陈，把解表的桂枝汤换成了藿香、佩兰、豆蔻等解表的药物。这还是柴胡桂枝汤的思路。

几天以后，无黄疸性肝炎会变成黄疸性肝炎，因为是偏虚的人，就变成了茵陈五苓散证。疾病若没好，会变成慢性肝炎，这时是柴胡桂枝干姜汤证。也不一定用柴胡桂枝干姜汤，丹栀逍遥散也可以。丹栀逍遥散与柴胡桂枝干姜汤是一个思路，两方的区别不外乎是把桂枝、干姜、甘草变成了白术、茯苓，也可以加太子参；丹皮、栀子可配黄芩。慢性肝炎最后发生肝硬化，这时是鳖甲煎丸证。鳖甲煎丸方中含有柴胡桂枝干姜汤。

第二个类型的 4 个方有个特点——都有柴胡桂枝汤，茵陈五苓散只不过是把柴胡换成了茵陈。

第一个类型是免疫功能亢进的人，得了肝炎的过程和结局。这部分患者的免疫功能太亢进，最后的结局是肝硬化。但是肝硬化不是慢性肝炎导致的，而是急性期直接性肝坏死，最后变成了肝硬化。第二个类型是免疫功能低下的人，得了肝炎的过程和结局。这部分人的免疫功能低下，发展为慢性肝炎，最后由慢性肝炎变成了肝硬化。两者中间是免疫功能正常的人，他们痊愈了。到了我们医生这里来的，大部分都是不正常的，正常的好了就不看病了。

我们从这个思路来看待疾病，是很清晰的，疾病就是这么一步一步地发展的。六经辨证的高明在于可以让我们知道疾病的过去是什么样子，未来是什么样子。当我们开厚朴生姜半夏甘草人参汤的时候，知道患者感冒之前是脾虚，也知道感冒好了以后还是脾虚。如果患者说："医生，感冒好了之后可以再开点药吗?"开什么药?

如果不是以反复感冒为主，可以用两个方——小建中汤或者理中丸。感冒好了之后，脾虚寒象明显的用理中丸，坚持服用一段时间，可以改善消化功能。如果表现为心悸等小建中汤的症状，感冒好了以后再开一个月的小建中汤。之所以这样开药，是因为我们知道患者感冒好了以后是什么样子。如果没有病的思想，不可能开出一个月以后吃什么药。

第二节　正邪相争（下）

一、侯氏黑散

治大风，四肢烦重，心中恶寒不足者。（《外台》治风癫）

菊花（四十分），白术（十分），细辛（三分），茯苓（三分），牡蛎（三分），桔梗（八分），防风（十分），人参（三分），矾石（三分），黄芩（五分），当归（三分），干姜（三分），川芎（三分），桂枝（三分）。

上十四味，杵为散，酒服方寸匕，日一服。初服二十日，温酒调服，禁一切鱼肉大蒜，常宜冷食，六十日止，即药积在腹中不下也，热食即下矣，冷食自能助药力。

通过讲解侯氏黑散，我们会把免疫系统看得更直接。我特别喜欢用侯氏黑散，临床上这个方可以治疗很多疾病，疗效非常好。

侯氏黑散用菊花、白术、细辛、茯苓、牡蛎、桔梗、防风、人参、矾石、黄芩、当归、干姜、川芎、桂枝。处方共有 14 味药，看着很乱。很多人质疑经方会开出 14 味药吗？10 味以上的都不叫经方，张仲景怎么会开出 14 味药呢？所以鳖甲煎丸不是张仲景的，麻黄升麻汤不是张仲景的，侯氏黑散也不是张仲景的。一旦遇到大方，很多人就觉得不是张仲景的。其实张仲景有大方、有小方，复杂病机的处方药物就多。如果疾病的病机很复杂，不是小半夏汤两个药能解决的。我个人认为侯氏黑散是张仲景的方。

侯氏黑散见于《金匮要略》附方，《金匮要略》遗失了，林忆等人又从唐宋古籍里把它摘了出来。《伤寒论》讲："少阳中风，两耳无所闻，目赤，胸中满而烦者，不可吐下，吐下则悸而惊。"这条讲少阳病目赤。《伤寒论》又讲："有柴胡证，但见一证便是，不必悉具。"我个人比较支持中医院校把伤寒教研室和金匮教研室放在一起，这本身就是一个人写的一本书，叫作《伤寒杂病论》，不要把一本书扯成两块，会影响理解的。

简单地讲，侯氏黑散就是小柴胡汤法，把柴胡换成了菊花。为什么把柴胡换成菊花？因为治疗的是头面疾病。小柴胡汤治疗头面疾病时，把柴胡换成菊花；治疗湿病时，把柴胡换成茵陈；如果是治疗伏邪，把柴胡换成青蒿。然后再加牡蛎，也是因为治疗头面疾病。菊花、黄芩、牡蛎，这是柴胡配黄芩的架构。头面虚热用桂枝、细辛、人参、白术、茯苓、干姜。火郁发之用桔梗、防风。桔梗升散，牡蛎潜降，一升一降。风痰上扰，痰因风动，加矾石。此外，侯氏黑散治疗的是虚证，要照顾到肝脏的特点，肝体阴而用阳，所以用当归、川芎养肝之体。

侯氏黑散可以治疗头面疾病属少阳、阳虚型痛风、虹膜睫状体炎等很多疾病。虹膜睫状体炎俗称红眼病，不仅见于外感，还见于多种自身免疫病。很多自身免疫病可以表现为虹膜睫状体炎，只要是自身免疫病伴有虹膜睫状体炎等头面症状，用侯氏黑散就有效，不仅对眼睛有效，对整个疾病都有效。

1. 直取其病，随证化裁

侯氏黑散不能用传统中医的思路去理解它。原文讲："治大风，四肢烦重，心中恶寒不足者。"既然是治大风，就用牡蛎、菊花、黄芩清少阳。"心中恶寒不足者"，说明气虚。

为什么"心中恶寒不足者"说明气虚？我们说太阴病定位在至阳穴。如果只是至阳穴所管的胸中这一部分怕冷，这不是阳虚而是气虚。比如"夫心下有留饮，其人背寒冷如手大"，可用苓桂术甘汤。这是个补气的方，只是因为有饮，把人参换成了白术。"其背微恶寒"，用白虎加人参汤。"少阴病……其背恶寒者"，用附子汤，也就是真武汤去生姜加人参。胸中的部位，《黄帝内经》叫宗气，张锡纯叫大气，气虚才会出现这一部位的恶寒。如果是阳虚，则是全身怕冷。

"心中恶寒不足"需要补气，那么侯氏黑散的用药好像就出问题了。气虚的人怎么可能用菊花、黄芩？传统中医治疗气虚会开出菊花、黄芩吗？不会。其实，这才是张仲景高明的地方，他的思路与我们看病的思路完全不一样。大家学习经方，一定要学习张仲景的思路。

举个例子，"发汗后，腹胀满，厚朴生姜半夏甘草人参汤主之"。这是个气虚腹胀，传统中医应该以扶正为主，在扶正的基础上加理气的药，一定会开香砂六君子汤之类的处方。但是，张仲景却是在理气药的基础上扶正，这是他直取其病的思想，也是经方见效特别快的原因。这种气虚腹胀，如果开香砂六君子汤，可能服用三五天才见效；如果开厚朴生姜半夏甘草人参汤，一剂药下去，肠胃就蠕动加快。但是厚朴生姜半夏甘草人参汤吃上 3 天以后，可能就没效了，还剩下一点儿腹胀缓解不了。怎么办？这个时候是以气虚为主了，可以用香砂六君子；如果有寒，也可以用理中丸。

由此可见，张仲景处理疾病的思路和我们处理疾病的思路完全不一样。对于气虚腹胀，一般来说要在补气的基础上除胀，其实不是的，若要快速缓解症状，应该是在除胀的基础上补气。如果不补气，只用厚朴、生姜、半夏这 3 个药，效果也不好，一定要加上人参、甘草。否则处方破气，服药之后更不舒服。这 3 个方治疗气虚腹胀的效果是厚朴生姜半夏甘草人参汤优于香砂六君子，香砂六君子优于厚朴、生姜、半夏。但是当腹胀缓解，还剩一点儿腹胀的时候，香砂六君子又优于厚朴半夏甘草人参汤了。因为这个时候气虚又成为主要矛盾了。

我们从侯氏黑散来看张仲景处理疾病的思路。既然要处理头面疾病，直取其病用菊花配黄芩、牡蛎。头面疾病兼有气虚，用桂枝、干姜、人参、白术、细辛；风痰上扰、痰因风动，用白矾，这些是随证化裁的。

2．处方思路详解

我们把侯氏黑散重新调配一下，方便大家明白处方的特点。

（1）柴胡换菊花，加牡蛎。治疗目眩：菊花、黄芩加牡蛎。

侯氏黑散的核心是菊花、黄芩、牡蛎，这 3 个药针对头面疾病。处方重用菊花 40g，配黄芩 9g。侯氏黑散重用菊花与小柴胡汤重用柴胡是一个道理。如果开 9g 柴胡，9g 黄芩，那不叫小柴胡汤，退热效果也不好。若要小柴胡汤的疗效好，柴胡、黄芩的比例是 8∶3，要开 25g 柴胡，9g 黄芩。同样，侯氏黑散治疗眼部疾病的效果要好，要用菊花 40g，配黄芩 9g。

如果没有眼部疾病能用侯氏黑散吗？能用。我们治疗过一个胶质瘤病例，患者卧床不起，家属带着 CT 片来看诊。我说："病情太晚了，治不了了。"家属说："他躺床上很难受，能舒服些就行。"那我就给他开处方。肿瘤长在头部的一侧，长在一侧是少阳病，头面少阳病用菊花配黄芩，于是开了侯氏黑散化裁。患者吃了几天人清醒了，能够下床了，至少是缓解症状了。这个辨证是不是很简单？我们换一个思路去辨证，会变得更加直接。

（2）火郁发之：桔梗、防风。

既然病在头面，火郁发之，要升阳散火，用桔梗、防风。李东垣升阳散火汤就来自侯氏黑散。李东垣的学术思想是有出处的，他对伤寒的研究非常深，他的处方在《伤寒杂病论》中基本都能找到出处，很多都是从《伤寒杂病论》脱化而来的。

（3）风痰上扰：矾石。

痰因风动加矾石，这里的矾石用白矾，不是枯矾。

（4）头面虚热：桂枝、细辛、人参、白术、茯苓、干姜。

桂枝、细辛、干姜是柴胡桂枝干姜汤和小青龙汤的架构。干姜的剂量用 3~9g，可以根据偏寒偏热进行调整。通常可以用 3g，如果寒象明显，可以用 6g，9g。

人参、白术、茯苓、当归是逍遥散的架构。临床治疗肝病脾虚，不仅可以用柴胡桂枝干姜汤，也可以用逍遥散，有热还可以用丹栀逍遥散。侯氏黑散去了桂枝、干姜等药，就是丹栀逍遥散的架构。丹栀逍遥散不过是把黄芩换成了丹皮、栀子。

（5）肝体阴用阳：当归、川芎。

侯氏黑散有很多种化裁。侯氏黑散包含逍遥散、柴胡桂枝干姜汤的思路，所以可以按照两个方的化裁法加减。比如侯氏黑散可以加地黄，这是合了黑逍遥散法。方中用了白矾，可以加郁金，增强豁痰开窍的作用，这是合了白金丸。上文提到的胶质瘤患者就用了郁金。因为他神志不清楚，所以用白矾加郁金增强豁痰的作用。

豁痰开窍还可以再加胆南星，嗓子痰多"呼啦呼啦"的，再加天竺黄。郁金能开窍，中医的白金丸能够治疗痰阻神窍。胆南星是用猪胆汁炒过的，既化痰，又入少阳经。侯氏黑散为什么选矾石，不选其他的化痰药？因为白矾善治风痰，风痰是肝脏的问题，属少阳厥阴，所以不选半夏等药。半夏能和胃止呕，小柴胡汤就用半夏和胃止呕。侯氏黑散治的是风痰上扰，所以用白矾。

为什么用防风？我们讲过防风的免疫调节作用，又要疏风、又要调节免疫，所以选防风，不选羌活、独活。侯氏黑散用当归抗炎，黄芩、防风、细辛调节免疫，再加上对眼睛有作用的菊花、牡蛎等药物，每个药都有很深刻的机制。

我们讲少阳、少阴为枢，陷于少阴，转出少阳，少阳用黄芩，少阴用细辛，黄芩配细辛兼顾上下。这就是侯氏黑散的架构。因为疾病发作了，侯氏黑散的用药以少阳为主。如果疾病缓解之后，处方可以加熟地补少阴，加了熟地就是丹栀逍遥散加熟地法。若有病毒感染，补少阴用桑寄生、杜仲。因为桑寄生、杜仲补肾、平肝息风，还可以抗病毒。

明白了组方思路，就能够背下来处方。首先是菊花代替柴胡配黄芩，这是小柴胡汤法。既然是上焦的疾病，加牡蛎潜降。牡蛎既能够平肝息风，又能够化痰。既然牡蛎化痰，又加了治疗风痰上扰的白矾。白矾不要熬，吞服，每天 1g，可以长期服用。既然是上焦疾病，火郁发之，加桔梗、防风。这些是侯氏黑散主要的药，相当于小柴胡汤的化裁。

然后用了两组扶正的药，一组是柴胡桂枝干姜的药——桂枝、干姜；一组是逍遥散的药——白术、茯苓、当归，加了一个人参。最后，因为肝体阴而用阳，养肝之血用了当归、川芎。

3. 适用疾病

侯氏黑散能够治疗很多的疾病。比如中风、脑肿瘤，如果痰很重，有精神症状，可以加胆南星、郁金、石菖蒲豁痰开窍。用郁金、石菖蒲来自温病的菖蒲郁金汤。侯氏黑散也可以治疗失眠。

我们主要讲了侯氏黑散治疗虹膜睫状体炎，自身免疫病常见虹膜睫状体炎，病毒感染也可以引起虹膜睫状体炎。其实，侯氏黑散也可以治疗其他眼部疾病。比如，一次一个同学在跟门诊时说："老师，我婆婆眼睛玻璃体积血，视力只有 0.2 了。"那怎么办？这是眼睛的疾病，肝开窍于目，舌质又淡，那就确认用侯氏黑散化裁了。

眼睛出血把干姜变成姜炭，姜炭可以止血，又加了些活血又止血的药。服药后视力很快就恢复了。这就是侯氏黑散的化裁套路。

根据症状开方与根据病机开方是有区别的，两者相比，根据病机开方更优。当然，也可以辨证论治。如果患者眼睛玻璃体积血，舌质淡，脉搏没有力气，一派气虚的症状又有出血症，一般辨证论治会开什么方？《中医内科学》讲气虚出血，叫作气不摄血，用归脾丸。但是用归脾丸没有抓住病机，效果很慢，吃一个月视力也不见得恢复，经方见效就很快，煎服几剂侯氏黑散视力就能恢复。所以，从病机上入手，从背后的原因找机制，看病会变得更简单。

侯氏黑散还可以治疗什么疾病？比如可以治疗头痛，头痛时可以将川芎换成30g。治疗寒热错杂的肝火头痛也有效，肝火头痛不完全是一派热象，很多寒热错杂证。

侯氏黑散也能够治疗高血压，可以加桑寄生、杜仲等。桑寄生、杜仲既能补肾，又能平肝息风。

侯氏黑散之所以治疗的疾病很多，是因为给我们调整的空间很大。偏寒的去整寒，偏虚的整虚，偏痰的整痰，偏热的整热，偏上的从下焦去引。肝火上攻除了加桑寄生、杜仲，还可以加牛膝；方中用了牡蛎，还可以加龙骨、龟板。如果火象明显，菊花的力量不够，可以加夏枯草、钩藤。痰重可以加郁金、胆南星、石菖蒲等。湿重兼有头痛，把茯苓变成60g土茯苓，土茯苓专门治疗痰湿很重的头痛。

侯氏黑散既治新感又治伏邪，自身免疫病急性发作出现虹膜睫状体炎可以用它；虹膜睫状体炎快好了，就可以加上少阴经补肾的药。

侯氏黑散处方结构的延展性很大，不像其他处方的延展性很小，加减后就不再是原本的处方了。侯氏黑散阴阳、表里、寒热、虚实都考虑到了，既有转出少阳，又有陷入少阴；既有寒，又有热；既有虚，又有实；既有阴，又有阳，把八纲都融进去了。其中，表和里是转出少阳用黄芩，陷入少阴用细辛。可见，张仲景是一个很厉害的人。

再去看我们的验方六合汤。六合汤治感冒用荆芥、防风配金银花、连翘、薄荷，这是治风寒还是治风热？再加柴胡、黄芩，这是太阳病还是少阳病？还有竹叶、石膏是阳明经的药，三阳合病才能用这些药，为什么感冒初期就可以用呢？还有太子参是太阴经的药，细辛是少阴经的药，滑石、甘草是治疗湿热的，这究竟是治的什么病？通治一切感冒。感冒初期只要不是很严重，风寒、风热、体质虚、体质湿热的人都可以用这个方。当然，如果是很严重的感冒，那就不行了。大家说热证能用细辛吗？侯氏黑散就用黄芩配细辛啊！寒证能用黄芩吗？侯氏黑散还是用黄芩配细辛啊！我们会发现六合汤的配伍思想是学习张仲景的套路，看似很混乱，但是事实上并不混乱，可以根据患者的情况调整。比如，六合汤用太子参，如果气虚很明显的直接用人参、党参；如果患者咳嗽，六合汤本来就用了杏仁、苏叶，融入了杏苏散的思路；如果感冒时眼睛红，可以用桑叶、菊花。

后世很多的处方都是从侯氏黑散脱化而来的。如果单纯把菊花、黄芩摘出来，就变成了温病学派治疗感冒的一些方。后世温病学派治疗卫分证的时候，喜欢用桑叶、菊花等药物，或者用菊花配杏仁。如果把侯氏黑散里治疗内伤的那些药去掉，就成了温病的用药了，大的思路没有太大的变化。如果把侯氏黑散里的桂枝、细辛、干姜、人参、白术、茯苓这一组药去掉，加上枸杞子、熟地、山药、五味子、山茱萸、茯苓、猪苓，这就成了杞菊地黄丸。而且比杞菊地黄丸的配伍还要完善，杞菊地黄丸里没有牡蛎、矾石等药物。

4. 加减化裁

我们再集中讲一下侯氏黑散的化裁法。侯氏黑散的适应证非常广泛，延展性很强，刚开始可能用不好，用上一年以后就会对它爱不释手。

（1）菊花、黄芩：肝火重加桑叶、薄荷、钩藤、夏枯草；有湿加茵陈、藿香；夹湿的咳嗽，加杏仁、滑石，用杏仁、黄芩、滑石治疗咳嗽是吴鞠通的套路。

（2）牡蛎：如果寸脉很长过于本位，表示肝火上攻，牡蛎的力量不够加龙骨、牛膝、龟板。如果尺脉不够，表示水不涵木，加桑寄生、桑葚子、杜仲、地黄、枸杞子。

（3）桔梗、防风：火郁发之，用防风、桔梗。如果便秘，加大黄釜底抽薪，可以增强桔梗、防风的疗效。

（4）矾石：如果痰很重，加胆南星、天竺黄；如果睡眠不好，神志不清，加石菖蒲、郁金开窍。

（5）柴胡、桂枝、干姜：这3个药是柴胡桂枝干姜汤法，如有出血，把干姜换成姜炭。

（6）人参、茯苓、白术：这3个药加上当归是逍遥散法。无力重用人参，脾虚重用白术。

（7）当归、川芎：当归、川芎养肝之血，还可加地黄。如果脉芤、脉细重用当归、川芎；如果脉大，重用芍药，这是小建中汤法。脉大是指大而无力，芍药敛肝，可以治疗脉大而无力。如果头痛，川芎重用30g；如果头痛表现为湿重，就把茯苓换成土茯苓30~60g，土茯苓的剂量大才有效。

侯氏黑散可以加甘草吗？侯氏黑散不只是治疗自身免疫病，还可以治疗肿瘤等很多种疾病。如果是治疗自身免疫病，可以加甘草。如果不是治疗自身免疫病，侯氏黑散是散剂，或者用颗粒剂，可以不加甘草；如果改成汤剂煎服，就可以加甘草。因为茯苓的有效成分不溶于中性水，甘草含有的甘草酸可以把水变成酸性水，所以甘草能够促进茯苓的溶解。比如，四君子汤如果是颗粒剂，也可以不加甘草；如果是饮片煎煮，四君子汤不能去甘草。我们做过药物指纹图谱，四君子汤去了甘草煎煮出来的有效成分只有人参、白术。简言之，如果把侯氏黑散变成侯氏黑汤，必须加甘草。因为茯苓扶正、化痰又能利湿，不加甘草相当于没有用茯苓。

如果单纯为了促进茯苓有效成分的溶出，可以用生甘草，不一定用炙甘草。炙甘草偏热，侯氏黑散加生甘草没有问题。至于原方为什么没有加甘草，有待商榷。另一个解读是除非典型的寒痰，张仲景治疗痰证不喜欢用甘草，比如小陷胸汤。

二、相争太过

太阳病，过经十余日，反二、三下之。后四、五日，柴胡证仍在者，先与小柴胡。呕不止、心下急、郁郁微烦者，为未解也，与大柴胡汤下之则愈。

柴胡（半斤），黄芩（三两），芍药（三两），半夏（洗，半升），生姜（切，五两），枳实（炙，四枚），大枣（擘，十二枚），大黄二两。

上七味，以水一斗二升，煮取六升，去滓再煎，温服 1 升，日三服。

少阳病正邪相争，实则阳明，阳道实也；虚则太阴，阴道虚也。阳道实的用大柴胡汤。大柴胡汤的核心是小柴胡汤去人参、甘草，加芍药、大黄、枳实。其中，大黄通腑，治疗阳明病；芍药泻肝，能够强烈地抑制免疫。一定要记住：大柴胡汤不用人参，这个太重要了。有的中医学了"正气存内，邪不可干"，什么病都加人参。但是，如果大柴胡汤证用人参，患者免疫应答太过，可能会导致死亡。

三、肥儿散

蜈蚣 30g，天龙 30g，鸡内金 60g，山药 60g。

主治：小儿反复感冒，消瘦，纳差，多汗，多见颈部多发淋巴结肿大。

鸡内金（十全育真汤）：攻补两用。

苔腻用薏苡仁 60g（麻杏薏甘汤）代山药（薯蓣丸）。

少阳病还有一个提高免疫力的办法，就是我们的验方肥儿散。我们在太阳病篇讲过肥儿散能够治疗 EB 病毒感染。EB 病毒感染可以导致颈部两侧、锁骨上淋巴结肿大。如果这两个位置的淋巴结肿大，容易反复感冒、纳差、多汗、消瘦，多见于 7 岁以下的小孩。这种反复的感冒、纳差、消瘦、多汗，用补法解决不了问题。我们讲了有 3 个补的方——玉屏风散、桂枝汤、薯蓣丸，服用这些药解决不了问题。因为这是有实邪，这种小孩虽然表现为气虚，但是是 EB 病毒感染引起的，用补气药无效。而且这种小孩长大以后容易得癌症，因为 EB 病毒容易诱发鼻咽癌、淋巴瘤、白血病、胃癌。大约 10% 的胃癌由 EB 病毒引起。

这种小孩虽然是一个气虚的表现，但是补气不见效，一定要祛实邪。肥儿散以攻邪为主，见效很快。如何确定 7 岁以下的小孩有没有 EB 病毒感染？触诊锁骨上是否有淋巴结肿大，也可以抽血查 EB 病毒抗体。

《金匮要略》有一个经典处方是大黄䗪虫丸，治疗干血劳。"五劳虚极，羸瘦，腹满不能饮食，食伤、忧伤、饮伤、房室伤、饥伤、劳伤，经络荣卫气伤，内有干血，肌肤甲错，两目黯黑。缓中补虚，大黄䗪虫丸主之"。条文描述的就是一个虚证，但是大黄䗪虫丸里有补的药吗？没有。因为有实邪，实邪导致的虚证要以攻代补。

肥儿散也是以攻代补，核心是蜈蚣、天龙，用这两个药才有效；加鸡内金活血、化痰、固肾、止咳，又加了山药。用鸡内金攻补兼施，来自十全育真汤。用山药也可以说来自薯蓣丸法，但是为什么用薯蓣丸不见效呢？其实，肥儿散用山药最早的原因是便于散剂成形，而不是复形质。因为小孩吃药很困难，单纯用蜈蚣、天龙会吃不下去，所以需要考虑肥儿散的口味，需要把它碾成药粉。肥儿散加了山药之后更容易碾粉，和在一起更容易给小孩服用。简单地讲，肥儿散可以不用鸡内金，可以不用山药，只用蜈蚣、天龙两个药就有效，但是加上鸡内金、山药吃着口感更好，效果也可以增强一些。

如果感染 EB 病毒之后舌苔很厚腻，山药有点腻，为了散剂成形和方便服用，可以用生薏苡仁或者炒薏苡仁碾成粉代替山药。这是麻杏薏甘汤法，麻杏薏甘汤治疗 EB 病毒感染的核心就是薏苡仁。后世温病学有个薏苡竹叶汤，也可以治疗 EB 病毒感染。为什么叫薏苡竹叶汤呢？薏苡仁、淡竹叶都是禾本科植物，淡竹叶含有薏苡仁内脂，淡竹叶抗病毒，薏苡仁也抗病毒，两个药都抗疱疹病毒，合用可以增效。竹叶柳蒡汤治疗水痘，就用了淡竹叶抗病毒的作用。

为什么说肥儿散治的是少阳病？天龙、蜈蚣可以平肝息风、通络。淋巴结肿在脖子两侧、下颈部锁骨上，这是少阳经经过的地方。患这种病的小孩在颈部两侧到锁骨上，能摸到淋巴结肿大，这是少阳入络，伤了经络，沿着少阳经起了一个个肿大的疙瘩。这种小孩挺多，之所以临床不常见，是因为很多医生从来不摸患者的淋巴结，来一个开桂枝汤，来两个开玉屏风散。如果摸患者的淋巴结，就会发现有问题。

如果患者的淋巴结不肿大，用肥儿散的效果不好，用桂枝汤、玉屏风散等处方就有效。如果患者有淋巴结肿大，用桂枝汤、玉屏风散就解决不了问题了。淋巴结肿大到了少阳经，就不是桂枝汤、玉屏风的适应证了。为什么到了少阳经容易反复感冒？到了少阳经正邪不争，老被病毒感染。

是不是任何淋巴系统的问题都能用肥儿散？不行。第一，肥儿散对成人的效果不好，对小孩的效果很好。第二，淋巴结肿大一定是在颈部两侧。小孩免疫力低下主要有两类情况，一种情况是没有两侧的淋巴结肿大，多是桂枝汤、玉屏风散证。低钙也可以免疫力低下，缺钙的小孩也反复感冒，用龙骨、牡蛎都能有效。另一种情况是颈部两侧淋巴结肿大，此时用桂枝汤、玉屏风散就解决不了了。有好多小孩都是这种类型，我们一定要及时治疗。如果不治疗，这种小孩长大以后容易得癌症。

四、伏邪转出少阳

《伤寒论·辨脉法》："师曰：伏气之病，以意候之。今月之内，欲有伏气，假令旧有伏气，当须脉之。若脉微弱者，当喉中痛，似伤，非喉痹也。病人云：实咽中痛。虽尔，今欲复下利。

脉微细：少阴之为病，脉微细，麻黄细辛附子汤。

少阳化热：冬伤于寒，春必病温。

咽痛：似伤，非喉痹也。病人云：实咽中痛。

今欲复下利：黄芩汤。"

这条讲的是如果患者咽中痛，脉微弱，说明少阴转出少阳。咽中痛是少阳，脉微弱是少阴，少阴之为病，脉微细也。

这是讲伏邪，伏邪发作之前，首先是少阴转出少阳，而且这种人常伴有便溏。"虽尔，今欲复下利"，便溏是个或然证，可以有也可以没有。"复"是同时又发生的意思。

但是，患者一定是脉微弱，喉咙痛。"当喉中痛，似伤，非喉痹也"，什么叫"非喉痹也"？用半夏厚朴汤不见效。这种情况，急性发作时可以咽喉痛，慢性发作时常表现为吞之不下，吐之不去。因为淋巴滤泡刺激咽喉，导致咽喉不舒服，常常会把它当作半夏厚朴汤证，用半夏厚朴汤无效。

这就是伏邪转出少阳。什么叫伏邪转出少阳？伏于少阴，发于少阳。"咽中痛，脉微弱"预示着几天后患者的症状就要复发了，比如关节就要痛了，皮疹就要起来了，肝脏、肾脏损害等症状就要急性发作了。

这是《伤寒论·辨脉法》的内容，我们很多人学习《伤寒论》，不学"辨脉法""平脉法""伤寒例"，开篇就学"太阳病脉证并治"。其实，《伤寒论》第一篇是张仲景的原序，需要好好读，里面有很大学问；读完序再读"平脉法""辨脉法""伤寒例"；然后才是"辨太阳病脉证并治"。很多人也不读《金匮要略·禽兽鱼虫禁忌并治》。这样学习把整个《伤寒杂病论》砍了头、砍了脚，只留了个身。很多人学的《伤寒杂病论》没头没尾，实际上它是很完整的。

五、阴阳毒

阳毒之为病，面赤斑斑如锦纹，咽喉痛，唾脓血，五日可治，七日不可治，升麻鳖甲汤主之。

升麻（二两），当归（一两），蜀椒（炒去汗，一两），甘草（二两），鳖甲（炙，手指大一片），雄黄（研，半两）。

上六味，以水四升，煮取一升，顿服之，老小再服。取汗。

（《肘后》、《千金方》阳毒用升麻汤，无鳖甲有桂；阴毒用甘草汤，无雄黄。）

阴毒之为病，面目青，身痛如被杖，咽喉痛，五日可治，七日不可治，升麻鳖甲汤去雄黄蜀椒主之。

"阴毒之为病，面目青，身痛如被杖"，多见于多发性骨髓瘤，转出少阳则咽喉痛。

多发性骨髓瘤表现为一身疼痛,像被棍子打了一样。为什么会一身疼痛?因为多发,全身的骨头都可以长骨髓瘤。多发性骨髓瘤的特点表现为面部青,疼痛剧烈的时候身痛如被杖。多发性脊髓瘤属于肿瘤的范畴,不是免疫病,我们不展开讲解。

"阳毒之为病,面赤斑斑如锦纹,咽喉痛,唾脓血",这条描述的是红斑狼疮的症状。"面赤斑斑如锦文"叫作蝶形红斑。

"咽喉痛,唾脓血",红斑狼疮急性发作就有咽喉的症状。如果患者出现咽喉的症状,随后就要急性发作了。

红斑狼疮患者急性发作,可以在升麻鳖甲汤的基础上,加黄芩、郁金、细辛,这都是我们讲的套路;患者有红斑,有血管炎,可以加连翘、荆芥、丹皮等药物。

我们的加味黄芩汤里面没有止血的药,临床可以对症加止血的药。比如治疗过敏性紫癜,可以加茜草、白茅根、地骨皮等药。其中,地骨皮能够增强血小板的功能,也有助于止血。加味黄芩汤加了茜草、白茅根、地骨皮,治疗过敏性紫癜的效果更好。为什么处方里没有?因为这是或然证,只有治疗过敏性紫癜等疾病才会用到这些药。而加味黄芩汤是对病的,临床有其他症状可以化裁。

地骨皮是治疗血小板减少的专药。比如肝硬化患者刷牙时经常牙龈出血,这种人的血小板功能不好或者数量减少,地骨皮就是治疗专药,可以用地骨皮30g治疗血小板减少。我们讲一病有一方,一方有一药。患者只是牙龈出血,如果不知道地骨皮是专药,只能按辨证论治的套路,用四物汤等药物治疗,效果也不好。用什么四物汤呢?30g地骨皮煎汤服用,几天就好了。所以,中医要强调药物的专性。

第三节　少阳化火

少阳化火指两个问题，第一个问题是继发感染。继发感染之后嗓子痛，比如病毒感染继发链球菌感染，就是少阳化火了。为什么少阳化火呢？因为少阳之上，火气治之。风寒火热燥湿配到六经，太阳之上，寒气治之；少阴之上，热气治之；阳明之上，燥气治之；太阴之上，湿气治之；少阳之上，火气治之；厥阴之上，风气治之。疾病可以通过少阳化火。

第二个问题是伏邪外发。伏邪外发，发自少阳。如果伏邪患者的嗓子痛，说明红斑狼疮要发作了、肾炎要发作了、心内膜炎要发作了。《伤寒杂病论》记载了伏邪外发，转出少阳。第一个是"平脉法"讲了伏邪的脉证，"脉微弱者，当喉中痛似伤"，告诉我们咽中伤，此为伏邪。第二个是升麻鳖甲汤的条文讲到了"咽喉痛，唾脓血"。

黄芩汤

太阳与少阳合病，自下利者，与黄芩汤；若呕者，黄芩加半夏生姜汤主之。

黄芩（三两），芍药（二两），甘草（炙，二两），大枣（擘，十二枚）。

上四味，以水一斗，煮取三升，去滓，温服一升，日再，夜一服。

黄芩汤是治疗伏邪温病的祖方，几乎所有治疗伏邪温病的处方都是从黄芩汤脱化而来。比如，黄芩汤证见舌苔厚腻，苔白如积粉，加草果、槟榔、厚朴，那是达原饮；黄芩汤证见舌苔薄或者舌上有裂纹，加豆豉、玄参，那是柳宝诒《温热逢源》治疗伏邪温病的处方。这两个处方都是来自黄芩汤，一个是治疗伏邪温病湿重的，一个是治疗伏邪温病湿不重，或者舌苔偏薄、舌上有细小裂纹的。

达原饮是黄芩汤去大枣，加草果、槟榔、厚朴、知母。伏邪发作了之后，可以用知母。伏邪发作可以从少阳转出太阳、转入阳明，转出太阳是太阳类证，可以加治疗温病的药物；转入阳明还可以加石膏等阳明经的药物。

黄芩汤是治疗伏邪温病的祖方，抓住这一点，就知道了治疗伏邪温病的大方向。

第四节　少阳截断

一、咽喉截

初起在表，传至咽喉半表半里，由咽入里，传入阳明，甚者内陷少阴。发生细菌性心内膜炎、病毒性心肌炎、肾小球肾炎、肾病综合征、狼疮性肾炎、风湿性心脏病等。

少阳为枢机，疾病到了少阳，若不截断会出现两个问题：传入阳明、内陷少阴。疾病初起在表，感冒初起鼻塞、流清鼻涕，然后传至咽喉半表半里，此时需截断。若不截断，要么顺传传入阳明，发展为白虎汤证；要么逆传内陷少阴。传阳明还简单，继发支气管炎等疾病，中医用白虎汤之类的处方化裁，西医用抗生素等治疗。关键是内陷少阴，会发生细菌性心内膜炎、病毒性心肌炎、肾小球肾炎、肾病综合征、狼疮性肾炎、风湿性心脏病等疾病。一旦陷入少阴，这些疾病都很难治疗。

我们再看九味羌活丸，它是金元时期治疗感冒的通治方，用来代替麻黄汤。九味羌活丸多是疏风解表除湿的药，但是多了3个药：黄芩、细辛、生地。九味羌活丸善于除湿，用了一些疏风除湿的药，治的是风寒感冒，可以夹湿、也可以不夹湿。感冒初起，我最推荐的一个古方是九味羌活丸。如果刚刚觉得有一点不舒服，一受风寒，感冒初起症状不典型的时候，最好的一个古方是用九味羌活丸，也可以用我们的验方六合汤。

九味羌活丸明明治的是一个风寒感冒，为什么用黄芩、细辛、生地？这个处方的优点就体现在黄芩、细辛、生地。只有理解了这一点，才真正理解九味羌活丸配伍的精妙之处。这3个药是从少阳截断，不使疾病传入少阴。其中，用黄芩清少阳，偏寒的用细辛，偏热的用生地，阻断疾病陷入少阴。

治疗感冒一定要看患者的咽喉。外感传入少阴，我们叫作从少阳陷入少阴，而以自身免疫病为代表的伏邪急性发作，我们叫作从少阴转出少阳。如果自身免疫病患者平时都好好的，突然说"大夫，我咽喉痛"，你要问他"感冒了吗?"如果没有感冒，坏了，疾病要从少阴又转出少阳了，过几天他的皮疹又出来了，红斑狼疮、肾炎等疾病就要急性发作了。当患者嗓子痛的时候，马上就得用药，赶快去清少阳。不能说只是咽喉痛没有事，若不治疗，过几天疾病就要发作了！

二、少阳脉证提纲

"少阳之为病，口苦、咽干、目眩也。"口苦是少阳病的独证，是因为胆汁反流，胆红素升高（比基础胆红素高）。咽干是由于太阳在头，少阳在喉，阳明在胃。说明少阳病为太阳病继发细菌感染。

三、咽部淋巴环

为什么我们要从咽喉截断？我们看彩图 18，咽淋巴内环包括扁桃体是人体免疫的第一个环。在咽部组织里面还有一个咽淋巴外环，里面都是淋巴结。我们肉眼看见的是咽淋巴内环，咽淋巴外环在肉里面，看不见。

咽部的淋巴组织是人体防止病原微生物入侵的一个重要关口。病原微生物必须突破这个关口，才能够到支气管，才能够到肺。如果没有这个关口，就容易反反复复地发生肺炎。咽喉有大量的淋巴组织，恰恰可以给自身免疫病发出信号，自身免疫病发作淋巴就活化，淋巴一活化了，咽喉就疼痛。

我们要学会看咽喉，患者张开嘴发出"啊……"的声音，医生用压舌板轻压舌的前 2/3，就可以看到咽部淋巴环。患者发生炎症时，如果咽部颜色很淡，说明是阳虚型的炎症；如果咽部颜色很深，说明是偏热的炎症。

有些咽部淋巴细胞活化，常常在咽部形成淋巴滤泡，刺激咽喉，吞之不下，吐之不去。这类患者咽喉处有很多白色的小点，这是阳虚的炎症，常常合并自身免疫病。这种情况用半夏厚朴汤没有效。抑郁症导致的梅核气，咽中如有炙脔，用半夏厚朴汤才有效。如果是淋巴滤泡刺激咽喉，导致的吞之不下，吐之不去，用半夏厚朴汤没有效，这是免疫系统的问题，需要用抑制免疫的药物。比如，用麻黄细辛附子汤加黄芩、郁金等类似的处方，可以用六经辨证选择处方。我们临床治疗梅核气，一定要明白有效为什么有效，没效为什么没效，治疗其他疾病也要这样。

四、少阳截断图

很多疾病都可以从少阳截断。对彩图 19 的详细讲解见于《吴述伤寒杂病论研究》，主要讲了疾病发出少阳有什么表现，该怎么处理；陷入少阴有哪些疾病，该怎么处理。其实就是讲新感陷入少阴会出现哪些严重的疾病，以及伏邪（自身免疫病、过敏性疾病等）如何发出少阳。

我们把这个图看明白，再去读温病学，就会知道温病学治疗伏邪的方，第一祖方就是黄芩汤的变化。要么就是蒿芩清胆汤，蒿芩清胆汤是小柴胡汤的变化，因为湿很重，去了黄芩汤的芍药，加了薄荷、滑石等药，都是同样的套路。温病还有方叫杏仁滑石汤，治疗湿热病化热。这个热没有少阳的症状了，应该清阳明，但是处方除了清阳明的药，还加了两个药——黄芩、郁金。

一般人很难理解这两个药。加黄芩还可以说是黄连配黄芩，但是没有任何精神症状，为什么加郁金？这就是我们讲的少阳截断的套路。这种湿热病如果从少阳陷下去就是心内膜炎、肾病等疾病。我们治疗外感疾病，也经常加郁金。按照温病学的说法，神志昏迷才加郁金，痰蒙神窍才加郁金。吴鞠通反反复复地说热入营分"外热一陷，里络即闭"，就会影响到神志，所以加郁金、石菖蒲。但是，如何让外热不陷呢？杏仁滑石汤。条文写得很清楚，叫作"湿蕴成热"，就是湿热病湿兼化热，病久不愈就化热，杏仁滑石汤主之，方中加了黄芩和郁金。

《温病条辨》条文写得很清楚，只是我们没有读懂。杏仁滑石汤不是随便用的药，有着非常深刻的道理。杏仁滑石汤治疗湿兼化热，我们讲它是怎么凑出来的。患者夹湿感冒，过几天扁桃体肿了。吴鞠通就讲因为是夹湿感冒，所以我们用杏仁、滑石、木通，也可以用通草，木通、通草可以互换；再加半夏、陈皮等除湿的药物；化热了，一定要加黄连；黄连后面还有两个药——黄芩、郁金。如果不加黄芩和郁金，扁桃体肿不能从少阳截断，一旦陷入少阴，就会出现温病后面的脚肿等症状，也就是会发生急性肾小球肾炎等疾病。

第五节　少阳动风

少阳动风不是指中风，不是指脑出血等疾病，荨麻疹、痉挛性咳嗽等疾病都是中医讲的动风。

一、加减小柴胡汤

柴胡25g，黄芩9g，细辛3g，生姜3g，大枣9g，郁金30g，炙甘草9g，芍药9g。

1. 组成

加减小柴胡汤是治疗自身免疫病、过敏性疾病的常用验方。这些疾病表现为少阳病，同时湿不重的，可以用加减小柴胡汤。

加减小柴胡汤用柴胡、黄芩、细辛、大枣、郁金、甘草、芍药。我们经常不用生姜，因为生姜辛温，有些刺激性。这个方与小柴胡汤有些区别：第一，黄芩配郁金来自杏仁滑石汤，这是学的吴鞠通的思路；第二，黄芩配细辛来自侯氏黑散；第三，黄芩配芍药来自黄芩汤，《伤寒论》小柴胡汤的加减法中也有。

加减小柴胡汤是小柴胡汤去人参、半夏；生姜减量，也可以不用；加郁金、细辛、芍药；之所以保留大枣，是因为大枣是一个免疫抑制剂。这个方可以强烈地抑制组织胺的释放，所以抗过敏。它治疗的过敏性疾病表现为不夹湿的少阳病，一定要记住是不夹湿的。

如果夹湿要加除湿药，单纯疏解少阳就不见效了。

我们讲过过敏性疾病表现为太阳病，不夹湿的，代表性处方是桂枝麻黄各半汤。少阳病的代表方则是加减小柴胡汤。

加减小柴胡汤的力量是不是弱呢？是的。因为加减小柴胡汤治疗过敏性疾病、自身免疫病表现为少阳症状的，其他的药物不是必需的，所以处方中就没有。如果是过敏性疾病，比如过敏性皮疹、湿疹、荨麻疹，皮肤痒可以加荆芥、防风。加防风是祝谌予先生的过敏煎法。但是自身免疫病可以不痒，所以处方里没有用荆芥、防风。

2. 方解

冬伤于寒，细辛散少阴肾之寒气，郁金开少阴心之心窍：

少阳正邪相争，咽痛，链球菌感染，易致肾小球肾炎或感染性心内膜炎，即陷入少阴。

郁金入血，凉血散血，营息而卫消，诱导正邪不争。

（1）冬伤于寒："冬伤于寒，春必病温"，一定要加细辛治冬伤于寒。因为伏邪就是围绕少阴、少阳这条轴转出去、转出来，所以发自少阳，就要从少阳去治，加一味细辛兼顾少阴的寒邪。

细辛含有的细辛醚，煎煮之后就没有毒性了，3g 也没有关系。细辛还含有微量的马兜铃酸，第一，肾病患者不能长期服用；第二，在肾衰竭的时候不要用。一般情况下，用 3g 细辛没有关系。

（2）冬不藏精：冬不藏精，水不涵木加地黄、首乌、山药、山茱萸等药物。

（3）血分截断：疾病发自少阳气分，容易入血，如果舌质深红，单用芍药就不够了，可以加丹皮。丹皮可以诱导免疫耐受，使正邪不争，能够治疗免疫病。

（4）去人参：既然疾病已经转出少阳，已经急性发作了，就不能用人参了，要防止炎症反应过强。

　　总的来讲，冬伤于寒加细辛，冬不藏精加地黄、首乌、山药、山茱萸等药。之所以用首乌，因为首乌是一个免疫抑制剂。如果发自少阳兼有血分的热，患者的舌质很红，一定要加丹皮，以增强芍药的作用。芍药可以用白芍，也可以用赤芍。既然是急性发作，就要去了人参。如果患者的舌质淡，你又觉得一定要扶正，建议太子参20~30g。如果已经急性发作了，一个参都可以不用。

　　我们治疗免疫功能低下的慢性感染，用的是小柴胡汤化裁，促进正邪相争；我们治疗免疫功能亢进的自身免疫病、过敏性疾病，用的还是小柴胡汤化裁。但是化裁的思路和方向就变了，一个是促进正邪相争，一个是抑制正邪相争。基本的结构都是用柴胡、黄芩疏解少阳，在此基础上，加扶正的药物就能促进免疫应答，加抑制的药就能抑制免疫应答。

二、正柴胡饮

　　柴胡、防风、陈皮、芍药、甘草、生姜。

　　可抑制组织胺释放，治疗感冒（西医：扑尔敏）。

　　过敏性疾病为什么可以从少阳去治？因为抑制少阳的药物，可以调节生物活性介质的释放，所以可以治疗感冒，也可以治疗过敏。明白了这个道理，就知道了西医治疗感冒为什么加扑尔敏，为什么用抗过敏药治疗感冒。中医的小柴胡汤可以治疗多种感冒，包括感冒初起表现的太阳证。荆防败毒散用柴胡，就是这个原因。正柴胡饮能治疗感冒，也是这个原因。

三、加味黄芩汤

　　黄芩9g，白芍9g，大枣6g，甘草6g，丹皮6g，郁金9g，细辛

3g，荆芥 9g。

主治：伏邪转出少阳，各变态反应与自身免疫病急性期。从西医角度讲每个药都是专门选的免疫抑制剂，用中医理论也能解释。荆芥疏风还凉血，中医治血证（紫癜等），实质为西医三型变态反应的血管炎。因此疏风药不是随便选的。

我们的验方加味黄芩汤用黄芩、芍药、大枣、甘草、细辛、荆芥、丹皮、郁金，全是免疫抑制剂。原方甘草用 6g，若要快速控制免疫应答，可以用 30g；如果大便秘结，白芍可以用 30g；丹皮配芍药是丹栀逍遥散的架构；郁金配黄芩、细辛配黄芩都是我们常用的套路；方中用荆芥，还可以加防风。

加味黄芩汤治疗伏邪转出少阳和各种变态反应的急性期。

少阳病除了小柴胡汤，就是黄芩汤，要么在小柴胡汤的基础上加减，要么在黄芩汤的基础上加减。加减小柴胡汤更偏气分，加味黄芩汤更偏血分，到了血分不需要用柴胡了，可以加丹皮、荆芥、连翘、郁金等入血分的药，还可以用当归、首乌等药物。

加味黄芩汤就是黄芩汤的架构，丹皮配芍药、黄芩配郁金、黄芩配细辛都是套路，都是学习的张仲景、吴鞠通。如果肾虚可不可以加地黄？血虚可不可以加首乌？痒可不可以加防风？夹湿可不可以加苦参、苍术？都可以的。

如果用加味黄芩汤治疗过敏性紫癜，可以加连翘、白茅根。其中，白茅根止血、利尿又解表。有两个常用的利尿又发表的药是芦根和白茅根，芦根入气分，白茅根入血分。这些验方没有必要背诵，明白思路是最重要的，我们讲过免疫药物，知道了处方思路，临床把免疫药理中的药物一组合就出来了。

四、痉咳方

柴胡 9g，白芍 30g，厚朴 9g，杏仁 3g，蜈蚣 3g，全蝎 6g，甘草

6g，广木香9g。

主治：百日咳，痉挛性咳嗽。

痉咳方用柴胡、芍药、厚朴、杏仁、蜈蚣、全蝎、甘草、木香，治疗百日咳、痉挛性哮喘（变异性哮喘）。前面讲过变异性哮喘，患者一阵一阵地咳，这不是咳嗽而是哮喘，但是我们常把它当成咳嗽。如果抽血查血常规，可以发现患者的嗜酸性粒细胞升高，说明这是哮喘，是过敏性疾病。如果不化验血，这种咳嗽的特点也很典型，患者的气管收缩痉挛，一咳嗽就止不住，会连续地咳嗽，而且没有太多痰。

痉咳方用厚朴、杏仁扩张支气管，治疗咳嗽；柴胡、芍药解痉，从少阳去治；全蝎、蜈蚣息风解痉；木香也可以解痉，扩张支气管。

木香具有解痉的作用，我们举两个例子。第一个，五磨饮、六磨饮治疗肠道痉挛就用了木香。第二个，阴茎血管痉挛之后，不能充血会导致阳痿，中医有个验方用蜈蚣、芍药、甘草、木香治疗阳痿。这个验方治的是紧张性的阳痿，不是雄激素低的阳痿。这种紧张性的阳痿，补肾没有效。这种人一看见美女就浑身冒汗，心跳150次，血液被打到外周血管，血不往下走，下面的血管痉挛、不充血，阴茎就无法勃起。当然我们形容得比较过度了，其实没有这么夸张。这种阳痿不是激素水平低导致的，可以用蜈蚣、芍药、甘草、木香治疗。其中，芍药、甘草解痉，来自芍药甘草汤法；蜈蚣、木香也能解痉。

我们用这个处方化裁治疗咳嗽，本质上都是为了解除平滑肌的痉挛，一个是解除支气管平滑肌痉挛，一个是解除血管平滑肌痉挛。

痉咳汤是我父亲治疗百日咳的处方。百日咳那种咳嗽属于支气管痉挛，全蝎可以用3~6g，如果打粉吞服就要少用一点儿。痉咳汤的剂量是用水煎服的量，如果打粉吞服，全蝎可以用3g，小孩根据年龄可以用1g或2g。痉咳汤打粉吞服比水煎服的效果好，小孩难以吞服，就可以煎服。

痉咳方去了厚朴、杏仁，就可以治疗紧张性的阳痿了。为什么去厚朴、杏仁？阳痿的人不咳嗽，所以就去了。其实，机制是一样的，阳痿是下面的血管平滑肌痉挛，咳嗽是上面的气管平滑肌痉挛。我们把治疗紧张性阳痿的处方加上厚朴、杏仁，就可以治疗哮喘、痉挛性咳嗽了。中医是通的，就是要针对不同的疾病，作一些加减化裁。

为什么加厚朴、杏仁？除了用的是厚朴麻黄汤法，《伤寒论》还有一条"喘家作桂枝加厚朴，杏仁佳"，这是张仲景的用药套路。

第六节　少阳入络

一、湿热侵入经络脉隧方

湿热证，三四日即口噤，四肢牵引拘急，甚则角弓反张，此湿热侵入经络脉隧中。宜鲜地龙、秦艽、威灵仙、滑石、苍耳子、丝瓜藤、海风藤、酒炒黄连等味。

湿热侵入经络脉隧方来自薛生白的《湿热病篇》，能够治疗神经系统和免疫系统疾病。第一，"三四日即口噤，四肢牵引拘急，甚则角弓反张"，这是神经系统疾病。第二，它能够治疗免疫疾病，尤其是免疫疾病影响到神经、骨关节肌肉的活动，最常见的是强直性脊柱炎。我们讲过苍耳子能够通督脉，与鹿茸通督脉不一样，它可治疗强直性脊柱炎。强直性脊柱炎主要有两种：一种偏寒的，要在葛根汤的基础上加附子、地黄、豨莶草等药物；一种偏热的，可以用湿热侵入经络脉隧方化裁。

我们对湿热侵入经络脉隧方做了加减：把酒炒黄连换成黄芩，海风藤换成豨莶草，再加芍药、甘草。这就是我们治疗湿热性强直性脊柱炎的基本方。海风藤换成豨莶草，是因为豨莶草具有强烈的免疫抑制作用；酒炒黄连换成黄芩，加芍药、甘草，也是因为这些药物是免疫抑制剂。

如果有些西医知识，就更能理解为什么加黄芩、芍药、甘草。强直性脊柱炎常常合并溃疡性结肠炎，溃疡性结肠炎也是一个自身免疫病，属于中医的慢性痢证。溃疡性结肠炎患者容易发生强直性脊柱炎，它的湿热首先在肠胃，然后侵入经络脉隧，发生强直性脊柱炎。黄芩汤是中医治疗溃疡性结肠炎的基本方。所以，我们常常把薛生白湿热侵入经络脉隧方里的黄连改成黄芩，加芍药、甘草。

我们讲过湿热侵入经络脉隧方里的地龙能够抑制免疫；秦艽能够抑制免疫，调节激素分泌；威灵仙也是一个典型的免疫抑制剂，可以治疗类风湿等骨关节、肌肉的疾病；苍耳子也是个免疫抑制剂；海风藤也有免疫作用，但是我不太常用；然后用滑石利尿，治疗湿热病；黄连换成黄芩；既然影响肌肉、骨关节的运动，加芍药、甘草解痉。黄芩、芍药、甘草就是黄芩汤法。这样就把薛生白的方做了更好的化裁。

临床使用古人的处方，只有明白机制才会化裁。比如，如果湿不重，可以去了滑石，滑石是一个对症的药。我们讲过很多次，对症的药可以用，也可以不用。如果患者苔腻湿重，还可以再加滑石，也可以加苍术等药。如果疼痛明显，可以加徐长卿，徐长卿既止痛，又抑制免疫。湿热侵入经络脉隧方的用药比较巧妙，丝瓜藤、海风藤、苍耳子、威灵仙都能通络，走关节、走经络。

湿热侵入经络脉隧方可以治疗强直性脊柱炎，也可以治疗湿热型的类风湿。类风湿一般都是阳虚型的，湿热型的少，10个患者有9个人都有阳虚。

　　这个方非常经典，很多研究温病的人喜欢用这个方。我有个学生吴喜华是肛肠科医生，他用这个方治疗便秘。他的研究是"腰 4、腰 5、骶 1 椎间盘变性、突出；椎管退行性变、狭窄；腰椎附属结构纤维织炎、终板炎等相关因素波及、刺激或压迫骶神经所造成的骶神经功能障碍"。简言之，腰椎间盘、周围组织或者软组织的炎症压迫神经（神经是经络脉隧），神经受到压迫之后不能支配肠道，就形成了便秘。这种便秘不用通腑的药，就用了湿热侵入经络脉隧方化裁。用这个方抗炎，解除神经的压迫，大便就通畅了。

　　这个方还可以治疗坐骨神经痛。梨状肌的炎症压迫坐骨神经，导致坐骨神经痛，需要抗炎、缓解压迫。湿热侵入经络脉隧方最特殊的就是治疗湿热型的强直性脊柱炎，中医没有别的办法就是用它了。因为其他的病都有好多办法治疗，而湿热型的强直性脊柱炎，没有其他办法。至少目前为止，我找到的就用这个方化裁，这是它最独特的地方。

　　自身免疫病第一是很难治，第二是因为免疫病只有一部分人可以彻底治愈，第三是治疗周期长，需要治疗两三年。我们学习中医免疫病学要去帮助这部分患者。

二、黄芩汤

　　太阳与少阳合病，自下利者，与黄芩汤；若呕者，黄芩加半夏生姜汤主之。

　　强直性脊柱炎经常合并溃疡性结肠炎。这一条就是我们讲的黄芩汤治下利。

三、当归拈痛汤

　　治湿热为病，肩背沉重，肢节疼痛，胸膈不利。

白术（五分），人参（去芦），苦参（酒炒），升麻（去芦），葛根、苍术（各二钱），防风（去芦），知母（酒洗）、泽泻、归身（各三钱），炙甘草、黄芩（酒洗）、茵陈（酒炒）、羌活（各五钱）。

上㕮咀，每服一两，水二大盏煎至一盏，去滓，食远服。

当归拈痛汤也能够治疗免疫系统湿热型的骨关节疼痛。当归拈痛汤的作用与湿热侵入经络脉隧方的区别是什么？湿热侵入经络脉隧方治疗关节活动不利，比如强直性脊柱炎；当归拈痛汤的作用侧重止痛，能够止痛、消肿，可以治疗类风湿关节炎变成湿热证的。

当归拈痛汤为什么用白术、人参、甘草？因为湿热病常常有脾虚，所以加了一些补气的药，调节消化道的功能。当归拈痛汤基本上是以免疫抑制为基础，在一堆免疫抑制的药物里面，用一点儿人参没有关系。

四、葛根汤

太阳病，项背强几几、无汗、恶风，葛根汤主之。葛根（四两），麻黄（去节，三两），桂枝（去皮，二两），生姜（切，三两），甘草（炙，二两），芍药（二两），大枣（擘，十二枚）。

上七味，以水一斗，先煮麻黄、葛根，减二升，去白沫，内诸药，煮取三升，去滓，温服一升，覆取微似汗。余如桂枝法将息及禁忌，诸汤皆仿此。

太阳与阳明合病者，必自下利，葛根汤主之。太阳与阳明合病，不下利，但呕者，葛根加半夏汤主之。

我们讲了强直性脊柱炎有两个类型，一个类型是葛根汤证，需要加地黄、附子等药。

"太阳与阳明合病者，必自下利，葛根汤主之。太阳与阳明合病，不下利，但呕者，葛根加半夏汤主之。"我们看葛根汤的条文与黄芩汤的条文很相似啊，都是一个套路，只不过一个是寒证，一个是热证，一寒一温而已。强直性脊柱炎主要就这两个类型。

强直性脊柱炎患者的男女比为 2：1~3：1。

强直性脊柱炎除了合并溃疡性结肠炎，还可以合并虹膜炎。合并虹膜炎怎么办呢？可以用侯氏黑散。侯氏黑散证有寒象，如果完全偏热不偏寒，就可以用湿热侵入经络脉隧方化裁。我们已经把黄连变成了黄芩，再加上菊花 40g，就融入了侯氏黑散的思路。如果担心用药有些寒，可以加细辛 3g。既然眼睛有病，可以加防风，这都是侯氏黑散的套路。

第七节　少阳养胎

一、妊娠

妊娠——嵌合体

父本+母本：异物。

性激素（雌激素）：免疫增强。

孕激素（雄激素）：免疫抑制。

胎儿是个嵌合体，他是父本加母本，相对母体而言是个异物。妊娠以后雌激素升高，雌激素是个免疫增强剂；孕激素也升高，孕激素是个免疫抑制剂，孕激素、雄激素都有免疫抑制作用。第一，孕激素水平低会导致胎儿发育停缓，或者是死胎、流产。第二，孕激素水平低，免疫系统会攻击胎儿。因为胎儿是个异物，缺少了抑制免疫系统的激素，母亲的免疫系统就会攻击胎儿。

女性的身体很"聪敏"，平时体内孕激素水平不高，排卵前和怀孕后孕激素就升高。

二、养胎

少阳：免疫。

少阴：发育/免疫（激素）。

太阴：生长（营养）。

养胎可以从 3 点着手：从少阳抑制免疫应答；从少阴促进胎儿的发育，同时通过升高激素水平，抑制免疫应答；从太阴促进胎儿的生长。简言之，免疫抑制在少阳，发育靠少阴，肾主发育，生长靠太阴。

1. 当归散

妇人妊娠，宜常服当归散主之。[改善过敏体质，防治排异流产与婴儿过敏]

当归、黄芩、芍药、川芎（各一斤），白术（半斤）。

上五味，杵为散，酒饮服方寸匕，日再服。[古之米酒，非今之白酒，妊娠不可与之] 妊娠常服即易产，胎无疾苦。产后百病悉主之。

《金匮要略》的当归散，当归、黄芩、芍药这 3 个药都是抑制免疫的，再加上一个促进生长的白术。

2. 寿胎丸

菟丝子 120g（炒炖），桑寄生 60g，续断 60g，真阿胶 60g。

《医学衷中参西录》的寿胎丸能够提高激素水平。菟丝子、桑寄生、续断能够特异性地提高孕激素水平，促进排卵，尤其菟丝子是一个提高孕激素水平的专药，在所有的中药中，提高孕激素水平最好的药是菟丝子。

3. 加味寿胎丸

炒菟丝子 30g，桑寄生 30g，续断 30g，炒杜仲 20g，黄芩 3~9g，白术 9g，阿胶 6g。

主治：补肾，安胎。

我们的加味寿胎丸来自《医学衷中参西录》的寿胎丸，是所有化裁方中最好的，融入了太阴、少阴、少阳。

加味寿胎丸是寿胎丸合当归散，用寿胎丸补充孕激素，然后取了当归散中的黄芩、白术，一个抑制少阳，一个补太阴。处方也可以用当归、芍药，原方用了阿胶，就没有用当归、芍药。如果有炎症，就可以加当归、芍药。当归要用当归头，不要用当归尾，当归头养血的作用强一些，当归尾活血的作用强一些。

加味寿胎丸能够提高激素水平、补养气血、促进胎儿生长、抑制少阳的免疫应答，所以能够保胎。

杜仲在方中起什么作用？杜仲能够养胎。孕妇流产之前会腰痛，补肾填精养胎药这么多，之所以选择杜仲是因为它可治疗流产前的腰痛。我们临床选择药物要精准，为什么不选桑葚子、山药、山茱萸？它们都不行。菟丝子、桑寄生、续断、杜仲，这4个药各个中医古籍都记载了它们有固胎的作用。为什么以菟丝子为第一个药？菟丝子是促进孕激素分泌最强烈的中药。然后再用黄芩抑制免疫应答，用白术、阿胶补气补血促进胎儿生长。我们的加味寿胎丸与张锡纯的寿胎丸相比，合上了《金匮要略》当归散，我们要传递的思想是古今一统！

孕妇流产多发生在怀孕3个月的时候，在3个月之前可以吃一个月的加味寿胎丸。它不只是治疗流产，也能促进胎儿发育。比如以前有一个患者来找我，她的胎儿肠道没发育，西医没有办法，建议把孩子拿掉。胎儿正好处在肠道发育的期间，然后就服用了加味寿胎丸。服用1个多月之后，B超显示肠道发育了，后来出生的小孩很健康。那么，肠道没发育的胎儿如果过了肠道发育的那个时间，再吃药行不行？不行！一旦发现胎儿肠道没有发育完全，就要立刻吃药，一过了这个时间点，服药就无用了。现在孕妇都要做产检，产检一发现问题，就要立刻服药。

如果孕妇唐氏筛查有问题，服用加味寿胎丸有没有用？这个可能就不行了，因为改不了胎儿的基因。实际上行不行需要实践证明，我感觉不行。加味寿胎丸可以用于流产、胎儿发育不好等多种疾病。其实就是治疗激素水平低了、黄体功能不全，这是最常见的类型。如果是有家族遗传病，肯定是解决不了的问题。孕妇最常见的问题就是激素水平低，用加味寿胎丸治疗就比较直接。

加味寿胎丸安胎的核心是有一个免疫学思维的用药——黄芩。一般来说："产前忌温，产后忌凉。"我们在治疗产前疾病的时候，都会加小剂量的黄芩。这样生出来的孩子不容易过敏，中医叫作"清胎毒"。《金匮要略》当归芍药散煎煮法中讲"妊娠常服即易产，胎无疾苦"，就是指能清胎毒，小孩出生后不易长湿疹，不容易过敏。我们在临床中，有的婆婆来了说："我儿媳妇怀孕了，要吃几剂清胎毒的药。"可以根据"妇人妊娠，宜常服当归散主之"开当归散，方中有黄芩、芍药，生出来的小孩不容易得湿疹，不容易得黄疸，不容易得过敏性疾病。一般没有婆婆给儿媳妇开3个月药的，一般开3~5剂，少的吃3剂，多的就吃5剂。怀孕什么时候开始服用？一般婆婆都是在儿媳妇怀孕几个月后来找医生，孕妇怀孕几个月以后是怀孕的中后期了。这个时候她来找医生给儿媳妇开清胎毒的药。因为小孩出生后容易得黄疸、湿疹，而当归散里有一个强烈抗炎抑制免疫的药物是黄芩。

煎煮法讲"酒饮服方寸匕"，孕妇能用饮酒吗？《伤寒杂病论》里的酒不是我们现在的酒。我们现在可以不加酒，直接用水煎服就有效。古代的酒度数很低，不是我们今天喝的白酒，它是用米酿出来的，度数就像今天超市卖的米酒或料酒。我们今天叫作饮料，古人叫作酒。

第六章　阳明病

阳明病是急性的炎症，特点表现为热。我们现在讲怎么处理急性的炎症。

第一节　阳明概论

一、阳明三证

阳明病有三证，局部的炎症反应为红肿热痛，栀子证；全身的炎症反应大热、大渴、大汗、脉洪大，白虎汤证；交感神经兴奋与脱水导致的肠道运动功能抑制与毒素被吸收，承气汤证。有的毒素通过大便排出体外，便秘会导致毒素被肠道吸收。什么叫作毒素？大便的黄色是胆红素的颜色，胆红素就是个毒素；大便的臭味，是因为大便有含氮的物质和蛋白质腐败的产物，这都是毒素。这些毒素排不出去，人是要中毒的。人体内的毒素多不多，可以看他排的大便臭不臭。

二、栀子的局部消炎作用

栀子具有局部消炎的作用，代表处方：热证用栀子豉汤、栀子干姜汤；湿热证用栀子柏皮汤、茵陈蒿汤，这两个处方都是含有栀子；热毒证用黄连解毒汤、栀子金花汤。

黄连解毒汤、栀子金花汤是后世的两个处方，用来解决白虎汤的缺点。黄连解毒汤用黄连、黄芩、栀子、黄柏，栀子金花汤用黄连、黄芩、栀子、黄柏、大黄。栀子金花汤是中医清热解毒最具代表性的处方。我们认为这个方有个问题，我个人在用栀子金花汤的时候加甘草。为什么加甘草呢？就是学的栀子柏皮汤和调胃承气汤。

《金匮要略》："心气不足，吐血，衄血，泻心汤主之。（亦治霍乱）大黄（二两），黄连、黄芩（各一两），上三味，以水三升，煮取一升，顿服之。"《伤寒论》："太阳病三日，发汗不解，蒸蒸发热者，属胃也，调胃承气汤主之。甘草（炙，二两），芒硝（半斤），大黄（清酒洗，四两）。"

栀子金花汤加甘草是张仲景的泻心汤（大黄、黄连、黄芩）合栀子柏皮汤。调胃承气汤用甘草配大黄，因为有的人吃了大黄肚子痛，所以在方中加甘草。

栀子柏皮汤合泻心汤，用栀子、黄柏、甘草、大黄、黄芩、黄连，我们叫作栀柏泻心汤。这里加了甘草，会使处方吃着更舒服，疗效更直接。因为甘草可以增强抗炎、抗毒（毒血症）的作用，能够缓解大黄刺激腹痛、缓解黄连等苦寒败胃的副作用。这个处方与栀子金花汤相比是一个进步，虽然只加了一味甘草。这就是张仲景的方，我们给它起了个名字叫作栀柏泻心汤，是为了方便大家记忆。

第二节　阳明热盛

一、免疫应答亢进

"伤寒三日，阳明脉大"。阳明病的大热、大渴、大汗、脉洪大是指免疫应答的全身炎症反应综合征，而持续的炎症，可以导致便秘。

这种情况下的便秘叫作什么？"脉阳微而汗出少者，为自和也；汗出多者，为太过；阳脉实，因发其汗，出多者，亦为太过。太过者，为阳绝于里，亡津液，大便因硬也。"这一条讲的"太过"是指免疫应答亢进。"实则阳明，虚则太阴"，疾病到了阳明经，免疫功能正常的人就不能再扶正，不能再增强免疫了。是不是所有人都不能增强免疫呢？不是的，免疫功能低下的人是可以用人参的。

这里讲了"脉阳微"，涉及张仲景的阴阳脉法。寸为阳脉，尺脉为阴，这是以脉位定阴阳。明白了阴阳脉法，也就明白了很多条文后面的意思。这里我们主要是讲免疫应答亢进，不再展开讲解阴阳脉法，详细讲解在我们的"脉学"课程里。

二、相争太过

1. 大柴胡汤

太阳病，过经十余日，反二、三下之。后四、五日，柴胡证仍在者，先与小柴胡。呕不止、心下急、郁郁微烦者，为未解也，与大柴胡汤下之则愈。

柴胡（半斤），黄芩（三两），芍药（三两），半夏（洗，半升），生姜（切，五两），枳实（炙，四枚），大枣（擘，十二枚），大黄二两。

上七味，以水一斗二升，煮取六升，去滓再煎，温服一升，日三服。

我们讲过相争太过用大柴胡汤。阳明病是相争太过，便秘也是因为免疫太过导致的。疾病到了大柴胡汤证，就要去人参加芍药。西医的免疫与《伤寒杂病论》的条文是一致的，张仲景有免疫应答

"自和、太过、不及"的理念。什么叫作自和、太过、不及？自和是正常免疫应答是什么样子，太过是免疫应答亢进是什么样子，不及是免疫应答低下是什么样子。中医强调一个"和"，不能太过，也不能不及。

2. 调胃承气汤

（1）太阳病三日，发汗不解，蒸蒸发热者，属胃也，调胃承气汤主之。

甘草（炙，二两），芒硝（半斤），大黄（清酒洗，四两）。

上三味，切，以水三升，煮二物至一升，去滓；内芒硝，更上微火一二沸，温顿服之，以调胃气。

发汗后，应当汗出脉静身凉，反蒸蒸发热者，为转阳明。蒸蒸发热是头面发热，是阳明腑实所致，用调胃承气汤和之则热退。调胃承气汤是大承气汤去枳实、厚朴加甘草和胃。服大承气汤，有的人腹绞痛，可与调胃承气汤。

（2）伤寒吐后，腹胀满者，与调胃承气汤。

吐后腹胀满，虽然有阳明腑实证，与调胃承气汤和胃，不可用大小承气汤。

（3）阳明病，不吐、不下、心烦者，可与调胃承气汤。

阳明心烦，无大热大汗，因为胃络通于心，与调胃承气汤和之，不可用大小承气汤。

第三节　虚人炎症

我们要讲清楚虚人炎症，改变大家的一些观念。虚人可以阳虚，也可以气虚。虚寒之人会有热吗？有。哪个虚寒的人没有发过炎？没有用过抗生素？传统的八纲就像八条枷锁，把我们的思维困住了。

八纲辨证辨阴阳、辨寒热时，告诉我们阴和阳、寒和热是对立的。这就像一个枷锁，我们要把这个枷锁打开。

一、栀子干姜汤

凡用栀子汤，病患旧微溏者，不可与服之。

伤寒医以丸药大下之，身热不去，微烦者，栀子干姜汤主之。

举个免疫应答不足的例子："凡用栀子汤，病患旧微溏者，不可与服之。"什么叫作"病患旧微溏者"？这句话讲的很细啊，微溏是大便稀不成形，这个人是脾虚。什么叫作"旧"微溏？患者平时大便稀，发生炎症以后，大便可以不稀了。气虚之人发炎几天之后，也会解不出大便。但是患者在发炎之前大便是稀的，炎症好了以后大便还是稀的。也就是说，气虚之人在急性炎症的时候，大便可以不稀，当然也有稀的，但是急性炎症很明显的时候，大便就会干，甚至便秘。

为什么"不可与服之"？虚人炎症不可以单纯用清热解毒的药物，《伤寒论》告诉我们服栀子干姜汤。

第一句话："凡用栀子汤，病患旧微溏者，不可与服之。"张仲景告诉我们这个人是气虚的人，发炎以后不可以单纯用清热解毒的药物。第二句话："伤寒医以丸药大下之，身热不去，微烦者，栀子干姜汤主之。"气虚的人发炎以后，还得要用清热解毒药，但是加了干姜。免疫功能低下的人有热，有热当然要用栀子消炎，但是只用栀子消炎，患者会更加脾虚，而且热也好不了。此时用栀子配干姜就没有关系，我们要理解张仲景的思路。

举个例子，一个人胃炎有热，胃镜查到胃黏膜有充血红肿，是不是要用栀子清热啊？然后患者又便溏，或者舌质淡，上面有黄苔，怎么办？加干姜！舌淡是脾虚，黄苔是有热，所以慢性胃炎可以用栀子干姜汤。脾虚之人有炎症的时候，如果单用栀子，患者会不舒服，炎症也好不了。

二、炎症望诊

1. 舌苔

舌苔除了食物残渣和白细胞，主要就是舌角化上皮。舌角化上皮的颜色是白色的，所以正常人的舌苔是白色的。

正常人的舌缘是没有苔的，彩图 20 这个患者舌的两边有苔，是因为他有炎症。

舌上的苔正常是白苔，除了食物残渣染色，有两种情况会形成黄苔。第一种情况，大便秘结，肠道里的小分子气体会把舌苔染黄。便秘时肠道中的蛋白质腐败产生的小分子物质（沼气）是臭味的，所以患者会口臭。这是阳明腑实证，《伤寒论》叫作"苔黄未下者，下之黄自去。"第二种情况，阳明在经也可以黄苔。白细胞吞噬了细菌会变成脓细胞，脓细胞呈灰黄色或黄绿色，当它跑到舌面上就会形成黄苔。

如果在患者舌的边缘上看到了一个一个的白点，这其实是白细胞团。舌的两边没有角化上皮，本来没有苔，这些白点就是白细胞。为什么它不变黄色？因为免疫障碍，中医讲是有脾虚。这个情况首先是有炎症，然后是免疫低下。

2. 舌质

舌质的颜色是舌下毛细血管网透过舌黏膜所呈现的颜色。为什么舌质是红色的？那就是动脉血的颜色。

一旦舌下毛细血管网出现改变，就会影响到舌质的颜色。比如，舌下毛细血管网增生，会导致舌色变得发红；舌下毛细血管网还可以出现血管的炎症，还可以出血，导致含铁血红素增加。

造成舌下毛细血管增生的常见原因是发疹。疹子可以出在皮肤，也可以出在舌头上面，长在皮肤上的叫作皮疹；出在舌上的中医叫作芒刺。

阳明病大热、大渴、大汗、脉洪大，心脏血管循环增强，舌上的血供增加就变成红色。如果活化凝血，血液黏稠处于高凝状态，舌上的静脉血增加就变成绛紫色。这是感染性疾病，中医叫作温病。为什么要讲这些内容？是让大家学会通过望舌判断患者的免疫功能。

3. 舌乳头

（1）丝状乳头："遍布舌体表面，由于其浅层上皮细胞不断角化脱落，并和食物残渣共同附着在舌黏膜的表面形成舌苔。"

（2）菌状乳头："散在于丝状乳头之间，顶端稍膨大而钝圆，肉眼看呈红色点状。"

（3）叶状乳头："位于舌侧缘后部，呈皱襞状，人类不发达。"

（4）轮廓乳头："最大，有 7 ~ 11 个，排列在界沟的前方，乳头顶端特别膨大，呈圆盘状，周围有环状沟环绕。"

（5）"轮廓乳头、菌状乳头、叶状乳头以及软腭、会厌等处的黏膜上皮中有味蕾。"

关于舌乳头的内容详见望诊课程。

4. 炎症的表现

（1）舌证：炎症望毛细血管网，比如芒刺等，望的是血分。

炎症望白细胞，望的是气分，主要涉及白细胞数量增加和颜色改变。舌面的黄苔，要么是便秘导致的，在外感热病我们叫作阳明腑实证；要么是白细胞导致的，我们叫作阳明在经。

如果白细胞跑出来了（彩图 20），在舌缘原本没苔的地方形成白色的点，但是又不变黄，有两种情况。第一种情况，免疫功能低下。白细胞变黄的原因是什么？简单讲，脓就是坏死的白细胞形成的。白细胞吞噬细菌，坏死之后形成脓，如果脓液清稀，说明免疫功能低下，白细胞的功能不足。如果一个人痰黄，说明化热了。为什么痰黄表示化热了？因为白细胞跑出来吞噬了细菌，坏死的白细胞是黄色的，把它们吐出来，就是黄色的痰。第二种情况，温病初期。温病初期白细胞还没有吞噬细菌就跑出来了，此时患者的舌面又干、又白、又燥，这不是伤寒而是温病。

中医的温病学告诉我们，温病初期有两个表现容易被误诊。一个是舌上又干、又白、又燥，容易被误诊为伤寒。因为温病通常是黄苔，看到这种白苔就容易误诊。其实这不是伤寒的白苔，而是误诊了，过几个小时，或者一天、半天之后，它就是黄苔了。因为它变黄需要时间，这个时间是几个小时到一天之内。这种舌苔又白、又干、又燥，成颗粒状，这个颗粒状就是跑出来的白细胞团。一定要记得，这个苔不是伤寒，而是温病。

另一个是温病初期的恶寒，容易被误诊为伤寒。《伤寒论》讲："问曰：病有得之一日，不发热而恶寒者，何也？答曰：虽得之一日，恶寒将自罢，即自汗出而恶热也。"阳明病是但热不寒，但是阳明病初期可以恶寒，几个小时、一两天之内，不吃药恶寒也一定会消失。这种恶寒是感染的初期，体温还没有升高，由恶寒到但热不寒需要时间。这种情况，现代中医见不着了。因为这个过程通常发生在家里，患者发热了才来看病。古代中医就能见到，古代中医很多住在大户人家里面，患者一不舒服，马上就去看中医。这个情况，不能把它当成伤寒。温病初期，患者始恶寒的时候是白燥苔；随后恶寒消失的时候，舌苔也由白燥苔变成了黄苔。这两条一条见于《伤寒论》，一条见于温病，都是在帮我们鉴别急性传染病初期可以是白苔，也可以有恶寒，随后它们就会消失。

（2）局部红肿热痛：炎症的望诊可以见到皮肤或者黏膜的红，这就是阳明病所讲的脉洪大。为什么颜色红等同于脉洪呢？皮肤黏膜的红或者舌红，就是血管扩张。炎症导致血管扩张、心脏输出量增加，所以导致皮肤或舌发红。脉洪也可以等同于为面红，面红《脾胃论》叫作"显火上行，独燎其面"。总之，阳明病可以出现红，发炎的时候面色可以红，局部可以红肿热痛，舌质可以红，原因都是血管扩张、心脏输出量增加、血供增加。

（3）分泌物（脓/痰/涕/尿）：黄（苔黄）。患者有炎症时分泌物应该是黄色的，痰、脓、鼻涕、小便都应该是黄的。如果分泌物等不黄有 3 种情况，第一，不是阳明病。第二，处于阳明病初期，还没到黄的时候。比如阳明病应该小便黄，但是刚开始的几个小时可以小便不黄，几个小时以后小便就变黄了，这与前文讲的"恶寒将自罢"是一个机制。第三，小便不黄是因为免疫功能低下。患者虽然发烧，但是免疫功能障碍，简单地讲是白虎加人参汤证。

三、方解

1. 白虎汤

石膏：解热。

粳米：促进石膏混悬，补充能量。

知母：调节皮质激素分泌。

甘草：拟皮质激素，抗炎抗毒。

人参：气虚者，提高免疫。

优点：强烈缓解全身炎症反应综合征。

缺点：抗感染力量弱。黄连解毒汤、五味消毒饮抗感染力强。

阳明病的白虎汤用知母、石膏、甘草、粳米。石膏配知母是为了解热。为什么加粳米？一方面是因为石膏不溶于水，若要把石膏的有效成分溶出，需要把水变成混悬液，一加粳米水就变成了混悬液；另一方面粳米能够补充能量，感染性疾病用粳米补充能量，相当于西医输葡萄糖。为什么用粳米煮的水而不吃粳米呢？因为粳米不好吸收，熬出来的水，容易消化吸收。总之，粳米既补充能量，又促进石膏混悬。白虎汤不加粳米也有效，只是石膏的溶解度低。

方中的知母能够调节皮质激素分泌。为什么感染性疾病急性期要调节皮质激素分泌呢？第一个原因，感染性疾病急性期是正邪相争太过，需要抑制免疫应答。西医治疗严重的急性炎症，要加泼尼松。第二个原因，如果炎症白天晚上都发热，炎症退了之后会导致晚上的皮质激素分泌水平增加，中医叫作阴虚。晚上皮质激素水平增加，患者会出现兴奋、盗汗、失眠、消瘦等中医讲的阴虚症状。晚上应该是合成代谢，皮质激素水平高了就分解代谢，所以患者就容易消瘦。知母能够调节皮质激素分泌的节律，用了知母热退以后不会出现阴虚的症状。

甘草具有拟皮质激素样作用。

白虎汤的优点是能够强烈地缓解全身炎症反应综合征。但是也有缺点，就是抗感染能力弱。抗感染能力强的是黄连解毒汤、五味消毒饮等处方。白虎汤可以与这些处方合用。

2. 白虎加人参汤

伤寒若吐若下后，七八日不解，热结在里，表里俱热，时时恶风、大渴、舌上干燥而烦、欲饮水数升者，白虎加人参汤主之。

知母（六两），石膏（碎，一斤），甘草（炙，二两），人参（二两），粳米（六合）。

上五味，以水一斗，煮米熟，汤成去滓，温服一升，日三服。

此方立夏后、立秋前，乃可服；立秋后不可服；正月、二月、三月尚凛冷，亦不可与服之，与之则呕利而腹痛。

诸亡血虚家，亦不可与，得之则腹痛利者，但可温之，当愈。（石膏合附子）

如果是免疫功能低下的人合并感染，用白虎加人参汤。条文后面的煎煮法讲得很复杂，立秋、立夏、正月、二月、三月的服用法，反映了白虎汤可以四时加减用药。依季节服药，我们叫作"内外感召，天人相应"。

3. 栀子干姜汤

伤寒，医以丸药大下之，身热不去；微烦者，栀子干姜汤主之。

栀子（擘，十四个），干姜（二两）。

上二味，以水三升半，煮取一升半，去滓，分二服，温进一服。得吐者，止后服。

凡用栀子汤，病患旧微溏者，不可与服之。

前文已讲了栀子干姜汤，这些都是阳气虚的人合并炎症。脾虚之人发生慢性胃炎，我们之所以推荐栀子干姜汤不推荐白虎加人参汤，是因为白虎加人参汤治疗的是全身炎症反应综合征——大热、大渴、大汗、脉洪大，而慢性胃炎是局部的炎症。换言之，白虎加人参汤治疗全身炎症反应综合征，栀子干姜汤治疗局部的感染。

第四节　肠道抗原

问曰：人病有宿食，何以别之？师曰：寸口脉浮而大，按之反涩，尺中亦微而涩，故知有宿食，大承气汤主之。

脉数而滑者，实也，此有宿食，下之愈，宜大承气汤。

这两条是讲宿食有两种脉，一种脉是浮大而涩，另一种脉是滑数。临床常见的宿食脉是滑数脉。

《伤寒杂病论》讲"有宿食，大承气汤主之。"后世做了发展，通常不用大承气汤下宿食。我们为什么会有宿食？除了偶尔一顿饭暴饮暴食形成了宿食，其他大多是因为脾虚才形成了宿食。过去三餐不知饥饱，有一顿没一顿的，很可能这一顿吃很多，食物就停在肠胃，形成了宿食。现在我们的生活条件都改善了，形成宿食的主要原因是脾虚。

1. 枳实导滞丸

枳实导滞丸治伤湿热之物，不得施化，而作痞满闷乱不安。

大黄一两，枳实（麸炒，去穰）、神曲（炒）以上各五钱，茯苓（去皮）、黄芩（去腐）、黄连（拣净）、白术以上各三钱，泽泻二钱。

上件为细末，汤浸蒸饼为丸，如梧桐子大。每服五十九至七十丸，温水送下，食远，量虚实加减服之。

金元时期，《内外伤辨惑论》发展出了枳实导滞丸治疗宿食。枳实导滞丸用大黄、枳实、白术、泽泻、茯苓、神曲、黄芩、黄连。这是在大承气汤的基础上，加了补脾、除湿、消食和清热药。枳实导滞丸比大承气汤优越在哪里？它既有大承气汤的攻下和理气作用，又有健脾、祛湿、消食和清热作用。因为脾虚才容易饮食停滞，所以健脾；饮食一停滞就要生湿，所以用祛湿药；既然有食滞，就可以加神曲、麦芽、谷芽等消食药；饮食停滞了，就要食积化热，所以清热。

什么叫作化热？西医讲食积容易诱发炎症反应。这个炎症反应在胃肠。因为饮食停滞以后，就有大量的胃酸分泌，持续的胃酸分泌会引起胃的炎症反应，所以枳实导滞丸加了清热的药物。枳实导滞丸比大承气汤治疗宿食更完善，当然大承气汤是急则攻之，峻下腑中的宿食。

枳实导滞丸这个方若背不下来，就记住它是大承气汤和枳术丸的变方。枳实导滞散用枳实、白术、大黄，这就是大承气汤合枳术丸法。然后既然是饮食停滞，就加神曲化食，也可以加谷芽、麦芽、山楂。食积容易生湿，那就加茯苓、泽泻，也可以用猪苓。为什么处方中不用猪苓？猪苓更偏于尿路，茯苓能健脾，泽泻能清热，所以茯苓、泽泻用得多，猪苓用得少。食积容易生热，加黄芩、黄连。不加黄芩、黄连可不可以？保和丸用连翘，枳实导滞丸去了黄芩、黄连，用连翘也可以。如果枳实理气的作用不够，可以加青皮、陈皮，清暑益气汤治疗气虚夹湿，就用了青皮、陈皮理气。枳实导滞丸用白术，食积有湿也可以加苍术，用苍术、白术也来自于清暑益气汤。

按照上述的理解，枳实导滞丸就不需要背啊。我们就在积食的基础上，从理气、攻下、补脾、除湿、消食、清热的不同方面去凑处方就可以了。关键是要知道饮食积滞会引起什么改变，然后去加减化裁。

为什么免疫学会讲到枳实导滞散？因为有一部分湿热性的过敏有消化道功能的障碍，尤其是小孩饮食积滞容易引起过敏，容易长湿疹，需要把积食排出。蛋白质通过肠道吸收入血，没有被充分消化的蛋白质，会导致过敏，容易长湿疹。为什么小孩的过敏以湿疹为主？小孩的消化功能弱，脾虚生湿，脾虚才会饮食积滞、消化不良，才容易长湿疹。

2. 保和丸

山楂六两，半夏、茯苓各三两，神曲二两，陈皮、连翘、莱菔子各一两。

小孩过敏：健脾消食、杀虫。

《丹溪心法》的保和丸用山楂、半夏、茯苓、神曲、陈皮、连翘、莱菔子，也用于治疗饮食积滞。那么，饮食积滞是用枳实导滞丸，还是用保和丸呢？枳实导滞丸证有便秘，保和丸证没有便秘。如果不敢用大黄就用保和丸，多吃些。

保和丸用连翘来自哪个方？来自于甘露消毒丹。寒邪引起的恶心、呕吐，小柴胡汤治少阳不夹湿，用半夏、生姜和胃止呕；湿热也可以引起恶心、呕吐，甘露消毒丹治少阳夹湿，用连翘和胃止呕。大剂量的连翘可以止呕，主要用在温病。甘露消毒丹用连翘又来自哪里？来自麻黄连翘赤小豆汤。连翘的专性是治疗湿热病的呕吐，它是一个止吐药。食积化热有这么多药可选，保和丸为什么用连翘？就是因为连翘既和胃止呕，又治食积化热，能够促进胃肠道的蠕动。

中医经方的选药是经过千锤百炼选出来的。学方剂要学到哪一步？要学会问为什么。教方剂要教到哪一步？被人问为什么用某个药，不能笼统地讲活血化瘀、健脾除湿、疏肝理气……这是在敷衍学生。比如，保和丸为什么用连翘？不能笼统地讲治疗食积化热。你还要问他清热药这么多，为什么选连翘？连翘和胃止吐，从哪个方来，哪个方又从哪个方脱化而来，它的历史沿革到哪里，哪部本草有什么记载？这才把它讲清楚了，这才是中医方剂的核心。

如果不把这个问题讲清楚，选清热药，就可能把连翘换成金银花。如果保和丸不用连翘而用金银花，那就有问题了，那就是你的方剂学没学好。金银花没有和胃止呕、促进胃肠运动的作用。

小孩过敏要记住两件事情，一件是健脾消食，一件是杀虫，体内有寄生虫也会引起小孩的过敏。为了防止小孩过敏，妊娠时可服用当归散，妇人常服当归散，能除胎儿疾病，产后小孩不容易过敏。

3. 苍术苦参汤

苦参 30g，炙甘草 9g，苍术 9g。

主治：湿热过敏。

苍术苦参汤用苦参、甘草、苍术。这个小方能够除湿，可以加到其他治疗过敏的处方里，能够增强治疗湿热过敏的作用。为什么在苦参的基础上加甘草？因为苦参太苦了。这个方败胃，不要给太小的小朋友吃，体质偏壮实的人才可以用这个处方。

《兰室秘藏》有个处方叫作当归拈痛汤，苍术苦参汤就来自于当归拈痛汤。如果治疗湿热性的过敏，可以把苍术苦参汤的剂量用到当归拈痛汤里，还可以根据各种情况加减用药。比如单纯的湿疹不痛，可以不用羌活。当归拈痛汤之所以用甘草、白术、人参，一方面是因为脾虚，另一方面是苦参味苦，用甘草可以调味。

第七章 太阴病

我们讲太阴病就离不开中医讲的卫气。"卫"是防卫的卫，简单地讲保护身体的那个气叫作卫气。卫气在人体体表 0.5cm 左右，包绕着全身。我们在望诊课中讲过，经过反复训练之后，可以看到一个人的卫气。但这是笨办法，看卫气最好的办法是道家打坐炼元神以后，就可以看到一个人的卫气。卫气在人身体的周围，0.5cm 左右薄薄的一层，包绕着一个人，哪里卫气有缺陷，哪里就有疾病。

卫气的源头出自于哪里？按照《黄帝内经》《难经》的说法，卫出上焦，卫出中焦，卫出下焦。卫气与上焦、中焦、下焦都有关系，卫出上焦——太阳，卫出中焦——太阴，卫出下焦——少阴。卫气当然与上焦有关系，它防御着我们的机体。卫气是从哪里出到上焦的呢？脾主气，上焦的卫气是从中焦出来的。中焦的脾气又是从哪里出来的呢？肾精化气，中焦的脾气是从下焦出来的，这是一个炼精化气的过程。现在我们讲卫出中焦——太阴。

太阴、太阳为开。太阴和太阳的区别是什么？太阳是皮肤免疫，以 IgG 为特点，初级应答 IgM，再次应答 IgG；太阴主要参与黏膜免疫，以 IgA 为特点。因为黏膜免疫由太阴在管，所以 IgA 肾病补脾都有效。IgA 肾病表现为虚证，补脾都可以缓解 IgA 肾病的蛋白尿，甚至可以缓解出血的情况，代表方剂是防己黄芪汤。气虚失摄导致的失血，补脾就可以缓解。

另外，太阴还参与抗原的分解。食物没有被充分消化吸收，就会导致过敏，这就是前文讲的积实导滞丸可以治疗食积过敏的原因。

第一节　免疫增强

加味桂枝汤

桂枝12g，白芍12g，生姜6g，大枣15g，山药30g，防风6g，鸡血藤30g，炙黄芪30g，白术9g，油松节30g，炙甘草6g。

加减：可加白花蛇舌草15g，不易上火，提高免疫力。为桂枝汤、玉屏风散、薯蓣丸加专药组成。外感后容易咳嗽者加半夏9g。

我们的验方加味桂枝汤是《伤寒杂病论》的桂枝汤、薯蓣丸、防己黄芪汤的合方。防己黄芪汤把防己变成防风，就是玉屏风散。实际上就是中医3个补气的方（3个提高免疫的方），薯蓣丸治疗"风气百疾"反复感染；玉屏风散治疗气虚汗多反复感染；桂枝汤治疗汗多反复感染，治疗"时发热，自汗出"。这3个提高免疫的方合成了一个方，加了油松节、鸡血藤。为什么加油松节呢？它是专药，油松节用30g，剂量小了效果不好。为什么加鸡血藤呢？血以载气。当归建中汤用当归养血，但是我们是单纯地提高免疫，就把当归换成了鸡血藤。

加味桂枝汤用来治疗免疫低下的患者。有的人吃了补药就上火，如果患者吃了加味桂枝汤上火，可以加几克白花蛇舌草。如果感冒后容易咳嗽，加9g半夏。加味桂枝汤加半夏9g，出自黄芪建中汤条文后的一句话"及疗肺虚损不足，补气加半夏三两"。肺气虚的人感冒以后容易咳嗽，就在黄芪建中汤的基础上加半夏。这都是《金匮要略》的原文，我们读《伤寒杂病论》要读到加的每一味药，都能说出它的出处。

如果加味桂枝汤没有效怎么办？用肥儿散。肥儿散证用加味桂枝汤也没有效。如果区别不了肥儿散证和加味桂枝汤证，可以在肥儿散的基础上合用加味桂枝汤，只不过说效果弱而已。

第二节　气虚炎症

我们现在讲气虚炎症，气虚的人容易发生炎症。

"实则阳明（炎症），虚则太阴（免疫）"。太阴管免疫系统，免疫细胞抗体的生成依赖于太阴。虽然激素也管免疫系统，但是太阴是最直接的。太阴卫气所产生的正邪相争就是指炎症。"血弱气尽，腠理开，邪气因入，与正气相抟"，正气指的是卫气。"卫出上焦，卫出中焦，卫出下焦"，卫气最直接的发源地在中焦，"中焦受气取汁，变化而赤"。我们免疫应答的强与弱取决于中焦的卫气，太强不行，太弱也不行。

气虚的人会不会发生感染性炎症呢？会的。我们中国有句话叫："老怕伤寒，少怕温病。""老怕伤寒"，老年人免疫力低下，一个感冒就可能导致死亡；"少怕温病"，青壮年免疫力太亢进，也容易死人。换言之，免疫太强太弱都不好。

1. 太阴阳明分治与合治

《伤寒杂病论》："伤寒脉浮，自汗出，小便数，心烦，微恶寒、脚挛急，反与桂枝，欲攻其表，此误也。得之便厥、咽中干、烦躁吐逆者，作甘草干姜汤与之，以复其阳。若厥愈足温者，更作芍药甘草汤与之，其脚即伸。若胃气不和谵语者，少与调胃承气汤。若重发汗，复加烧针者，四逆汤主之。"

这条讲的是阳虚型的炎症既可以用调胃承气汤，也可以用甘草干姜汤。为什么用调胃承气汤不用大承气汤呢？因为调胃承气汤有甘草健脾，脾虚的人只用大黄容易肚子痛。

什么叫作太阴阳明分治与太阴阳明合治呢？我们举个例子，我是脾肾两虚的人，以前经常犯智齿冠周炎，它折腾了我 20 多年，最终把智齿拔了。智齿冠周炎一发作就是阳明热证，吃不了东西，大便很干排不出来。我"旧有微溏"，但是当智齿冠周炎发作的时候就不"微溏"了，大便就变干了。我没有时间熬药，就用了三黄片。三黄片就是泻心汤，有黄芩、黄连、大黄。服用三黄片把大便排出来了，智齿冠周炎就减轻，但是还是肿痛。我是脾虚的人，用三黄片合理中丸就缓解得非常快，可以排出大便之后再加理中丸，这是分治；也可以把三黄片与理中丸一起服用，这就叫"合治"。临床可以合治，还可以分治。张仲景的这个条文是"分治"。

（1）回阳退火汤：附子 6g，干姜 6g，炙甘草 15g，大黄 6g，黄连 9g，黄芩 6g，芍药 9g，牡丹皮 6g，细辛 3g。

含甘草干姜汤、四逆汤、苓甘五味加姜辛半杏大黄汤、肾气丸、调胃承气汤、大黄附子汤、附子泻心汤、泻心汤、黄芩汤、芍药甘草汤法。

主治：口疮、牙龈肿痛。

我个人不仅脾虚还阳虚，我们研究了一个处方叫作回阳退火汤。脾肾阳虚的人发生智齿冠周炎，既要补脾温肾，又要泻下退火。回阳退火汤用附子、干姜、甘草，这是四逆汤既温肾又补脾；加大黄、黄芩、黄连，这是泻心汤；再加芍药、丹皮、细辛。虚寒体质人的上火，会发生口疮、牙龈肿痛等，用回阳退火汤治疗非常有效。

有人会质疑回阳退火汤的配伍乱，我们看《伤寒杂病论》的条文："问曰：证象阳旦，按法治之而增剧，厥逆、咽中干、两胫拘急而谵语。师曰：言夜半手足当温，两脚当伸。后如师言，何以知此？答曰：寸口脉浮而大；浮为风，大为虚，风则生微热，虚则两胫挛。病形象桂枝，因加附子参其间，增桂令汗出，附子温经，亡阳故也。厥逆、咽中干、烦躁、阳明内结、谵语烦乱，更饮甘草干姜汤，夜半阳气还，两足当热，胫尚微拘急，重与芍药甘草汤，尔乃胫伸；

以承气汤微溏，则止其谵语。故知病可愈。"张仲景就是一会儿用甘草干姜汤，一会儿用芍药甘草汤，一会儿用调胃承气汤，一会儿又用四逆汤。回阳散火汤相当于把4个方合起来了。唯一不同的是加了丹皮和细辛，加丹皮气血两清，加细辛治"陈寒"。《伤寒杂病论》讲"下有陈寒者加细辛"，我就有陈寒，所以智齿冠周炎反复发作。

回阳退火汤其实是张仲景的套路，治疗阳虚型的上火、口疮、牙龈肿痛非常有效。临床也可以加减化裁，虚阳上越可以加肉桂引火归元、加牛膝引火下行，小便不利的可以加淡竹叶导热从小便出等。回阳退火汤一共9个药，这9个药合了好多的思想在里面。这个处方把"舞台"搭起来了，临床化裁就可以了。

（2）太阴阳明合病（虚人炎症）治疗规律

阳明：黄连、栀子、石膏。

太阴：干姜、人参。

代表方剂：连理汤/干姜芩连人参汤/栀子干姜汤/白虎加人参汤/续命汤。

太阳与阳明合病，太阴对应免疫系统，阳明对应炎症。阳明病最常用的3个药是栀子、黄连、石膏，其中石膏治疗全身炎症综合反应症，栀子治疗局部炎症，黄连清热解毒，能够抗菌抗病毒。这3个药可以配干姜，也可以配人参，太阴寒证配干姜，太阴虚证配人参，太阴虚寒则干姜、人参一起用。虚人炎症的用药就是这个规律，连理汤、干姜黄芩黄连人参汤、栀子干姜汤、白虎加人参汤、续命汤等处方都在这个框架里面。

2. 代表处方

（1）甘草泻心汤

伤寒中风，医反下之，其人下利，日数十行，谷不化，腹中雷鸣，心下痞硬而满，干呕心烦不得安。医见心下痞，谓病不尽，复下之，其痞益甚。此非结热，但以胃中虚，客气上逆，故使硬也。甘草泻心汤主之。

甘草（炙，四两），黄芩（三两），干姜（三两），半夏（洗，半升），大枣（擘，十二枚），黄连（一两）。

狐惑之为病，状如伤寒，默默欲眠，目不得闭，卧起不安。蚀于喉为惑，蚀于阴为狐。不欲饮食，恶闻食臭，其面目乍赤、乍黑、乍白。蚀于上部则声喝，甘草泻心汤主之。

甘草泻心汤是一个寒热错杂的处方，热是指炎症，寒是指气虚。甘草泻心汤用黄芩、黄连、半夏、干姜、人参、甘草、大枣，可以治疗气虚炎症。比如复发性口疮、慢性胃炎、白塞病、眼口肛综合征等。这些疾病都有炎症，不过有的是感染引起的，有的是免疫引起的。

甘草泻心汤治疗发生在消化系统的气虚炎症的效果才好。眼口肛综合征是发生在消化系统，复发性口疮是发生在消化系统，慢性胃炎也是发生在消化系统。这些疾病因为有炎症，所以用黄芩、黄连；因为气虚，所以用半夏、干姜、人参；因为是一个炎症，所以用大剂量的甘草，甘草具有拟皮质激素样作用，可以抗炎。大剂量的甘草配干姜是甘草干姜汤，用甘草盖火。为什么甘草能盖火？甘草是一个激素，一个消炎药。这就是甘草泻心汤的架构。

甘草泻心汤可以治疗消化系统的炎症，胃炎、上消化道的炎症可以考虑用这个方；也可以治疗免疫系统疾病，复发性口疮、白塞综合征都是免疫系统疾病；还可以治疗特殊疾病，比如精神疾病。这种精神疾病不是一般理解的精神疾病，比如狐惑不只是白塞病，还可以有精神疾病。狐惑病我们一般理解为白塞病，有的人只是口腔溃疡、生殖器的溃疡、音哑、口肛综合征，有的人还会讲他有狐惑的经历。这不在我们研究的范畴之内，那是《伤寒杂病论》的另外一套体系。

（2）白虎加人参汤：

伤寒若吐若下后，七八日不解，热结在里，表里俱热，时时恶风、大渴、舌上干燥而烦、欲饮水数升者，白虎加人参汤主之。

知母（六两），石膏（碎，一斤），甘草（炙，二两），人参（二两），粳米（六合）。

上五味，以水一斗，煮米熟，汤成去滓，温服一升，日三服。

此方立夏后、立秋前，乃可服；立秋后不可服；正月、二月、三月尚凛冷，亦不可与服之，与之则呕利而腹痛。诸亡血虚家，亦不可与，得之则腹痛利者，但可温之，当愈。

伤寒无大热、口燥渴、心烦、背微恶寒者，白虎加人参汤主之。

伤寒脉浮、发热、无汗，其表不解，不可与白虎汤。渴欲饮水，无表证者，白虎加人参汤主之。

若渴欲饮水，口干舌燥者，白虎加人参汤主之。

太阳中热者，暍是也。汗出恶寒，身热而渴，白虎加人参汤主之。

服桂枝汤，大汗出后，大烦渴不解，脉洪大者，白虎加人参汤主之。

第二个寒热错杂的处方是白虎加人参汤。我们在阳明病讲过白虎加人参汤，太阴病也讲它，阳明病是从白虎汤的角度讲，太阴病是从人参的角度讲。

（3）白虎加人参以山药代粳米汤：

治寒温实热已入阳明之府，燥渴嗜饮凉水，脉象细数者。

生石膏（三两，捣细），知母（一两），人参（六钱），生山药（六钱），粉甘草（三钱）。

上五味，用水五盅，煎取清汁三盅，先温服一盅。病愈者，停后服。若未全愈者，过两点钟，再服一盅。

张锡纯说："伤寒法，白虎汤用于汗、吐、下后当加人参。究之脉虚者，即宜加之，不必在汗、吐、下后也。愚自临证以来，遇阳明热炽，而其人素有内伤，或元气素弱，其脉或虚数，或细微者，皆投以白虎加人参汤。实验既久，知以生山药代粳米，则其方愈稳妥，见效亦愈速。盖粳米不过调和胃气，而山药兼能固摄下焦元气，使元气素虚者，不至因服石膏、知母而作滑泻。且山药多含有蛋白之汁，最善滋阴。白虎汤得此，既祛实火，又清虚热，内伤外感，须臾同愈。"

白虎加人参以山药代粳米汤是张锡纯的创造。为什么以山药代粳米？山药熬了以后也可以形成混悬液，促进石膏的溶解。此外，山药还有一个免疫增强的作用，粳米只能补充一些糖，没有免疫增强的作用。白虎加人参以山药代粳米汤就是合上薯蓣丸的办法。患者如果免疫功能低，白虎加人参以山药代粳米汤比单一的加人参作用要强。因为山药既补脾又补肾，又黏液多，能够促进石膏形成混悬液。这是一个很好的思路，一定要记住，白虎加人参汤没有粳米时，可以用山药。张锡纯很厉害，他是个实战家，他的很多方法都来自于临床实战。

（4）栀子干姜汤：

伤寒，医以丸药大下之，身热不去；微烦者，栀子干姜汤主之。

栀子（擘，十四个），干姜（二两）。

上二味，以水三升半，煮取一升半，去滓，分二服，温进一服。得吐者，止后服。凡用栀子汤，病患旧微溏者，不可与服之。

栀子干姜汤也是治疗太阴虚人发生炎症的处方。阳明病篇已经讲过栀子干姜汤，这里不再重复。

（5）《证治要诀类方》连理汤：

理中汤加茯苓、黄连。

治疗：脾胃虚寒，内蕴湿热，泻痢烦渴，吞酸腹胀，小便赤涩者。

虚人慢性痢疾，肠道菌群紊乱。

连理汤用理中汤加茯苓和黄连，治疗脾胃虚寒的人发生了饮食积滞或者痢疾。简单地讲，脾胃虚寒的人发生慢性肠道感染、肠道菌群紊乱可以用连理汤。脾胃虚寒的慢性痢疾、肠道菌群紊乱，见于严重疾病患者。

（6）干姜黄芩黄连人参汤：

伤寒本自寒下，医复吐下之，寒格，更逆吐下；若食入口即吐，干姜黄芩黄连人参汤主之。

干姜、黄芩、黄连、人参（各三两）。

上四味，以水六升，煮取二升，去滓，分温再服。

干姜黄芩黄连人参汤也是一个寒热错杂的处方。它能够治疗虚人下利，也能够治疗严重的肠道菌群紊乱、慢性的痢疾。干姜黄芩黄连人参汤是干姜、人参加黄芩、黄连，与连理汤法没有区别。如果再加上半夏、甘草、大枣，就是甘草泻心汤。

（7）《兰室秘藏》当归拈痛汤：

治湿热为病，肩背沉重，肢节疼痛，胸膈不利。

白术（五分）、人参（去芦）、苦参（酒炒）、升麻（去芦）、葛根、苍术（各二钱），防风（去芦）、知母（酒洗）、泽泻、归身（各三钱），炙甘草、黄芩（酒洗）、茵陈（酒炒）、羌活（各五钱）。

上㕮咀，每服一两，水二大盏，煎至一盏，去滓，食远服。

当归拈痛汤也是太阴脾虚加阳明有热，所以用白术、人参配苍术、知母等药物，也体现了治疗虚人炎症的基本处方结构。我们反复讲这些处方，大家不用去背，把免疫药理的那些药记下来，然后自己按照六经的原理组方就可以了。

（8）千金内托汤：

治乳岩溃者，并治一切溃烂红痛，最效。阴证忌服。

党参（或用人参）、黄芪、川芎、当归、官桂、防风、白芷、川朴、桔梗、生甘草。

分两随时斟酌，煎服。

慢性感染溃疡：气虚（太阴，千金内托汤）、阳虚（少阴，阳和汤）。

千金内托汤"治乳岩溃者，并治一切溃烂红痈，最效。阴证忌服"。如果要促进溃疡的愈合，就要用人参或者党参。人参或者党参加黄芪、川芎、当归、官桂、防风、白芷、厚朴、桔梗、甘草，这就是千金内托汤。

这个方可以治疗溃疡迁延不愈，还可以治疗乳腺癌切口不愈合。有的乳腺癌患者做完手术，切口迁延不愈。这种切口不愈合怎么办？可以用千金内托汤，很有效。不仅是治疗乳腺癌切口不愈合，其他的慢性炎症溃疡不愈合也可以用它。

糖尿病导致的溃疡不愈合要特殊一些。第一，糖尿病导致的溃疡，可以用这个方；第二，糖尿病导致的溃疡若要彻底好，需要把血糖控制下来，单用千金内托汤不行。临床单用千金内托汤治疗乳腺癌的癌性溃疡，效果也不好。但是乳腺癌切除以后的手术切口不愈合，用千金内托汤的效果就好。为什么乳腺癌的癌性溃疡用千金内托汤效果不好呢？因为患者的皮肤溃疡是乳腺癌导致的，不控制肿瘤，这种癌性溃疡大部分都愈合不了。

千金内托汤治疗慢性感染的溃疡，效果很好。为什么有人用这个方治疗慢性溃疡，效果就不好呢？因为局部还有很多感染，需要抗感染。西医用抗生素冲洗溃疡，中医可以用金银花、连翘、黄芩、黄连煎水外洗。效果不好一定有处理不当的原因。换言之，如果感染被控制了，只是伤口不愈合，用千金内托汤的效果很好；如果感染还没有控制，需要用西药或者中药杀灭细菌。

千金内托汤中的黄芪可以促进皮肤生长，人参能够促进肌肉生长。溃疡浅的时候主要是皮肤没长好，处方以黄芪为主；溃疡深的时候皮肉都不长，要想促进肌肉生长就要加人参了。

肉桂、厚朴都是以皮治皮的药。一般认为厚朴走内脏，能够理气，但是厚朴是树皮，还能走皮，能够治疗皮肤的疾病。现代药理研究已经证实厚朴含有的厚朴酚，对溃疡等皮肤疾病有效，甚至对恶性黑色素瘤都有效。我们临床治疗恶性皮肤黑色素瘤会用到厚朴，只是肿瘤的治疗复杂，厚朴的效果比较弱。

白芷也是个走表的药物。

防风具有双向免疫调节作用，在这个方里可以增强免疫。当归抗炎，这种溃疡常常有炎症。免疫系统重在调节，千金内托汤把正面、反面的药物配合一起使用，治疗慢性感染非常有效。

为什么我们治疗的那个甲沟炎患者没有用千金内托汤呢？因为患者只是有炎症，只是局部化脓红肿，没有形成溃疡，所以我们用小柴胡汤合四妙勇安汤。疾病已经发作出来了，还要用小柴胡汤里的人参吗？要用！这个病是反复发作，患者甲沟处的肉烂了，需要用人参去托，不然炎症一消邪气就潜伏，过段时间炎症又会发作。

简单地讲，良性的慢性溃疡皮肉长不好的，用千金内托汤效果很好。除非"腐肉不去，新肉不生"，局部还有炎症、有感染、有细菌，可以每天用抗生素冲洗，或者千金内托汤也可以加金银花、连翘、黄芩、栀子等药物。

还有一种情况，良性溃疡用这个方也长不好：如果溃疡面很大，细胞长到一定的时候就不怎么长了。我治疗了一例溃疡是褥疮，患者背上有很大一个洞，从外面都能看到体内的内脏。吃药以后，皮肉长出来了，褥疮变小了，但是长到一定程度就不长了。因为褥疮的洞太大了，愈合不了。所以，治疗也是有效的，但是药物是有限的，不是说什么病、什么时候都能够治好。

除此之外，是不是用千金内托汤就能够治好所有的慢性溃疡？不是，即便没有感染，还有一种慢性溃疡用千金内托散也是治不好的，那就是卫出下焦的阳和汤证。阳和汤治疗的阴疽，以少阴肾虚为主，而千金内托汤证则是以太阴气虚为主。如果是在脊柱旁形成的冷脓肿、结核，则用阳和汤的效果好。因为脊柱属少阴，不要用千金内托汤，而要用阳和汤。慢性溃疡除了太阴的千金内托汤证，还有少阴等其他的情况。《外科证治全生集》中阳和汤也是治疗慢性溃疡非常经典的处方。

（9）《外科证治全生集》代刀散：

托毒溃脓。

炒黄芪一两，皂角刺一两，乳香五钱，生甘草五钱。

代刀散是中医的托法。什么叫托法？炎症没有化脓之前，我们用消法；如果脓一成，我们就要用托法；慢性的化脓性炎症，我们也可以用托法。简言之，代刀散能够促进炎症反应。为什么要促进炎症反应？痈疮不溃烂好不了，促进炎症反应它就溃烂了。

代刀散是很被动的治法。如果机体免疫正常，或者治的早应该是用仙方活命饮去消，痈疮一消就不溃破了。代刀散能使痈疮溃破，但是会形成创面。疾病已经发展到了这一步，就得用托法了。

其实最好的治疗应该用清法。在还没化脓之前用清法，就不化脓；已经化脓了，采用消法；脓成了，才用托法，这是炎症一步比一步严重的治法。最初用知柏泻心汤去清，就可以控制炎症；如果没有用清法，局部开始化脓了，就要用仙方活命饮去消；如果又没有用消法，脓成了不溃破，就要用代刀散让脓溃破。脓成了可以用手术刀划破引流，中药代刀散也可以代替手术刀。

代刀散用炒黄芪、乳香、皂刺、生甘草。其中，皂刺、乳香促进痈疮溃破，炒黄芪促进炎症反应，生甘草与炒黄芪是两个相反方向的配伍。

什么时候要促进炎症的反应？什么时候要抑制炎症的反应？通常迁延不愈的慢性感染要提高免疫功能，促进炎症的反应，恶性肿瘤也要提高免疫功能。但是要有个度，不能促进太过，比如慢性乙肝促进炎症反应太过了也会有问题。自身免疫病和过敏性疾病要抑制免疫功能，急性的炎症也要抑制炎症反应。准确地讲不叫"抑制"，也不叫"促进"，按照张仲景的说法叫作"自和"，免疫系统的功能要把它调整到"自和"，不能太过，也不能不及。比如患者没有化脓，用代刀散促进化脓就不好，可以用消法把痈疮消掉。

（10）《外科正宗》透脓散：

黄芪、皂角针、穿山甲（炒）、川芎、当归。

透脓散和代刀散是一样的办法。透脓散中有穿山甲，作用比代刀散强；代刀散不用穿山甲，而是用乳香。化脓性感染透脓首选是穿山甲，没有穿山甲就用乳香，这是代刀散和溃脓散之间的区别。

（11）人参败毒散：

党参30g，炙甘草3g，茯苓9g，白术30g，干姜6g，山药30g，葛根30g，升麻6g，当归6g，菟丝子30g，补骨脂30g，蛇床子9g，仙鹤草30g，败酱草30g。

主治：老年性阴道炎、霉菌性阴道炎。

人参败毒散的特点是治疗免疫功能低下型的老年性阴道炎、霉菌性阴道炎。老年性阴道炎、霉菌性阴道炎是常见病，其中霉菌性阴道炎不见得发生在老年人，年轻人也可以发生。老年性阴道炎、霉菌性阴道炎主要有两个致病原因，一个原因是阴道局部的免疫功能低下，要用党参、白术补脾。为什么一定要用白术？因为这两个是带脉的疾病，而白术入带脉，所以重用30g。

人参败毒散用茯苓、白术、甘草、干姜、党参补脾。前4个药是甘姜苓术汤，治疗"如坐水中"。什么叫"如坐水中"？很多白带分泌出来。肾着汤就是甘姜苓术汤，能够治疗女人"如坐水中"。所以，人参败毒散用甘姜苓术汤加党参补脾，其中白术入带脉，是一个专门止带的药物。也可以理解为理中丸法，因为白带多，就加了茯苓。

老年性阴道炎、霉菌性阴道炎的第二个致病原因是激素水平低。激素水平低导致阴道局部的免疫功能紊乱，所以人参败毒散用山药、菟丝子、补骨脂、蛇床子、葛根。雌激素、雄激素、孕激素这3种激素可以互相转化。人参败毒散方的作用主要是提高体内雌激素，其中菟丝子以升高孕激素为主；蛇床子既可以提高雌激素，也可以提高雄激素；补骨脂专门提高雌激素；葛根是植物雌激素，能直接补充雌激素。简单地讲，山药、菟丝子、补骨脂、蛇床子、葛根能够提高雌激素水平。

为什么用山药？用山药来自薯蓣丸法。虽然山药提高激素水平、补肾的作用并不强，但是山药能够增强免疫。

当归、升麻来自补中益气汤的架构，其中当归抗炎，针对局部的炎症；女性白带往下注，就用升麻等升提的药。

为什么加仙鹤草、败酱草？这两个药是专门治疗子宫、宫颈化脓性感染的专药。败酱草的气味比较特殊，有人说臭，也有人说香。败酱草是专门治疗化脓性感染的，比如阑尾炎化脓，可以用附子薏仁败酱散。

人参败毒散治疗老年性阴道炎、霉菌性阴道炎效果显著。这个处方不需要背诵，免疫功能低下就要补脾，补脾时又考虑到白带多像水一样，白术治疗带下，那就用甘姜苓术汤加人参或党参；激素水平低就加山药、菟丝子、补骨脂、蛇床子、葛根，这些药都能提高激素水平；然后局部有炎症，就用仙鹤草、败酱草；下部的疾病包括盆腔炎，我们一般都会用一些升麻、当归。这就是人参败毒散的套路。

人参败毒散主要治疗阴道炎，治疗盆腔炎的效果不好。盆腔炎虽然也是在这个思路里化裁，但是有不同。因为盆腔炎不涉及激素水平的问题，不涉及补充激素的问题，只需要单纯地处理炎症。而且慢性盆腔炎是增生性炎症，盆腔广泛纤维化形成冰冻骨盆，人参败毒散活血的作用弱，解决不了纤维化的问题。人参败毒散本身就是治疗宫颈、阴道的炎症，不是用来治疗盆腔炎的。

（12）续命汤：

治中风痱，身体不能自收，口不能言，冒昧不知痛处，或拘急不得转侧。（兼治妇人产后去血者，及老人小儿。）

麻黄、桂枝、当归、人参、石膏、干姜、甘草（各三两），川芎（一两），杏仁（四十枚）。

上九味，以水一斗，煮取四升，温服一升，当小汗，薄复脊，凭几坐，汗出则愈，不汗更服，无所禁，勿当风。并治但伏不得卧，咳逆上气，面目浮肿。

续命汤是治中风的方，与免疫也有关系。方中的麻黄、桂枝、杏仁、甘草是麻黄汤，再加石膏、川芎、当归、人参、干姜。

续命汤除了治疗中风，还治疗什么病？这个方可以治疗感冒，治疗气虚、血虚、阳虚的人得了麻黄汤证；还可以治疗肺气肿、肺心病。肺气肿、肺心病患者经常感冒，可以用续命汤。

什么叫"兼治妇人产后去血者，及老人小儿"？《伤寒论》有个麻黄汤，人体受寒以后可以用麻黄汤发表。但是有几种情况，用麻黄汤发表的效果不好，比如小孩体质很弱时、老年人、妇女产后失血等有血虚的女性。这些患者感冒了，寒邪束表要用麻黄汤发表，然后在麻黄汤的基础上加当归、川芎养血，加人参补气，加石膏是个截断法，防止疾病化热传入阳明，类似于厚朴麻黄汤用石膏的截断法。人参配石膏是白虎加人参汤法。如果患者虚而兼寒就加干姜，寒象不明显的可以不用干姜。这就是续命汤与麻黄汤的区别。简单地讲，续命汤治的是太阳经的虚人外感。老年人、体质虚弱的小孩、产妇没有做好月子或者生产时出血多等体质虚弱的女性，得了麻黄汤证就用续命汤。

我们讲"老怕伤寒"，感冒就可能导致老年人死亡。我们把老年人的伤寒治好，也是一门医术。老年人平时不要吃续命汤，它不是平常保养的方。方中含有的麻黄汤发表耗气，只是在治疗疾病时加了当归、川芎养血、人参扶养正气，石膏防止化热。尤其是老年慢性支气管炎、肺气肿患者一旦感冒之后，赶快用续命汤，否则几天以后就"但伏不得卧，咳逆上气，面目浮肿"。这是心衰的表现，几天之后患者就心衰了，慢慢就死亡了。我们中医免疫学讲的都是特殊人群，正常人得病不需要干预免疫系统，正常治疗就好了，只有免疫亢进、免疫低下的人得病才麻烦，才会出免疫的问题。

3. 炎症病理

炎证病理（彩图21）涉及湿、瘀、热、毒、虚。

湿：指的是炎性渗出，炎性渗出若在支气管就是痰。我们咳嗽出来的痰就是支气管里的炎性渗出。

瘀：指的是高凝状态。持续的炎症会导致高凝状态，会导致纤维化。高凝状态中医讲是热入营分，纤维化会在局部形成瘢痕，所以要用芍药、丹皮、乳香、没药、皂刺和穿山甲。这些药物都是治疗高凝状态和纤维化的。

热：是指局部的炎症。局部炎症用柴胡、黄芩、金银花、连翘、石膏、知母。为什么要用柴胡、黄芩？因为从少阳正邪相争，所以用柴胡、黄芩；相争出来阳明有热，用石膏、知母，然后再加些金银花、连翘、蒲公英等药物。

毒：是毒血症，就是细菌的内毒素入血，容易引起休克。毒血症可以用甘草、大黄、栀子、蚤休，这些药物能够抗毒。

虚：是正气亏虚，用人参、黄芪。正气亏虚除了太阴的人参、黄芪，还有少阴的药物，我们在太阴病篇就讲太阴的药物。

影响炎症的因素基本上就是这5个因素。临床治不好的炎症，就从这5个因素里去思考。毒血症的问题，一般中医不需要考虑。因为严重感染的患者，一般不去门诊看中医，而是去医院就诊了，只有在医院住院部的中医才需要考虑。毒血症患者容易休克，中医院住院部常见这种很严重的感染。

4. 治未病

问曰：上工治未病，何也？师曰：夫治未病者，见肝之病，知肝传脾，当先实脾。四季脾旺不受邪，即勿补之。中工不晓相传，见肝之病，不解实脾，惟治肝也。""夫肝之病，补用酸，助用焦苦，益用甘味之药调之。""肝虚则用此法，实则不在用之。经曰：虚虚实实，补不足，损有余。是其义也。余脏准此。"

很多人严重误读了《金匮要略》的这几段话，因为很多人知道了"上工治未病，见肝之病，知其传脾，当先实脾"，一治病就要去补，力求"正气内存，邪不可干"。但是后文讲"四季脾旺不受邪，即勿补之""肝虚则用此法，实则不在用之"。如果不读后面的话，一定会在大柴胡汤里加人参。大柴胡汤为什么不加人参？如果只读"见肝之病，知肝传脾，当先实脾"，只学了"正气内存，邪不可干"，就会在大柴胡汤里加人参。这样正邪相争太过，会导致患者死亡的。后文讲了"实则不再用之。经曰：虚虚实实，补不足，损有余"。这段条文落在免疫学上，就是讲对于免疫亢进的要抑制它，免疫低下的要提高它。

我们思考一个问题，既然"正气内存，邪不可干"，为什么"少怕温病"呢？为什么青壮年反而容易死于传染病呢？这不是一句"正气存内，邪不可干"就可以说清楚的。"气有余便是火"，患者不虚，非要给他用30g人参补正气，人体体温高到45℃会导致患者死亡。我们不要动不动就治未病，没病吃啥药啊？我们要正确理解这一条讲的内容。

5. 慢性肝炎

伤寒五六日，已发汗而复下之，胸胁满微结、小便不利、渴而不呕、但头汗出、往来寒热、心烦者，此为未解也，柴胡桂枝干姜汤主之。

柴胡（半斤），桂枝（去皮，三两），干姜（二两），栝蒌根（四两），黄芩（三两），牡蛎（熬，二两），甘草（炙，二两）。

上七味，以水一斗二升，煮取六升，去滓，再煎取三升，温服一升。日三服，初服微烦，复服汗出便愈。

"初服微烦，复服汗出便愈"，这是正邪相争很正常的表现。服用柴胡桂枝干姜汤之后，个别患者会发烦。有医生告诉我"服用柴胡桂枝干姜汤之后，大概有20%的患者会发烦"，也就是5个人服用柴胡桂枝干姜汤，有一个人会发烦。当然这个数据不是很准确，只是在门诊初步观察后的感觉。如果发烦怎么办？再吃，不怕，这是正邪相争的表现。

柴胡桂枝干姜汤可以治疗慢性肝炎。方中的牡蛎散结，防止肝硬化；天花粉是一个保肝药。一般认为天花粉是个养阴药，其实天花粉不仅养阴，还可以止渴、降糖，更重要的是可以保肝，一味天花粉就可以降低转氨酶。复元活血汤就用天花粉，利用它的保肝作用。

柴胡桂枝干姜汤有优点，也有缺点，缺点是太温了。慢性肝炎用药太温，会使有的患者炎症活跃。在对疾病把握不准的时候，我们给大家推荐一个方——丹栀逍遥散。丹栀逍遥散用丹皮、栀子、当归、白芍、柴胡、白术、茯苓、甘草，治疗慢性肝炎比柴胡桂枝干姜汤更加平稳。丹栀逍遥散从哪里来的？前文讲过来自侯氏黑散。如果肾虚，可以在丹栀逍遥散里加熟地、桑寄生，这是黑逍遥散法。

总的来讲，如果医生中医学水平比较高，柴胡桂枝干姜汤治疗慢性肝炎也很有效。因为有些人用了柴胡桂枝干姜汤会不舒服，用了温药炎症会活跃，所以我们推荐比较平稳的处方——丹栀逍遥散或者黑逍遥散。有人说栀子苦寒，肝郁脾虚的人可以用吗？丹栀逍遥散不怕栀子苦寒，栀子用量不要太大，可以用6g，再把栀子炒焦就更加安全了。

第三节　太阴风湿

太阴脾主运化水湿，所以太阴病要讲到风湿和风水。

1. 活化后凋亡（追风逐湿）

治疗风湿的一个关键方法是：让针对自身抗原的淋巴细胞活化后凋亡。这是我的老师曾升平先生的观点，曾老师在这方面非常有研究。这些自身克隆的淋巴细胞，本身就不应该活化；活化后应该凋亡，但是又不凋亡。为什么不凋亡？因为没有充分活化。比如跑到舌面上的白细胞是活化了，但是又没有充分活化；如果白细胞充分活化，吞噬细胞就变成脓细胞，就凋亡了。

淋巴细胞活化了，但是又没有完全活化，所以要用药物促进其活化，进而使失去抗原刺激的淋巴细胞，在充分活化之后自然凋亡。举个例子，人在感染之后的白细胞为 $100\times10^9/L$，感染好了再去查白细胞为 $6\times10^9/L$。如果感染之后免疫细胞没有充分活化，可能感染持续 1 个月都不好，这 1 个月的白细胞都是 $100\times10^9/L$。这就说明淋巴细胞没有充分活化就不能凋亡，那么我们就要让它充分活化，促使它凋亡，凋亡的前提是充分活化。

这个方法中医叫作追风除湿。治疗风湿性疾病的追风，说的是风湿性疾病可能越治越重。在使用温补药物的时候，原本疼痛的关节会疼痛加剧，原本不痛的关节要疼痛。只有经过局部充分的正邪相争，剧烈的关节疼痛突然间缓解了、不痛了，才是真正的治愈了。这种疼痛缓解，不是因为用止痛药而缓解的。我们没有用任何激素，没有用任何止痛药，关节就突然之间不痛了，这才是痊愈了。如果用了激素，用了止痛药，那种疼痛缓解不是真的好了。

我们治疗类风湿关节炎有两个思路：一个思路是不彻底治好它，

只要关节疼痛发作，就可以用免疫抑制剂，这样疼痛可以缓解，但是不能治愈；另一个思路是彻底治好它，有可能会越治越重，这个关节好了，那个关节又痛，那个关节缓解了，另一个关节又疼痛，突然之间全身关节疼痛缓解了、不痛了，这种疼痛的缓解才是真正治愈了。所以，这种病在临床上有一部分人是可以彻底治愈的。

这种越治越重的思路，关节疼痛要持续多少时间？一次的免疫活化之后，从活化到缓解再到细胞凋亡，至少需要两个星期。

风湿可以入侵内脏，实际上在这些关节疼痛彻底缓解、疾病治愈之后，患者内脏的损伤也就不再有了。患者的内脏损伤主要在肝脏和肾脏，肝脏属少阳经，肾脏属少阴经，主要在这两条经出问题，这就体现出以少阳、少阴为枢机。但是疾病发作的时候主要发在太阳经，表现为关节疼痛。患者症状加重时，实在痛的受不了，就用激素、止痛等药物，然后下一次再接着追风逐湿。用这个办法，疾病不会变坏，只是有疼痛的问题。曾老师用这个办法治疗疾病，也有失败的，但是治愈过很多患者。我也用这个办法治愈过很多患者。

温病学讲的伏邪病怎么治疗？抽丝剥茧。伏邪由内往外发，直到抽无所抽、剥无所剥，直到丝也没有了，茧也没有了，疾病就治愈了。这个过程有的人很快，可能2~3个月就好了，有的人要2~3年，这与个人对疾病的耐受性有关。因为有的人很娇气，一点儿痛都不行，那就用激素、用止痛药；有的人很坚强，痛的在床上躺着也没事，突然有一天疼痛缓解了，去查类风湿因子就转阴了。

2. 防己黄芪汤

风湿脉浮，身重，汗出，恶风者，防己黄芪汤主之。（金匮）

防己（一两），甘草（半两，炒），白术（七钱半），黄芪（一两一分，去芦）。

上麻豆大，每抄五钱匕，生姜四片，大枣一枚，水盏半，煎八分，去滓，温服，良久再服。服后当如虫行皮中，从腰下如冰，后坐被上，又以一被绕腰下，温令微汗，瘥。

喘者加麻黄半两，胃中不和者加芍药三分，气上冲者加桂枝三分，下有陈寒者加细辛三分。

我们给大家讲过一个基本问题，风湿要看脉浮还是脉沉。风湿脉沉的用麻黄、附子等药物，比如桂枝芍药知母汤；风湿脉浮的虚证有两个方：阳虚的用桂枝附子汤，气虚的用防己黄芪汤。

"风湿脉浮，身重，汗出，恶风"，有湿就"身重"，"汗出，恶风"说明是个虚证，用防己黄芪汤主之。防己黄芪汤把防己换成防风，就是玉屏风散，一个用防己镇痛，一个用防风疏风。

"服后当如虫行皮中"，就像虫子在皮里爬，这就是追风，中医的用词很形象。

很多类风湿患者气虚，就是防己黄芪汤证。"气上冲者加桂枝"，若要效果好，可以在防己黄芪汤基础上加桂枝，加了桂枝就是合上了防己茯苓汤，有湿也可以用茯苓。换言之，治疗气虚型的风湿病，可以用防己、黄芪、白术、甘草、生姜、大枣、茯苓、桂枝。

"胃中不和者加芍药三分"，腹痛、便秘的还可以加芍药。"下有陈寒者加细辛"，细辛是个免疫抑制剂。

风湿发作的时候，如果要快速缓解症状，可以把黄芪用到120g，大剂量的黄芪具有快速的免疫抑制作用。黄芪可以依次重用60g、90g、120g，能够快速缓解气虚性的炎症。前文讲过四神煎重用黄芪295g，用牛膝治疗下肢疾病。临床治疗上肢疾病用桂枝，下肢疾病用牛膝，上、下肢疾病就桂枝、牛膝合用，可以随证加减。

3. 桂枝附子汤

伤寒八九日，风湿相搏，身体疼烦，不能自转侧，不呕、不渴、脉浮虚而涩者，桂枝附子汤主之。若其人大便硬，小便自利者，去桂加白术汤主之。

桂枝附子汤

桂枝（去皮，四两），附子（炮，去皮，破，三枚），生姜（切，三两），大枣（擘，十二枚），甘草（炙，二两）。

上五味，以水六升，煮取二升，去滓，分温三服。

去桂加白术汤

附子（炮，去皮，破，三枚），白术（四两），生姜（切，三两），甘草（炙，二两），大枣（擘，十二枚）。

上五味，以水六升，煮取二升，去滓，分温三服。初一服，其人身如痹，半日许复服之；三服都尽，其人如冒状，勿怪。此以附子、术，并走皮内，逐水气未得除，故使之耳。法当加桂四两。此本一方二法：以大便鞕，小便自利，去桂也；以大便不硬，小便不利，当加桂。附子三枚恐多也，虚弱家及产妇，宜减服之。

桂枝附子汤用桂枝、附子、炙甘草、生姜、大枣。桂枝附子汤与防己黄芪汤都能治疗汗出、恶风、脉浮的风湿病。脉浮是指脉浮虚而涩，脉搏没有力气，是个虚证，所以用黄芪、白术等药物。

两方的治证有什么区别？桂枝附子汤证的疼痛很明显，"身体疼烦，不能自转侧"。临床上两个处方可以合用，桂枝附子汤可以加防己、白术等药物。

"其人如冒状，勿怪。此以附子、术，并走皮内，逐水气未得除，故使之耳。"这段文字就是在讲追风除湿，也是在讲附子、白术同用，治疗风湿性疾病的除湿作用才强。

我们治疗风湿性疾病的基本方是附子、白术、桂枝和甘草，其中附子、白术能够并走皮内，逐水气；桂枝可以通经，桂枝是治疗太阳病的一个解热镇痛药；甘草具有类激素样作用。如果患者多汗、怕风，加防己、黄芪；如果脉沉，加麻黄、细辛；如果脉涩，加当归养血；如果腰痛，加杜仲、桑寄生、地黄、豨莶草等药物；如果关节肿得厉害，加知母；如果炎症急性发作，少阳有热加黄芩、郁金；如果关节畸形固定，加南星、白芥子。关节畸形固定形成风湿结节，属于中医痰的范畴。

这就是治疗风湿病的套路，需要注意的是要掌握用药的火候。比如，若要单纯缓解疼痛等症状，就重用甘草、知母、郁金、黄芩等药物抑制免疫应答；若要彻底地治愈疾病，就用白术、附子、黄芪、防风，以及地黄等补肾药调节免疫功能。换言之，治疗类风湿病可以像西医一样抑制免疫，病情能够缓解，但是会反复迁延不愈；也可以提高免疫，但是会越治越重。对于类风湿病治愈、不治愈都是对的，因为西医认为类风湿本身就治不好，能够缓解症状就是对的。如果患者疼痛的症状很难受，用药缓解了症状，就是有效的；如果患者有信心，也非常相信医生，很多人也能够治愈。目的不同，治疗的思路也不一样。

第四节　太阴风水

1. 加味防己黄芪汤

防己 30g，白术 30g，黄芪 30~300g，甘草 3~30g。

主治：风湿、IgA 肾病、肝硬化及其他多种自身免疫病。

防己黄芪汤也能够治风水。防己黄芪汤与玉屏风散都能治气虚，区别是夹湿和夹风的不同，前者治疗身重或肿，后者治疗反复外感。二方皆治汗出，恶风，玉屏风散方重用炙黄芪，用防风代替防己，转除湿为固表。风在表，用防风，湿在表，用防己，如后世温病之加减木防己汤、宣痹汤。所以，桂枝附子汤合玉屏风散不如合防己黄芪汤的效果好，合防己黄芪汤改善疼痛等症状的效果更明显。

临床用防己黄芪汤，若想快速改善疼痛症状，需要用大剂量的黄芪，比如用 90g、120g、150g。黄芪具有免疫双向调节作用，大剂量的黄芪是一个免疫抑制剂，缓解疼痛的作用强。大剂量黄芪还是一个降压药，黄芪的疗效是与剂量有关系的。

甘草的剂量也可以增大，可以用 15g、20g、30g，可以加茯苓利水，拮抗大剂量使用甘草的副作用。疼痛厉害还可以加桂枝，桂枝具有解热镇痛作用。

我们的加味防己黄芪汤其实就是张仲景的原方，不同之处是黄芪的剂量变成了 30~300g，甘草的剂量变成了 3~30g。

这个处方第一是治风湿，前文已讲过；第二是治 IgA 肾病，也已经反复讲过；第三是治肝硬化，防己、白术、黄芪、甘草这 4 个药可以治疗肝硬化，其中防己降低门静脉压力，白术提高白蛋白。当然，这 4 个药治疗肝硬化的作用有些单一，可以合上鳖甲煎丸，疗效大大强于单纯用鳖甲煎丸。如果治疗肝硬化，黄芪就不必用 300g，甘草也不要用 30g。

防己黄芪汤治疗肝硬化是改善肝功能的，用防己降低门静脉压、白术升高白蛋白。肝硬化患者用防己黄芪汤能够改善症状，改善肝功能，但是治不了肝硬化。临床治疗肝硬化的常用处方是鳖甲煎丸，可以用防己黄芪汤合鳖甲煎丸。如记不住鳖甲煎丸，最基本的处方是防己、黄芪、白术、甘草加柴胡 25g，黄芩 9g，鳖甲 15g。临床可以在这个基本方的基础上加减化裁。

"IgA 肾病：肾小球系膜区以 IgA 或 IgA 沉积为主，伴或不伴有其他免疫球蛋白沉积。病理：局灶节段性病变、毛细血管内增生性病变、系膜增生性病变、新月体病变及硬化性病变。血：50% 的患者血清 IgA 水平升高。37%~75% 病人测到含有 IgA 的特异性循环免疫复合物。临床表现：多在上呼吸道感染 1~3 天后出现易反复发作的肉眼血尿，持续数小时至数天后可转为镜下血尿，可伴有腹痛、腰痛、肌肉痛或低热。部分患者在体检时发现尿异常，为无症状性蛋白尿或镜下血尿，少数患者有持续性肉眼血尿和不同程度蛋白尿，可伴有水肿和高血压。"

这里不展开讲解 IgA 肾病，要记住：补脾可以治疗 IgA 肾病。如果患者以血尿为主，需要加一些止血药。如何知道患者有 IgA 肾病呢？可以做病理活检，也可以验血，IgA 升高、循环免疫复合物增加。

2.《验方新编》四神煎

生黄芪半斤，远志肉、牛膝各三两，石斛四两，金银花一两。

生黄芪、远志肉、牛膝、石斛用水十碗煎二碗，再入金银花一两，煎一碗，一气服之。服后觉两腿如火之热，即盖暖睡，汗出如雨，待汗散后，缓缓去被，忌风。

我们讲过治疗类风湿的四神煎。这里要强调的是防己黄芪汤可以像四神煎一样重用黄芪；牛膝走下肢，如果治疗膝关节痛等下肢的疾病，可以加牛膝；如治疗上肢的疼痛可以不用牛膝。

3. 越婢加术汤

风水恶风，一身悉肿，脉浮，不渴，续自汗出，无大热，越婢汤主之。

麻黄（六两），石膏（半斤），生姜（三两），甘草（二两），大枣（十五枚）。

上五味，以水六升，先煮麻黄，去上沫，纳诸药，煮取三升，分温三服。恶风者，加附子一枚，炮。风水，加术四两。（《古今录验》）

风水病取决于肺、脾、肾三脏，肺用麻黄、脾用白术、肾用附子，这就是越婢加术附汤。我们从好多角度讲解越婢加术附汤，我们讲了卫出上焦，卫出中焦，卫出下焦，分别对应麻黄、白术、附子；我们讲了白术、石膏如何调节炎症；我们讲了治疗太少两感的麻黄附子甘草汤如何配白术、石膏、生姜、大枣；我们还讲了越婢加术附汤治疗水肿的机制，讲了为什么用它治疗肾病有效；然后换个角度讲了它为什么能够治疗肌营养不良、肌萎缩，一个方可以有很多种讲解方法，我们从不同的角度反复讲解，可以帮助大家加深对处方的理解。

第八章　少阴病

为什么讲少阴病呢？因为免疫系统与内分泌系统有着极其密切的关系。西医也常用激素治疗免疫病。免疫系统正邪相争，卫气与邪气相搏靠的是太阴，中焦太阴脾主气。背后控制太阴的是少阴，是内分泌系统。太阴是后天，少阴是先天，先天控制后天。所以，控制太阴、控制免疫系统的是少阴。少阴病篇会讲太少两感、风湿、风水、皮炎、不孕、激素替代和免疫增强。

第一节　太少两感

一、少阴脉

"寸口脉浮而迟，浮即为虚，迟即为劳，虚则卫气不足，劳则荣气竭。

伤寒八九日，风湿相搏，身体痛烦，不能自转侧，不呕、不渴、脉浮虚而涩者，桂枝附子汤主之。

少阴病始得之，反发热，脉沉者，麻黄细辛附子汤主之。

师曰：寸口脉迟而涩，迟则为寒，涩为血不足……桂枝去芍加麻辛附子汤主之。"

由这些条文可知，少阴病的脉可以见到浮、沉、迟、涩、虚，浮为表（太阳）或虚（太阴），虚为气虚，涩为精血不足，迟为阳虚，沉为里（发热出表不当沉）。"少阴之为病，脉微细，但欲寐也"，少阴病的代表性脉是微细脉，微就是虚脉；同时也可以见到沉迟脉，合起来就是微细沉迟。为什么少阴病又可以见到浮脉呢？少阴病有个太少两感证，太少两感证可以见到浮脉，也可以见到沉脉。

二、代表方剂

1. 麻黄附子甘草汤

少阴病，得之二三日，麻黄附子甘草汤微发汗。以二三日无证，故微发汗也。

麻黄（去节，二两），甘草（炙，二两），附子（炮，去皮，破八片，一枚）。

上三味，以水七升，先煮麻黄一两沸，去上沫：内诸药，煮取三升，去滓，温服一升，日三服。

这个条文，一是讲太少两感证可以用麻黄附子甘草汤；二是讲阳虚的人受了微寒，可能没有症状，也可以吃一剂麻黄附子甘草汤微发汗，这是为了防止冬伤于寒，春必病温。也就是说阳虚的人受了风寒，没有症状或者症状很轻，打几下哆嗦，鼻塞一会儿又缓解了，可以吃一剂麻黄附子甘草汤。

麻黄附子甘草汤中的麻黄含有麻黄碱，具有肾上腺素样作用，是一个免疫抑制剂；然后加一个具有激素样作用的甘草，再用附子促进内源性的皮质激素分泌，这3个药构成了麻黄附子甘草汤。

2. 麻黄附子汤

水之为病，其脉沉小，属少阴。浮者为风，无水虚胀者为气。水，发其汗即已。脉沉者，宜麻黄附子汤。浮者，宜杏子汤。（杏子汤方未见）

麻黄（三两），甘草（二两），附子（一枚，炮）。

上三味，以水七升，先煮麻黄，去上沫，纳诸药，煮取二升半，温服八分，日三服。

麻黄附子汤的用药就是麻黄附子甘草汤，但是又不同于麻黄附子甘草汤。两方的区别是：有水肿的太少两感证用麻黄附子汤，方中的麻黄重用三两不去节，甘草不能炙，炙了以后生湿；没有水肿的太少两感证用麻黄附子甘草汤，麻黄要去节，甘草要炙，也可以把麻黄炙过。

麻黄附子甘草汤之所以是麻黄去节，因为麻黄节里面的麻黄碱含量最高。节是植物的疙瘩，所有植物疙瘩里面的代谢产物含量最高。肾阳虚的人如果没有水肿，重用麻黄容易心慌、心悸，所以要把麻黄去节。换言之，少阴病重用麻黄的时候，容易出现心慌、心悸、发热出汗、晕厥，但是如果患者有水肿的时候，就不会出现这些情况。"有故无损"，少阴病有水肿时重用麻黄没有关系，但是当水肿消了再用原方，有的人就开始出现心慌、心悸了。虽然就是这一点点的变化，张仲景就又取个名字，一个叫麻黄附子甘草汤，一个叫麻黄附子汤。

举个例子：一次去成都开会，多年前我在成都的时候，就给一个人看过很多次病，这次他又找我看。他是少阴肾虚的人，开的是阳和汤，方中的麻黄剂量开的有点大。平时开大剂量阳和汤的时候，我都是开炙麻黄。当时会场一群人围着我，不知道是我开的时候没写"炙"麻黄，还是他回去把炙麻黄抓成了生麻黄，弄不清楚是什么原因。患者吃了阳和汤，喝了第一口就晕厥了。从这个案例就可以看到麻黄附子汤与麻黄附子甘草汤的区别。

3. 越婢加术附汤

风水恶风，一身悉肿，脉浮，不渴，续自汗出，无大热，越婢汤主之。

麻黄（六两），石膏（半斤），生姜（三两），甘草（二两），大枣（十五枚）。

上五味，以水六升，先煮麻黄，去上沫，纳诸药，煮取二升，分温三服。恶风者，加附子一枚，炮。风水，加术四两。（《古今录验》）

太阴病讲过越婢加术附汤，少阴病也讲它。这个方就是麻黄附子甘草汤加白术、石膏。麻黄附子甘草汤与麻黄附子汤、越婢加术附汤有什么区别？麻黄附子甘草汤中的麻黄去节用二两（6g），肾阳虚的人服用都没问题，不会有太大的副反应；但是到了治疗水肿的麻黄附子汤，麻黄就不去节，剂量变成了三两；到了越婢汤，患者"一身悉肿"，为了快速消水，麻黄重用六两，并且不去节。

一定要记住：用麻黄治水肿的效果要好，一定要重用，我的体会是 30~40g 麻黄消除水肿特别快。只要患者的眼皮还肿，麻黄就要重用。《金匮要略》讲："诸有水者，腰以下肿，当利小便，腰以上肿，当发汗乃愈。""腰以上肿，当发汗乃愈"，就是要重用麻黄，而且副作用小。什么情况的肿用麻黄效果不好？如果患者眼皮完全不肿，下肢有些肿，那可能是低蛋白血症，需要补脾，可以用防己黄芪汤等处方。换言之，如果眼皮完全不肿了，下肢还有些肿，不是防己黄芪汤证，就是金匮肾气丸证。

麻黄具有拟肾上腺素样作用，重用麻黄时心脏的收缩增强、心率增加，脉洪大数，会引起心慌。谁能拮抗这个副作用？石膏，这就是为什么越婢汤用六两麻黄也不心慌的原因。阳明病的特点是大热、大汗、大渴、脉洪大。机体感染以后发热，交感神经兴奋，大量肾上腺素分泌，心脏快速强烈的收缩，脉搏会变得又洪、又大、又数。麻黄含有的麻黄碱具有拟肾上腺素样作用，会使脉搏洪大。所以，在用六两麻黄的时候，配上石膏就会安全。

为什么一定要重用麻黄？因为患者"一身悉肿"，全身肿得厉害。此时用麻黄附子汤就不管用了。麻黄附子汤用三两麻黄配附子、甘草，肿得很厉害的时候把麻黄变成六两，再加石膏，这就是越婢加术附汤法。越婢加术附汤就是麻黄附子汤重用麻黄加了白术、石膏，生姜、大枣可以用，也可以不用，还可以再加桂枝。越婢加术附汤我们可以讲一天，一层一层地去讲解，从多个层面上去真正理解这个方。

麻黄发表患者会有两个表现：要么出汗，要么利尿。为什么出汗？因为麻黄能够增加汗液的分泌。如果用了越婢加术附汤汗不出，可以加几克桂枝，越婢加术附汤加了桂枝患者就容易出汗。太阳病的麻黄汤去了桂枝叫三拗汤，是用来止咳的；加上桂枝才叫麻黄汤，才能发汗。为什么利尿？用了麻黄容易尿多，因为麻黄能够扩张肾脏的入球小动脉。尿多水才能排出去，如果用了越婢加术附汤尿还很多，说明体内还有多余的水。正常人吃了这个方不会尿特别多。体内有多余的水不一定是肾病，也可能是肥胖等情况。越婢加术附汤可以治疗阳虚型的肥胖，一利尿之后体型就会好一些。

4. 桂枝芍药知母汤

诸肢节疼痛，身体魁羸，脚肿如脱，头眩短气，温温欲吐，桂枝芍药知母汤主之。

麻黄（二两），附子（二两，炮），甘草（二两），桂枝（四两），芍药（三两），生姜（五两），白术（五两），知母（四两），防风（四两）。

上九味，以水七升，煮取二升，温服七合，日三服。

桂枝芍药知母汤中的麻黄、附子、甘草是麻黄附子甘草汤，再加桂枝、芍药、生姜、白术、知母、防风。如果脚肿如脱，病位在脚，可以加牛膝。桂枝芍药知母汤也是麻黄附子甘草汤的变方，方中的知母用四两、白术用五两、生姜用五两，要把剂量记住。

桂枝芍药知母汤是治疗类风湿关节炎的一个代表方，更多的时候是在这方里面化裁。我们前文讲过，治疗类风湿病的4个基本药是附子、白术、桂枝、甘草，其中术、附并走皮中、逐水气，桂枝

通经，甘草有皮质激素样作用。这4个药是基本方，我们可以根据
情况进行各种的加减，比如芍药能够止痛，痛得厉害可以加芍药。

现在讲太少两感证，骨关节的疼痛在太阳，肾阳虚是少阴，所
以我们强调麻黄、附子、甘草这3个药。如果单纯地讲类风湿，基
本的用药就是桂枝、甘草、附子、白术。同样的处方，讲解的角度
不一样。后文再详细讲解桂枝芍药知母汤。

5. 麻黄细辛附子汤

少阴病始得之，反发热，脉沉者，麻黄细辛附子汤主之。

麻黄（去节，二两），细辛（二两），附子（炮，去皮，破八
片，一枚）。

上三味，以水一斗，先煮麻黄，减二升，去上沫；内诸药，煮
取三升，去滓，温服一升，日三服。

麻黄细辛附子汤就是用麻黄、附子、细辛。什么叫"反发热"？
太少两感证可以不发热，可以"二三日无证"，那是麻黄附子甘草汤
证。太少两感证不发热的用麻黄附子甘草汤，发热的用麻黄细辛附
子汤，方中的细辛能够解热镇痛。

"反发热"还说明一个问题：如果一个人得了感冒，总是不发
热，就是麻黄附子甘草汤证。有人说："哎呀，医生，我这辈子就没
发过烧"，他就是麻黄附子甘草汤证。因为"太阳之上，寒气治之，
中见少阴"，太阳病恶寒发热，恶寒是太阳的本证，发热是少阴的热
气。少阴的热气出来就发热，热气太过就化热，热气不够就但寒不
热，就是麻黄附子甘草汤证。

为什么水肿常常要从太阳去治？因为太阳为寒水之经，除了寒
还有水，太阳病有个膀胱蓄水证。为什么太阳为寒水之经？因为足
太阳是膀胱经，膀胱主水。膀胱主的水来自少阴肾的蒸腾气化，所
以膀胱蓄水用太阳的五苓散不见效，就用少阴的真武汤。这就是脏
腑间的关系。

麻黄细辛附子汤中的麻黄用二两，先去节，再去上沫，麻黄节和上沫中的麻黄碱含量高。麻黄细辛附子汤去了节和上沫，处方中麻黄碱的含量就很低了，就很安全了。

6. 三黄汤

治中风手足拘急，百节疼痛，烦热心乱，恶寒，经日不欲饮食。

麻黄（五分），独活（四分），细辛（二分），黄芪（二分），黄芩（三分）。

上五味，以水六升，煮取二升，分温三服。一服小汗，二服大汗。

心热加大黄二分，腹满加枳实一枚，气逆加人参三分，悸加牡蛎三分，渴加栝蒌根三分，先有寒加附子一枚。

三黄汤"先有寒加附子一枚"，就是麻黄细辛附子汤合上黄芪（太阴）、黄芩（少阳）、独活（太阳）。三黄汤也可以治疗类风湿病，也是治疗类风湿病的一个基本方。我们讲了治疗类风湿病的多个基本方，如何运用呢？比如，类风湿病脉沉的用桂枝芍药知母汤，可以加黄芪、黄芩、独活，这就是合了三黄汤。

三黄汤有个特点是用细辛配黄芩，少阴用细辛、少阳用黄芩。疾病转出少阳，伏于少阴，我们体会最深的就是少阳、少阴这根轴。类风湿病就可以表现为典型的转出少阳，伏于少阴。既然明白了这一点，那么类风湿病转出少阳，桂枝芍药知母汤就可以加黄芩，痛得厉害可以加细辛镇痛，病在下肢可以加独活，病在上肢可以加羌活，这就是合上了三黄汤的架构。

桂枝芍药知母汤擅长治疗关节的肿痛，原文讲是脚肿如脱。桂枝芍药知母汤还擅长治疗什么病？我们家的经验：桂枝芍药知母汤擅长治疗的是肾病的水肿。如果是慢性肾炎的水肿，用桂枝芍药知母汤消肿最快，这是我父亲用的非常娴熟的一个方法。机制是一样的，都属于太少两感证。

　　方中的知母消肿，能够消关节的肿，炎症会导致红肿热痛，关节肿是局部炎症的肿；也可以消水肿，所以桂枝芍药知母汤能够治疗肾病水肿。为什么这个方治疗水肿很好？麻黄附子汤、麻黄附子甘草汤的配伍很单一，而桂枝芍药知母汤的配伍则复杂得多。肾病有没有低蛋白血症？方中有白术；肾病要不要用抗炎的药？方中有知母；肾病要不要调节免疫？方中有防风；肾病要不要抑制免疫？方中有芍药。为什么免疫抑制剂要用芍药？因为芍药利尿，真武汤就利用了芍药的利尿作用。由此可见，桂枝芍药知母汤比麻黄附子汤强得多。

　　如果人肿得很厉害，还有个快速消肿的办法，用越婢加术附汤。越婢加术附汤和桂枝芍药知母汤的区别是一个用石膏，一个用知母。此外，桂枝芍药知母汤就比越婢加术汤多了桂枝、芍药、防风。我在用越婢加术附汤时经常加桂枝，为了防止大剂量的麻黄导致心慌，再加芍药，这都来自桂枝芍药知母汤法。但是越婢加术附汤加芍药之后，发表的作用就减轻了，正常情况下不加的效果更好。

　　那么，临床消水肿究竟用哪个方最好？如果患者肿的非常厉害，快速消肿用越婢加术附汤的效果好；如果不是肿的非常厉害，最平稳的方法是用桂枝芍药知母汤。之前，我父亲治肾病喜欢用桂枝芍药知母汤，我年轻时治肾病喜欢用越婢加术附汤，因为见效更快。但是随着年龄增大，现在我也不喜欢用越婢加术附汤了，也更喜欢用桂枝芍药知母汤了，因为它更平稳。越婢加术附汤发表行水的作用比越婢加术附汤要慢，但是它考虑得更周全。若要把水肿消下去，用桂枝芍药知母汤可能要用 1 周，用越婢加术附汤可能 3 天水肿就没有了。1 周与 3 天没什么大区别，不能太着急。

7. 桂枝去芍药加麻黄细辛附子汤

　　师曰：寸口脉迟而涩，迟则为寒，涩为血不足；趺阳脉微而迟，微则为气，迟则为寒，寒气不足，则手足逆冷，手足逆冷，则荣卫不利，荣卫不利，则腹满肠鸣相逐；气转膀胱，荣卫俱劳；阳气不通即身冷，阴气不通即骨疼；阳前通则恶寒，阴前通则痹不仁，阴阳相得，其气乃行，大气一转，其气乃散。实则失气，虚则遗尿，名曰气分。桂枝去芍加麻辛附子汤主之。

桂枝（三两），生姜（三两），甘草（二两），大枣（十二枚），麻黄、细辛（各二两），附子（炮，一枚）。

上七味，以水七升，煮麻黄，去上沫，纳诸药，煮取二升，分温三服。当汗出，如虫行皮中即愈。

治疗类风湿病还有一个方叫桂枝去芍药加麻黄细辛附子汤，用麻黄、细辛、附子、桂枝、甘草、生姜、大枣。这个方与桂枝芍药知母汤有区别：第一，桂枝去芍药加麻黄细辛附子汤证有里证——腹胀，所以不用芍药；第二，关节疼痛、麻木很厉害，所以重用了细辛。

这个方一个典型的特点就是用药特别刚。我们把这个方变一下，把生姜变成干姜、去了大枣加乌头，就是乌附麻辛桂姜汤。乌附麻辛桂姜汤是中医火神派的方，一派辛温之品，没有收敛的药，已经刚到了不能再刚。刚有刚的好，刚才有血性，但是"刚与刚，阳气破散，阴气乃消亡""刚不可久，柔不可守"，何必这么刚呢？四川人治疗类风湿关节炎用乌附麻辛桂姜汤，用的是生乌头，对严重的类风湿关节炎能够起到强烈的镇痛作用，这是其他处方做不到的。有必要吗？有必要，因为痛得很厉害。有必要吗？如果痛得没那么厉害，就没必要了。

乌附麻辛桂姜汤治疗的是寒证，桂枝芍药知母汤也是治寒证。桂枝芍药知母汤中有知母，有的人就讲治疗的是寒热错杂，寒痹化热，这是不对的，其实纯寒证就可以用它。桂枝芍药知母汤的用药很温和，缓解剧烈疼痛的效果不好。如果类风湿关节炎患者大寒之象，已经有了非常剧烈的疼痛，缓解这种疼痛可用乌附麻辛桂姜汤，这是最温的一个处方。这是火神派的处方，以前我们家喜欢用生乌头，对特别疑难的类风湿病，用生乌头才能解决问题。以前我用乌附麻辛桂姜汤，现在基本不用了。

在潮湿的天气下，类风湿的疼痛就比较强烈。类风湿就像天气预报，一有湿就痛。

如何使用生乌头？生乌头 6g 先煎两小时，用沸水加沸水。同时用两个炉灶，一个炉灶熬药，一个炉灶烧开水。这边熬药的水少了，就把另一个炉灶上的开水倒进去；再熬水少了，再把那个炉灶上的开水倒进去，只加开水，不加冷水，加冷水要中毒。因为加了冷水，乌头碱要还原。若要减轻生乌头的副作用，可以加蜂蜜。附子无姜不热，干姜能使乌头、附子的温性大大增强。四逆汤急温之，就用附子配干姜。

还有一个类风湿关节炎镇痛的办法：用精制马钱子。精制马钱子的剂量用 0.1~1g，剂量慢慢增加，刚开始时可以用 0.3g。临床要看患者的体质，如果体质差，马钱子的剂量一定要从小量开始。马钱子有好几种炮制方法，一定要制透，不制透就中毒，马钱子中毒很危险。

8. 消水圣愈汤

治水第一方。必两手脉浮而迟。足跗阳脉浮而数。诊法丝毫不错。一服即验。五服全愈。

天雄（一钱制），牡桂（二钱去皮），细辛（一钱），麻黄（一钱五分），甘草（一钱炙），生姜（二钱），大枣（二枚），知母（二钱去皮）。

水二杯半，先煎麻黄，吹去沫，次入诸药，煮八分服，日夜作三服，当汗出，如虫行皮中即愈。水盛者，加防己二钱。

陈修园的消水圣愈汤被称为治水肿第一方，用天雄、桂枝或者肉桂、细辛、麻黄、甘草、生姜、大枣、知母。知母滋阴化阳，以通小便，知母治肿出自《神农本草经》。

消水圣愈汤是桂枝芍药知母汤的变化，不用记它，其实用桂枝芍药知母汤原方就行。桂枝芍药知母汤治水肿的效果就非常好，我们家用了几代人。消水圣愈汤有个弊端是为了增强疗效加了细辛，细辛含有马兜铃酸，具有肾脏毒性，不适合长期食用，还不如用桂枝芍药知母汤原方。

9. 加味麻黄细辛附子汤

麻黄9g，制附子9g，细辛3g，酒芩6g，郁金30g，炙甘草15g。

主治：太少两感证，见于西医过敏、多种自身免疫病。

加减：咽炎复加半夏，甚者入桂枝。法属咽喉截，可与加减小柴胡汤互参。鼻塞：苍耳子。鼻水多：干姜（甘草干姜汤）。先温后补：山药、地黄、山茱萸。

我们的验方加味麻黄细辛附子汤用麻黄、附子、细辛、甘草、黄芩、郁金，治疗太少两感证，西医讲的过敏、多种自身免疫病。此方主要是治疗过敏，比如治疗过敏性鼻炎、治疗冷性荨麻疹、银屑病有特殊的疗效。

如果是治疗过敏性鼻炎，加苍耳子，它既抑制免疫，又通鼻窍；鼻涕如水加干姜，即是合上了甘草干姜汤。甘草干姜汤能够抑制腺体分泌，能够治疗鼻涕多、痰多、小便多、白带多等。有的人鼻不闻香臭，如果有鼻塞、有过敏性鼻炎，用加味麻黄附子汤化裁，过敏性鼻炎一缓解，鼻子就通畅了。

"阳虚之人常带三分表证"，阳虚的人即使没有过敏性鼻炎，也容易受凉流清鼻涕。阳虚的人讲话，总是带鼻音，感觉很不舒畅。这是因为阳虚之人鼻黏膜总是水肿的，听他说话的声音，就像在罐子里说话一样"嗡嗡"的。听到这种说话的声音，就知道这个人有肾阳虚，这属于中医的闻诊。

加味麻黄细辛附子汤的奇妙之处在于加了黄芩、郁金。为什么加这两个药？伏于少阴，转出少阳，加了这两个药就比麻黄细辛附子汤原方的疗效大大增强。比如阳虚型的荨麻疹患者是有阳虚，但是荨麻疹局部皮肤还红，红说明有热。阳虚有寒就用附子、细辛，有热就可以用黄芩清热。"少阳之上，火气治之"，有热可以从少阳治疗，少阳能够影响正邪相争，影响免疫系统。

　　加味麻黄细辛附子汤治疗荨麻疹效果非常好，但是有时也没效。举个例子，一位北京的朋友得了荨麻疹以后，先是清热解毒没有效，然后找到了我。我给他用了加味麻黄细辛附子汤，服用后皮疹就好了七八成，剩下的皮疹就不好了。为什么不好了？急温之，缓补之，需要加熟地、首乌等补肾药了。如果不加补肾的药，刚开始吃效果好，但是收不了功。怎么才能治好？先温后补，可以加地黄、当归、首乌、山茱萸等补药。《伤寒论》告诉我们用麻黄细辛附子汤，《金匮要略》告诉我们用肾气丸。急温之，可以先用麻黄细辛附子汤；缓补之，然后再用金匮肾气丸。麻黄细辛附子汤加地黄，用附子配地黄就是金匮肾气丸法。其实《伤寒论》和《金匮要略》是一本书，把它分成两本书，临床应用有时会出问题。

　　加味麻黄细辛附子汤也可以治疗银屑病。我以前就有银屑病，现在彻底治愈了。用加味麻黄细辛附子汤治疗银屑病时，一定要加补肾的药。加了补肾药可能还没效，因为温润补清，润的力量不够。若要增强润的力量，可以在每次喝药时加一勺蜂蜜，能够大大增强处方的疗效。这个办法来自《金匮要略》乌头汤，用乌头配蜂蜜。加味麻黄细辛附子汤加的蜂蜜不能熬，蜂蜜一熬就只能够解乌头毒了。若想用蜂蜜本身的疗效，需要蜂蜜生用，在服药时调一勺蜂蜜进去，能够治疗多种自身免疫病。

　　为什么有时加味麻黄附子汤加补药、加蜂蜜的效果还不好？患者夹湿，这个方除湿的作用不够。很多疾病夹湿，加味麻黄细辛附子汤除湿的作用不够，需要加一些除湿的药物。

　　加味麻黄细辛附子汤还能够治疗阳虚型的慢性咽炎。这种慢性咽炎是淋巴滤泡，就像半夏厚朴汤证一样，但是吃了半夏厚朴汤又没效。如果是治疗慢性咽炎，可以加半夏、桂枝，合上半夏散及汤。加味麻黄细辛附子汤治疗阳虚型的慢性咽炎，加半夏、桂枝共8个药；治疗鼻炎加苍耳子，清涕太多加干姜，也是8个药。过敏性鼻炎很常见，一定要把加味麻黄细辛附子汤这个方背下来，通常加苍耳子、干姜，难以收功的加地黄、山茱萸等药物。

10. 八味肾气丸

虚劳腰痛，少腹拘急，小便不利者，八味肾气丸主之。

干地黄（八两），山茱萸、薯蓣（各四两），泽泻、茯苓、牡丹皮（各三两），桂枝、附子（炮，各一两）

上八味，末之，炼蜜和丸梧子大，酒下十五丸，日再服。

加味麻黄细辛附子汤加地黄，就是《金匮要略》八味肾气丸法。我们讲内外一统，内伤与外感一统，里面有肾阳虚，然后外面容易发生感染。

扶阳的秘密在于运柔成刚，温补合一。扶阳急则温之，一定不能用柔药，比如四逆汤就只有附子、干姜、甘草这3个药。中医火神派治疗非常严重的类风湿关节炎，治疗那种严重的疼痛，用乌附麻辛桂姜汤，方中一个柔药都没有。急温之就要单刀直入，虽然有效，但是经常治不好疾病，收功很困难。此时要缓则补之，温补合一。什么叫作缓则补之？就是附子配地黄法，我们讲是运柔成刚。

举个例子，肾阳虚的人来看病，给他用了附子，可能吃上一服药就觉得可舒服了，怕冷症状就缓解了。但是这样吃了一年的药还是怕冷，即使附子用到90g还是怕冷。怎么办？说明没有补，可以把90g附子减为30g，再加30g或60g地黄，或者用15g附子配60g地黄，再服药一段时间怕冷症状就消失了。灯火要变大，可以拨灯芯，类似用附子；还可以往里面添油，类似用地黄。

一定记住一点：老拨灯芯死得快！添油才能续命！这是道家讲

的。为什么有的人越补越肾虚？因为单纯补，反而把肾精耗竭了。我们要封藏患者的肾精，边添边藏，添油才能续命。总是拨灯芯人就会死得快！郑钦安的那一套学说，也就是刘止唐的那一套学说，见效很快。刘止唐也是大学问家。而张景岳的学说也很有效，张景岳是尊崇道家的，道家的特点是告诉我们肾精很贵重，要把它留起来多活几年，所以以填补为主，很少用很温燥的药。

哪个药吃多了容易早衰？人参！长期吃人参容易早衰。不要总是拨灯芯，要往里添油。我们太湖学院有一个验方是太乙洗髓膏，就是一个补肾的方，见效不快。为什么见效不快？因为它是添油的，不是拨灯芯的。道家的东西是延寿的，不是让你吃了之后干坏事的。这是两个不同的思路。

现在很多人吃六味地黄丸，六味地黄丸养阴稍滋腻，有一点儿碍脾胃。如果觉得吃了六味地黄丸，有一点儿相火活跃，可以加牛膝、车前子封藏。如果封藏得不够，还可以加五味子，这是七味都气丸法。只要有点儿火往上攻，就说明封藏得不够，还可以再加龟板、鳖甲。我们要肾精封藏，添油才能续命。补肾的药一定不能动相火，这才真正叫作长生之道。

三、太少两感的本质

1. 阳虚之人常带三分表证

皮质激素水平低下：细胞免疫低下——病毒感染、肿瘤；体液免疫亢进——过敏、自身免疫病。

神经（肾上腺素低下，但欲寐）——内分泌（甲状腺、性腺、肾上腺髓质）——免疫。

"阳虚之人常带三分表证"，因为肾阳虚的人皮质激素水平低下，表现为细胞免疫低下、体液免疫亢进，就容易得肿瘤、病毒感染、过敏和自身免疫病。

"少阴之为病，脉微细，但欲寐也"，患者想打瞌睡。麻黄细辛附子汤中的麻黄含有麻黄碱，是一个肾上腺素，能够活化交感神经系统；然后加一个促进内分泌的附子，提高激素水平；再加一个抑制免疫的细辛。麻黄细辛附子汤就是针对神经—内分泌—免疫。

西医讲人体有 5 大功能系统、3 大调节系统，中医讲 5 个脏，多出的 3 个系统是调节系统：神经、内分泌、免疫。麻黄细辛附子汤中的麻黄兴奋神经，治疗阳虚之人精神浑浑噩噩；附子刺激激素分泌，细辛抑制免疫。附子和地黄都刺激激素分泌，两个药有区别，地黄是"添油"作用的，附子是"拨灯芯"作用的。所以，如果既要"添油"又要"拨灯芯"，就用附子配地黄，这样作用就会增强。

2. 阳虚-免疫漂移

太少两感证的本质是阳虚导致的免疫漂移。什么叫作免疫漂移？细胞免疫不足、体液免疫活化。细胞免疫不足就会反复地病毒感染，容易得感冒、得肿瘤；体液免疫活化，容易得过敏和自身免疫病。这几种疾病，常常见于一类人。因为这些疾病的本质就是阳虚导致了体液免疫亢进、细胞免疫低下，所以容易过敏的、容易得自身免疫病的人也容易反复感冒、容易得肿瘤，这是一件事情的多个层面。

3. 肾和免疫应答的关系

肾和免疫应答的关系（见彩图 1），这张图已经讲过了，不再重复讲解。

第二节　风湿

前面已讲过风湿表虚脉浮的，阳虚用桂枝附子汤，气虚用防己黄芪汤；脉沉的用桂枝芍药知母汤。

风湿病的基本方是甘草、附子、白术、桂枝，其中白术、附子并走皮中、逐水气，甘草有激素样作用，桂枝通经。这是治疗以关节疾病为主要表现的自身免疫病的基本方。

我们又讲了治疗风湿关节疼痛的桂枝芍药知母汤，用药很温和，照顾得很周全。《金匮要略》的乌头汤治疗严重的疼痛，主要用川乌治疗严重的类风湿关节炎。桂枝去芍药加麻黄细辛附子汤比乌头汤要刚，乌头汤里还有芍药，而桂枝去芍药加麻黄细辛附子汤一点收敛的药都没有。乌附麻辛桂姜汤把生姜变成干姜，去了大枣加乌头，比桂枝去芍药加麻黄细辛附子汤还要刚。这几个方一个方比一个方更刚。

如果用过了这些温的方，病还没痊愈，怎么办？补！哪个补的方能治疗太少两感证？阳和汤。

"阳和汤：熟地黄一两，麻黄五分，鹿角胶三钱，白芥子二钱，肉桂一钱，生甘草一钱，姜炭五分。不用引。此方主治骨槽风、流注、阴疽、脱骨疽、鹤膝风、乳岩、结核、石疽、贴骨疽，及漫肿无头、平塌凹陷、一切阴凝等证。麻黄得熟地不发表，熟地得麻黄不凝滞，神用在此。"

什么叫鹤膝风？类风湿关节炎，《金匮要略》叫作历节。临床用桂枝芍药知母汤或者乌附麻辛桂姜汤一段时间以后，吃几天阳和汤；过几天再用桂枝芍药知母汤、乌附麻辛桂姜汤，然后再吃阳和汤补一补。单纯的温可以快速缓解疾病，单纯的温治不好疾病。火神派治病开始阶段是兵贵神速，疗效很快，但是治到七成就难以收功了。临床可以温完了再补，补完了还可以温，温完还可以补……抽丝剥茧，直到疾病痊愈。

临床上要记住 8 个字：古今一统，中西互参。阳和汤是时方，桂枝芍药知母汤是经方，要把时方和经方统一起来。如果不知道阳和汤治鹤膝风，就没有做到古今一统。桂枝芍药知母汤可不可以加地黄？地黄能通痹，桂枝芍药知母汤加地黄治疗严重的风湿关节疾病的效果更好。桂枝芍药知母汤加地黄，就是合上了金匮肾气丸法。有没有更好的办法？阳和汤。除了桂枝芍药知母汤加地黄，还有专门补的处方，那就是阳和汤。如果做到了古今一统，中西互参，看病才会简单、直接、有效。

阳和汤治疗乳岩（乳腺癌）加土贝母。如果不是乳腺癌而是类风湿关节炎，可以加知母消肿，也可以加牛膝。临证加减化裁即可。

补可不可以用麻黄？补可以用麻黄，只是补的时候用麻黄一定要注意：太少两感证的人用了麻黄容易心悸，第一，麻黄要去节；第二，可以用炙麻黄；第三，麻黄不要重剂。王洪旭在《外科证治全生集》阴疽治法中讲："非麻黄不能开其腠理，非肉桂、炮姜不能解其凝结。"这是说阳和汤不用麻黄，病好不了。麻黄是一定要用的，但是少阴肾阳虚的人用麻黄一定要小心。

肾阳虚的人也能用麻黄，张仲景就有麻黄细辛附子汤、麻黄附子甘草汤。如果说肾阳虚的人麻黄不能重用，为什么越婢加术附汤麻黄重用六两？可以重用，但是越婢加术附汤用了大剂量的石膏来拮抗麻黄的心脏毒性。禁忌证不是绝对的，比如《伤寒论》少阳病篇讲"不可吐下，吐下则悸而惊"，少阳不可吐下，但是茵陈蒿汤、大柴胡汤都用了下法。可见，少阳病不合并阳明腑实证不能下，合并了阳明腑实证则可以下，这些禁忌证不是绝对的。

第三节 风水、皮炎

一、风水

越婢加术附汤

风水恶风，一身悉肿，脉浮，不渴，续自汗出，无大热，越婢汤主之。

麻黄（六两），石膏（半斤），生姜（三两），甘草（二两），大枣（十五枚）。

上五味，以水六升，先煮麻黄，去上沫，纳诸药，煮取三升，分温三服。恶风者，加附子一枚，炮。风水，加术四两。

少阴风水用越婢加术附汤，前文已讲过，这里不再重复。

二、皮炎

1. 三物黄芩汤

治妇人在草蓐自发露得风。四肢苦烦热，头痛者，与小柴胡汤；头不痛但烦者，此汤主之。

黄芩（一两），苦参（二两），干地黄（四两）。

上三味，以水六升，煮取二升，温服一升，多吐下虫。

少阴热化证的皮疹用三物黄芩汤。三物黄芩汤能够抗过敏。三物黄芩汤与麻黄细辛附子汤有什么区别？前者治疗热证、后者治疗寒证。

前文讲的加味黄芩汤用黄芩、芍药、甘草、大枣、细辛、荆芥、丹皮、郁金。少阳少阴为枢，加味黄芩汤合并肾虚的加生地，湿重的加苦参。换言之，如果加味黄芩汤证兼有肾虚，舌干或者舌苔有裂缝，就可以用生地；如果舌苔厚腻，有湿就加苦参。除了舌诊，还有一个判断是否加苦参的方法是看皮肤，皮肤潮湿或者分泌物多，就可以加苦参。

苦参主要有两个作用：第一，苦参镇静，可以安眠，临床可以问患者的睡眠情况；第二，苦参可以降低心率，用来治疗快速性心律失常。如果患者的心跳不快，就不能用苦参。如果患者心跳缓则是太阴病。此外，苦参还有杀虫的作用，三物黄芩汤煎煮法后面就讲"多吐下虫"。苦参治疗心包积液的效果不好，治疗心包积液有个专药是江南卷柏。

苦参的副作用是苦寒败胃，用了苦参容易纳差。如果患者湿气重兼有气虚，用了苦参容易不想吃东西。也不是不能加苦参，可以配苍术、白术、陈皮、升麻，这就是李东垣当归拈痛汤的办法。换言之，加味黄芩汤证湿重的可以加苦参，若担心用了苦参影响脾胃，可以加苍术；气虚的，还可以加白术，这就是当归拈痛汤的架构；肾虚的可以加地黄，加了苦参、地黄就是合了三物黄芩汤。

苦参可以治疗快速性心律失常。如果快速性心律失常用其他的办法控制不了，就可以用苦参。如果患者的脾胃很好，吃了苦参不败胃，可以大剂量地用苦参30g，很快心跳就减慢了。因为苦参实在太败胃了，我临床用苦参一般都要加茯苓、甘草或者加苍术、陈皮。其实，治疗快速性心律失常的就是苦参一味药，后面的茯苓、陈皮、苍术、甘草，都是起到调和作用的。

2. 黄连粉

浸淫疮，黄连粉主之。

黄连可以打粉外搽，用于治疗痤疮、湿疹等湿热病。《黄帝内经》讲："诸痛痒疮，皆属于心。"黄连打粉外搽，能够减少炎症分泌物，减轻痒的程度。

浸淫疮，如果分泌物多的是湿疹，可以用黄连粉外敷。牛皮癣皮肤是干的，用黄连粉外敷的效果不好。青春痘也不用黄连粉，最好的办法是煎药内服，可以用我们的验方枇杷清肝饮。

3.《兰室秘藏》清震汤

治小便溺黄臊臭淋沥，两丸如冰，阴汗浸多。

羌活、酒黄柏（各一钱），升麻、柴胡、苍术、黄芩（各五分），泽泻（四分），麻黄根、猪苓、防风（各三分），炙甘草、当归身、藁本（各二分），红花（一分）。

上剉如麻豆大，分作一服，水二盏，煎至一盏，去柤，临卧服，大忌酒湿面。

治疗：生殖器湿疹，参柴妙饮。

清震汤出自《兰室秘藏》阴痿、阴汗及臊臭论，什么叫阴痿、阴汗及臊臭？阴囊湿疹、会阴部的湿疹可以用清震汤。清震汤用羌活、酒黄柏、升麻、柴胡、苍术、黄芩、泽泻、麻黄根、猪苓、防风、炙甘草、当归身、藁本、红花。临床治疗生殖器湿疹可以用清震汤，也可以用我们的验方柴妙饮。

柴妙饮的比例为柴胡 25g、黄芩 9g、苍术 9g、薏苡仁 30g、怀牛膝 30g、盐黄柏 6g、砂仁 3g、炙甘草 3g、萆薢 9g、泽泻 30g、杜仲 9g、郁金 9g、远志 6g。柴妙饮是小柴胡汤合四妙散的化裁。既然局部湿疹瘙痒，可以在柴妙饮的基础上化裁，加羌活、防风等除湿的药物。

第四节　不孕

《景岳全书》滋阴八味丸，治疗阴虚火盛，下焦湿热等证。此方变丸为汤，即名滋阴八味煎。

山药（四两），丹皮（三两），白茯苓（三两），山茱萸（肉，四两），泽泻（三两），黄柏（盐水炒，三两），熟地黄（八两，蒸捣），知母（盐水炒，三两）。

上加炼蜜捣丸，梧桐子大。或空心，或午前，用滚白汤，或淡盐汤送下百余丸。

知柏地黄丸在《景岳全书》中原名叫作滋阴八味丸，又叫阴八味。阳八味是金匮肾气丸，阴八味是阳八味去了附子、桂枝，加知母、黄柏。

知柏地黄丸能够治疗抗精子抗体阳性的不孕，治疗免疫性不孕。临床用知柏地黄丸治疗抗精子抗体阳性的不孕，需要服用 1~3 个月，为保险起见，服用 3 个月，若着急就服用 1 个月，也可以服用 2 个月。然后查抗体，见效最快的 1 个月抗体转阴，然后再受孕，就能怀孕了。

这里讲的抗精子抗体阳性是指女性抗男性的精子，与男性没有关系，一定是女性服用知柏地黄丸。这个方治疗的是免疫性不孕，属于中医阴虚火旺的证型，用了之后抗精子抗体可以转阴。为什么选知柏地黄丸治疗免疫性不孕呢？知母、熟地能够调节激素分泌。为什么还要补肾呢？因为这属于生殖系统疾病。

男性、女性都可以有抗精子抗体阳性。女性抗精子抗体阳性是指女性对男性的精子发生免疫应答导致不孕。男性抗精子抗体阳性是对自己的精子发生免疫应答，容易导致不育。男性抗精子抗体阳性比较少，因为睾丸有睾丸屏障，正常情况下使得睾丸里的物质与血液相隔离，所以男性抗精子抗体阳性的人比较少，病情也不严重。而女性抗精子抗体阳性是导致不孕的重要原因。临床上，男性、女性谁的抗精子抗体阳性指标高，谁就吃药，只不过以女性多见，所以大多数情况是女性吃药。

第五节　感染

一、慢性尿路感染

肾盂肾炎要注意 3 点：初期是感冒症状，要与膀胱炎区别，要区别急慢性。详细地讲，肾盂肾炎刚发作时完全是个感冒的症状，需要与感冒相鉴别；肾盂肾炎需要区别膀胱炎，膀胱炎没有感冒症状，也没有肾区叩痛；肾盂肾炎需要辨别是慢性还是急性，很多人可能是慢性肾盂肾炎的急性发作，比如中年人大部分是慢性肾盂肾炎的急性发作，多见于女性，因为女性尿路短容易得肾盂肾炎。

《伤寒杂病论》讲："淋之为病，小便如粟状，小腹弦急，痛引脐中。""小腹弦急，痛引脐中"是西医讲的尿路结石。

"淋家，不可发汗；发汗必便血。"淋证初起，多疑似太阳证。西医讲急性肾盂肾炎或慢性肾盂肾炎急性发作，多见恶寒发热等感染中毒症状。这是太阳类证，如何与太阳病相区别？轻者肾区叩痛，重则腰痛，如此可知不是太阳，不可发汗。

慢性尿路感染不可发汗，主要有两个证型：一个是猪苓汤证，一个是栝蒌瞿麦丸证。

1. 猪苓汤

少阴病，下利六七日，咳而呕、渴，心烦、不得眠者，猪苓汤主之。

猪苓（去皮）、茯苓、阿胶、泽泻、滑石（各一两）。

上五味，以水四升，先煮四物，取二升，去滓，纳阿胶烊尽。温服七合，日三服。

猪苓汤用茯苓、猪苓、滑石、阿胶、泽泻。为什么治疗偏热性的慢性肾盂肾炎可以用阿胶呢？因为这个病会导致贫血。促红细胞生长素在肾脏合成，肾小管病变、颗粒性肾固缩等疾病造成肾脏损伤，导致促红细胞生长素降低，就会出现贫血，就会出现中医讲的芤脉。

这就是《伤寒杂病论》讲的"太阳中暍，发热恶寒，身重而疼痛，其脉弦细芤迟，小便已，洒洒然毛耸，手足逆冷，小有劳，身即热，口开前板齿燥。若发其汗，则其恶寒甚；加温针，则发热甚；数下之，则淋甚。"这一条讲"脉弦细芤迟"，脉芤说明慢性肾盂肾炎急性发作。"小便已，洒洒然毛耸"，这是淋证的表现。"数下之，则淋甚"，为什么不能下？治疗湿热性淋证的八正散就用大黄，但是慢性的尿路感染表现为"其脉弦细芤迟……小有劳，身即热"，这种人不能用大黄下，用了大黄攻下会更厉害。

2. 栝蒌瞿麦丸

小便不利者，有水气，其人苦渴，栝蒌瞿麦丸主之。

栝蒌根（二两），茯苓、薯蓣（各三两），附子（一枚，炮），瞿麦（一两）。

上五味，末之，炼蜜丸梧子大，饮服三丸，日三服。不知，增至七八丸。以小便利，腹中温为知。

栝蒌瞿麦丸可以治疗阳虚型的慢性肾盂肾炎。慢性炎症可以有阳虚，寒热可以错杂。栝蒌瞿麦丸用附子、山药、茯苓、天花粉和瞿麦。我们临床都是用的汤剂，天花粉用 6g，瞿麦用 3g，这是不会见效的，天花粉可以用 30~40g，瞿麦可以 15~30g。天花粉有个副作用是滑肠，临床可以根据患者的大便情况调整用量，大便秘可以重用 50~60g；如果患者不便秘，用了 60g 天花粉可能会腹泻。

二、链球菌感染

加味四妙勇安汤

玄参 30g，金银花 60g，当归 30g，甘草 15g，丹皮 9g，赤芍 30g，升麻 6g，牛膝 30g。

主治：斑疹、丹毒、血管炎、抗凝抗血栓等。

加减：便秘加大黄 6g。

方解：升麻、牛膝调其升降，病在上重升麻、轻牛膝，病在下重牛膝、轻升麻。

加味四妙勇安汤是在四妙勇安汤的基础上加丹皮、赤芍、升麻、牛膝，治疗斑疹、丹毒、血管炎，还可以治疗冠心病。四妙勇安汤本身可以扩血管，所以能够治疗冠心病。

丹毒、斑疹、血管炎等以链球菌感染为主的感染性疾病，就可以用加味四妙勇安汤。加味四妙勇安汤用丹皮、赤芍凉血，治疗血管炎，瘀热在里，热沸血瘀，所以用赤芍；丹毒要么长在脸上，要么长在腿上，所以用升麻、牛膝调节升降。

三、阳虚型感染

1. 附子泻心汤

心下痞，而复恶寒、汗出者，附子泻心汤主之。

大黄（二两），黄连（一两），黄芩（一两），附子（炮，去皮破，别煮取汁，一枚）。

上四味，切三味，以麻沸汤二升渍之，须臾绞去滓，内附子汁，分温再服。

阳虚型的炎症还有附子泻心汤证。泻心汤是个清热解毒的方，如果阳虚的人发生了炎症，则用附子泻心汤。我们讲的回阳散火汤就是附子泻心汤法。

2. 薏苡附子败酱散

肠痈之为病，其身甲错，腹皮急，按之濡，如肿状，腹无积聚，身无热，脉数，此为肠内有痈脓，薏苡附子败酱散主之。

薏苡仁（十分），附子（二分），败酱（五分）。

上三味，杵为末，取方寸匕，以水二升，煎减半，顿服，小盒饭下。

慢性阑尾炎也是阳虚型的炎证。阑尾在升结肠，治疗慢性阑尾炎的代表性处方是薏苡附子败酱汤，治疗急性阑尾炎的代表性处方是大黄牡丹汤。

急性阑尾炎怎么治疗的效果才好？频服，用大黄、丹皮、芍药、天葵子、蒲公英、白花蛇舌草等药物，其中蒲公英用 60~120g，白花蛇舌草用 60~120g，熬一锅汤，隔 1~2 小时喝一碗，大部分的阑尾炎都能治愈。这个方需要连服几天。急性炎症连服几天才能断根，可能服用一天局部的疼痛就缓解了，但是并不表示病就好了。如不连服几天，以后可能要变成慢性阑尾炎。

如果阑尾炎伴结石嵌顿，用这个方治不好，这种阑尾炎会反复发作。如果是一个单纯性的阑尾炎，一个局限性的化脓性阑尾炎，用这个方都可以治好。

第六节　激素替代

1. 激素替代

治疗免疫性疾病，有一个问题绕不过去就是要激素替代。只要经过西医治疗，很多免疫病患者都用了激素，不仅中医要激素替代，西医也要撤激素，撤激素的时候疾病就容易反复。撤到什么剂量的激素疾病容易反复？每天 15~30mg，这个时候疾病就容易反复发作。为什么疾病容易反复发作？因为用完激素后，患者自身会抑制内源性的皮质激素分泌。当激素撤退时，患者自己分泌的激素减少了，外面的药又要减量了，所以疾病容易反复。

西医撤激素有一套流程，可以去看西医的指南。即使患者愿意接受纯中医治疗，也存在撤激素的问题。作为中医若撤西医的激素，需要学习西医的指南，不能够直接说中医好得不得了，明天就把激素停了。这不可以的，西医有一套撤激素的程序。

不管西医怎么撤激素，我们都有办法帮助患者度过激素撤退的这段时间。撤西医激素时中医就要用激素替代，激素替代是中医的优势。西医有个最重要的问题：西医给患者服用外源性的激素，但是患者越吃外源性的激素，体内分泌的激素就越少，西医没有办法让患者自身分泌更多的激素。而这是中医厉害的地方，中医既有直接吃的激素——甘草，又有促进机体分泌更多激素的办法。中医的甘草是植物激素，比人的激素活性要低，没有西医泼尼松、地塞米松的作用强，但是中医有促进自身分泌激素的办法，这就是我们要讲的激素替代。

中医激素替代的办法来自桂枝芍药知母汤。桂枝芍药知母汤用知母，知母有个作用是调节激素分泌的节律，这也是白虎汤用知母的原因。桂枝芍药知母汤既可以用于没有热证的患者，也可以用于有热证的患者。这个热从哪里来？患者明明是个阳虚的人，用了激素之后就上火。激素的副作用是起口疮、长痘，这些都是中医上火的症状。为什么服用激素会上火？因为激素是个热药，能够温阳气，但是这个阳气是外面补充给机体的，不是机体自己的阳气，所以外面的阳气一补充，机体自己的阳气就更弱。

2. 双补丸

生地 15 ~ 150g，熟地 15g，知母 6g，制附子 6 ~ 150g，炙甘草 6 ~ 30g。

疼痛加芍药 30g。大剂量地黄、甘草加茯苓、防风。

主治：阴阳两虚，症见耳鸣、口干、舌质红或舌尖红、手足凉，伴腰酸者；也用于各种免疫病激素减量。

（1）知母养阴，附子温阳。知母配附子，为《金匮要略》桂枝芍药知母汤法。

第一个问题，激素撤退最难办的是患者的激素分泌减少，表现为阳虚，但是用了西医的激素之后又上火，又寒又热。这种情况用附子配知母，来自桂枝芍药知母汤法。

我们的验方双补丸用附子、知母、甘草、地黄，专门用来撤激素。知母入肾，能够治疗服用激素之后的上火，更重要的是知母能够调节激素分泌的节律。如果是单纯上火，清火药那么多，为什么不选黄芩？因为黄芩不能够调节激素分泌。

知母能够调节激素节律，能够消肿、镇痛镇静，酸枣仁汤就用知母。知母消肿的作用能够治疗关节肿痛、局部红肿。

双补丸有甘草、附子，如果疼痛明显再加芍药，芍药能够镇痛，来自芍药甘草附子汤法。其实加不加芍药都可以，这些都是或然证，临床随证化裁即可。

皮质激素的昼夜节律，前文已讲（见彩图 14），这里不再重复。皮质激素如果夜间升高：阴虚——分解增加（睡前服药敛阴）；如果白天低下：阳虚——分解低下（晨起服药助阳）。一定要记住，补肾药需要早晚服用。双补丸是个阴阳并进、清补并用的处方，睡前服用可以敛阴，晨起服用可以助阳。

（2）地黄填精，合知母为知柏地黄丸，合附子为金匮肾气丸。

第二个问题，若要促进机体持续地分泌激素，不能够靠附子，要用附子配地黄。我们前文讲过，先温后补，用附子配地黄。附子配地黄是金匮肾气丸法，附子配知母是桂枝芍药知母汤法。生地的免疫抑制作用比熟地强，熟地的填补作用比生地强。热证明显的重用生地，热证不明显、虚证明显地重用熟地。如果患者的关节疼痛没有完全缓解，就重用生地 60~90g，因为生地能通痹。如果分不清寒热，也可以生地、熟地各用 30g。生地通大便，如果服用生地、熟地各 30g 之后腹泻，也可以减量，可以各用 15g。

大剂量的生地能够活血通痹，《伤寒杂病论》治疗干血劳的大黄䗪虫丸就重用干地黄四两，如果不重用干地黄就不叫大黄䗪虫丸，就改了张仲景的处方。一定要记住，张仲景的处方是要讲剂量的。

（3）甘草补脾，以退虚热。然后再加炙甘草 6~30g 代替激素。甘草是植物激素，它的活性比人的激素低，但是它的依赖性也比人的激素低。

《伤寒论》讲："少阴病二三日，咽痛者，可与甘草汤。"甘草汤用甘草二两，就是用它的类激素样作用。一味甘草含服，都能缓解咽喉的症状，这是局部使用激素的作用。

（4）双补丸的作用及化裁：双补丸的一个作用是激素替代，另一个作用是可以增强激素的疗效，还可以降低激素的副作用。如果用完激素产生了水钠潴留，可以加苍术、黄柏、车前子、泽泻等去湿的药；如果用完激素以后骨质疏松、股骨头坏死，可以加续断、骨碎补、牡蛎等补骨、补钙药物。

双补丸只用4个药调节激素的分泌还不够，如果用了生地大便稀，可以加山药；如果仍有炎症大便又不好解，可以加当归；如果关节还痛，可以加芍药；如果用了激素腹胀，可以加陈皮、防风。之所以用防风，因为防风疏风，升阳可以胜湿。患者吃完激素之后湿气重，消化道不舒服，可以加防风升阳除湿；地黄用多了腹胀，脾胃不和，也可以加防风，防风配地黄是防己地黄汤法。换言之，双补丸治疗湿气重的除了加苍术、黄柏、泽泻，还可以加防风升阳除湿。用防风升阳除湿是李东垣的办法，也是从《金匮要略》脱化出来的。疏风药那么多，为什么加防风？因为防风具有免疫调节作用。

这些药物都可以用，为什么双补丸只有4个药呢？因为其他的药物是或然证，可加可不加，而调节激素分泌又替代激素的核心就是这4个药。

我们的验方为什么叫作双补丸？阴阳并进。患者用了激素需要撤激素的时候，舌质红，苔黄腻，应该用清法；但是随着激素的撤除，阳虚的症状也出来了，又应该用温法。此时不应该舍温舍清，清的清，温的温，一起用药。

双补丸从桂枝芍药知母汤脱化而来。类风湿患者用完激素以后，就常常表现出桂枝芍药知母汤证，用了激素以后，就会出现热象。

总的来讲，双补丸用地黄、附子、知母、甘草，知母可调节皮质激素的分泌节律，附子可调节皮质激素水平，地黄可保护肾上腺皮质功能，甘草补充外源性皮质激素。双补丸集补土、扶阳、温补、滋阴四法于一体，阴阳并进，以平为期，属调平法。知母、附子、甘草是桂枝芍药知母汤法，主寒热错杂；知母、石膏、甘草是白虎汤阳明除热法。既然叫双补丸，就要早上、晚上各服用1次，早上补阳，晚上敛阴。

第七节　免疫增强

薯蓣丸

虚劳诸不足，风气百疾，薯蓣丸方主之。

薯蓣（三十分），当归、桂枝、神曲、干地黄、豆黄卷（各十分），甘草（二十八分），人参（七分），川芎、芍药、白术、麦门冬、杏仁（各六分），柴胡、桔梗、茯苓（各五分），阿胶（七分），干姜（三分），白蔹（二分），防风（六分），大枣（百枚，为膏）。

上二十一味，末之，炼蜜和丸如弹子大，空腹酒服一丸，一百丸为剂。

少阴病的免疫增强方是薯蓣丸。"虚劳诸不足，风气百疾，薯蓣丸主之"。薯蓣丸只开3剂是没有效的，需要长期服用，要吃100天才能改善体质，复形质。薯蓣丸是八珍汤加麦门冬、阿胶、薯蓣、干姜、桂枝、豆黄卷、杏仁、柴胡、桔梗、防风、白蔹，就是一个八珍汤的加味。薯蓣丸气血并补，阴阳同调，用八珍汤气血并补，用麦门冬、阿胶、薯蓣、干姜阴阳同调，再加上散内外之热的药物，就成了薯蓣丸。记不住薯蓣丸怎么办？用八珍汤再加散内热、外热的药，也可以把薯蓣丸模拟出来。

第九章　厥阴病

厥阴病主要讲寒热错杂、升阳托邪和厥阴外证。

第一节　寒热错杂

"厥阴之为病，消渴，气上撞心，心中痛热，饥而不欲食，食则吐蛔，下之利不止"。这条是厥阴病的脉证提纲。六经为病的脉证提纲，都需要背下来。

厥阴过敏要注意两个情况：一是厥阴病本身可以过敏；二是厥阴病常伴有寄生虫。厥阴病的特点是合并寄生虫，蛔虫钻胆、蛔虫型肠梗阻都是典型的乌梅丸证。钩虫、蛲虫后半夜到肛门产卵，引起肛门、会阴部瘙痒。按照六经病欲解时图（见彩图15），后半夜为厥阴所主。厥阴是阳气最弱的时候，老年人常在这个时间段死亡。

怎么知道一个人有没有蛔虫呢？有蛔虫的人外周血 IgE 升高。中医的脉诊也能诊断，《金匮要略》专门讲了蛔虫的脉证，我们在抓独法课程中也讲了蛔虫的脉诊。《金匮要略》讲："问曰：病腹痛有虫，其脉何以别之？师曰：腹中痛，其脉当沉，若弦反洪大，故有蛔虫。"蛔虫腹痛，脉弦反洪大。

1. 甘草粉蜜汤

蛔虫之为病，令人吐涎，心痛发作有时，毒药不止，甘草粉蜜汤主之。

甘草（二两），粉（一两重），蜜（四两）。

上三味，以水三升，先煮甘草，取二升，去滓，纳粉蜜，搅令和，煎如薄粥，温服一升，瘥即止。

甘草粉蜜汤的粉是什么东西？我回答不了，第一，好多人都在研究，有各种学说，没有一个统一的说法；第二，我从来没用过甘草粉蜜汤。

蛔虫病发作时，可以用乌梅丸，但是很多时候手边没有乌梅丸。我们家有个方：如果遇到蛔虫钻胆，到厨房拍一个生姜泡在水里捣，捣好之后去掉生姜，留下生姜水，然后放几个花椒，再调一勺醋，喝下去，也可以同时送服两片黄连素，这个办法用到了酸、苦、辛，这就叫乌梅丸法！黄连素是西药。如果没有黄连素，单纯用花椒、生姜、醋也有效。为什么用黄连素？因为蛔虫经常会引起炎症，所以加些黄连素。

2. 乌梅丸、温脾丸

伤寒脉微而厥，至七八日肤冷，其人躁，无暂安时者，此为脏厥，非蛔厥也。蛔厥者，其人当吐蛔。今病者静，而复时烦者，此为脏寒。蛔上入其膈，故烦，须臾复止；得食而呕，又烦者，蛔闻食臭出，其人常自吐蛔。蛔厥者，乌梅丸主之。又主久利。

乌梅丸

乌梅（三百枚），细辛（六两），干姜（十两），黄连（十六两），当归（四两），附子（炮、去皮，六两），蜀椒（出汗，四两），桂枝（去皮，六两），人参（六两），黄柏（六两）。

上十味，异捣筛，合治之。以苦酒渍乌梅一宿，去核，蒸之五斗米下，饭熟捣成泥，和药令相得。纳白中，与蜜杵二千下，丸如梧桐子大。先食饮服十丸，日三服，稍加至二十丸。禁生冷、滑物、臭食等。

乌梅丸的用药寒热错杂，有温补、清化的药物，有免疫抑制、免疫增强的药物。乌梅丸是一个调节免疫系统平衡的处方，所以也可以用来治疗过敏性疾病。乌梅丸中免疫抑制的药物有乌梅、黄连、黄柏，其中黄连、黄柏抗炎的作用比较明显。这些药物的免疫抑制作用都不强，黄芩的免疫抑制作用才强。免疫抑制的药物还有细辛、当归，这两个药物也抗炎。免疫增强的药物有蜀椒、干姜、桂枝、附子、人参。乌梅丸对免疫系统的调节作用，以及配伍思想与小柴胡汤很相似，少阳、厥阴都用和法，只不过小柴胡汤偏于实证，乌梅丸偏于虚证。

我们对比讲解乌梅丸、温脾汤（表1）。这两个方都能治疗厥阴病的过敏性疾病，便溏的用乌梅丸，便秘的用温脾丸。

表1　乌梅丸、温脾汤组成对比

乌梅丸（便溏）	温脾汤（便秘）
乌梅	大黄
黄连、黄柏	黄连、黄柏
蜀椒	吴茱萸（深老师方中用蜀椒）
干姜、桂枝、附子、细辛	干姜、桂心、附子、细辛
当归	当归
人参	麦芽、神曲

两个方大部分的药都一样，一个用乌梅，一个去乌梅用大黄，实际上没什么区别。因为便秘，温脾汤加麦芽，神曲消食，不加也可以。乌梅丸去乌梅加大黄就是温脾丸。

厥阴病欲解时，从丑至卯上（见彩图15），丑时是1点到3点，卯时是5点到7点。古代当官的起得很早，凌晨3点就要起床，5点就要点卯。

从丑到卯上是厥阴当令，有没有少阴当令？有！少阴和厥阴是有重叠的。有没有少阳当令？有！少阳和厥阴也是重叠的。所以，后半夜从1点到7点的病，可以是厥阴病、可以是少阴病、也可以是少阳病。但是主要是厥阴病，尤其是凌晨3点钟发作的疾病。例如：后半夜口干、后半夜瘙痒、后半夜失眠、后半夜腰痛、后半夜发作的不稳定型心绞痛等疾病，都可以用乌梅丸去治疗。我们讲中医免疫病学，就讲一个病——老年性瘙痒。有的老年人后半夜瘙痒，天亮之前全身挠得血淋淋的。用什么方？乌梅丸。

凡是后半夜发作的疾病，都可以用乌梅丸治疗。有人说："后半夜发作的病都用乌梅丸治，这个说法太扯了。我都便秘了，怎么能吃乌梅丸？"如果便秘就把乌梅去了换大黄，那就是温脾汤。

还有什么属于厥阴病？我们看六经化生示意图（彩图22）。人生下来是太阳。二七、二八天癸至，开始性发育了，此时是少阳，少阳是人体的青春期。少阳过了就是阳明，此时是青壮年时期。阳明主阖，少怕温病指的是阳明盛壮的人得了温病容易死亡。六经化生的阳明是指女性四七（28岁）至六七（42岁）、男性四八（32岁）至六八（48岁）之间的青壮年，这些年龄段的人发生温病，容易死人。过了阳明就到了三阴，三阴直到厥阴。什么时间之后一定是厥阴？"七七""八八"之后。准确地讲厥阴不只是"七七""八八"之后，而是在"七七""八八"的前后。《金匮要略》温经汤条文讲"妇人年五十所"，什么叫年五十所？就是只五十岁上下，可能是四十五六岁、四十七八岁，也可能是五十一二岁。也就是说在"七七""八八"的前后，男女都进入厥阴，都是厥阴当令。这个时候发生的老年性疾病，以厥阴病居多。厥阴之后形骸独居，人的生命就终结了，这是必然的。这个规律和年龄有关系，所以说50岁（七七）左右的女人、60岁（八八）左右的男人的疾病多是厥阴病。

3. 戊己丸

吴茱萸、黄连、白芍。

治疗：口疮、反酸、口干，降龙火，冲脉塌，痰上涌。

如果是厥阴病引起的口疮，可用戊己丸。前文讲甘草泻心汤治疗口疮，治的是脾虚的口疮；戊己丸治疗口疮，治的是厥阴病的口疮。什么叫厥阴病的口疮？"厥阴之为病，消渴，气上撞心，心中痛热，食则吐蛔，下之利不止"。如何判断厥阴病？我们本身有一套方法，这里没有时间展开讲。简单地讲，厥阴病的口疮要符合厥阴病的脉证提纲，再比如口疮伴有后半夜早醒，凌晨3点钟就起床，这是个厥阴病，可以用戊己丸。

我们讲甘草泻心汤治疗口疮，并不是所有口疮都用甘草泻心汤。中气下陷的口疮，可以用补中益气丸加知母；厥阴病的口疮，可以用戊己丸；如果没有虚象，单纯是一个实证的口疮，可以用导赤散。

戊己丸是乌梅丸的一个简方，用芍药换乌梅，用黄连换黄连、黄柏，用吴茱萸换蜀椒、细辛、干姜、附子。因为戊己丸以治标为主，所以没有用人参、当归。戊己丸是乌梅丸的小方，乌梅丸的适应证也就是戊己丸的适应证（表2）。

表2　戊己丸和乌梅丸对比

特征	戊己丸	乌梅丸
组成	白芍	乌梅
	黄连	黄连、黄柏
	吴茱萸	蜀椒、细辛、干姜、附子、桂枝、人参、当归
治则	治标	人参、当归扶正，慢性病治本
作用	反酸	气上冲胸，胸中痛热，下之利不止，烧心

厥阴之上，风气治之。很多厥阴病的处方都可以治疗以瘙痒为主的皮肤疾病。比如，湿疹有两个外治法：前文讲"浸淫疮，黄连粉主之"，可以在湿疹上撒黄连粉；黄连粉治疗的是单纯的热证，如果患者寒象很明显，可以在黄连的基础上加吴茱萸、芍药碾粉外敷。其中，黄连消炎；吴茱萸能够抑制腺体分泌，治疗湿疹的分泌液；芍药能够抗过敏。

戊己丸研末，用凡士林调成粉，能够治疗亚急性和一般慢性湿疹，以及阴囊湿疹和神经性皮炎。如果阴囊湿疹单纯的是湿热下注，可以在柴妙饮的基础上，用黄连粉外敷。阴囊湿疹明明有肝胆症状，用了柴妙饮不见效怎么办？说明病不在少阳经，既然有肝胆症状，不在少阳经就在厥阴经，可以换成戊己丸。临床上有肝胆症状的阴囊湿疹，用柴妙饮治疗多数都有效，如果没有效要看是否有厥阴的症状，是否有寒热错杂，可以用戊己丸内服或打粉外敷。

慢性湿疹有的可以持续很长时间，黄连粉治疗急性、慢性湿疹都可以；戊己丸治疗的湿疹是个虚证，基本都是慢性的。

《全展选编·皮肤科》治疗湿疹用"炒吴茱萸一两，乌贼骨七钱，硫黄二钱。共研细末备用。湿疹患处渗出液多者撒干粉；无渗出液者用蓖麻油或猪板油化开调抹，隔日一次，上药后用纱布包扎"。《古今录验方》治阴下湿痒生疮用"吴茱萸一升，水三升，煮三、五沸，去滓，以洗疮。诸疮亦治之"。这些处方都是利用吴茱萸抑制腺体分泌的作用。

4. 鳖甲煎丸

病疟，以月一日发，当以十五日愈；设不瘥，当月尽解；如其不瘥，当云何？师曰：此结为癥瘕，名曰疟母，急治之，宜鳖甲煎丸。

鳖甲（十二分，炙），乌扇（三分，烧），黄芩（三分），柴胡（六分），鼠妇（三分，熬），干姜（三分），大黄（三分），芍药（五分），桂枝（三分），葶苈（一分，熬），石韦（三分，去毛），厚朴（三分），牡丹（五分，去心），瞿麦（二分），紫葳（三分），半夏（一分），人参（一分），䗪虫（五分，熬），阿胶（三分，炙），蜂巢（四分，炙），赤硝（十二分），蜣螂（六分，熬），桃仁（二分）。

上二十三味为末，取煅灶下灰一斗，清酒一斛五斗，浸灰，候酒尽一半，着鳖甲于中，煮令泛烂如胶漆，绞取汁，纳诸药，煎为丸，如梧子大，空心服七丸，日三服。

（《千金方》用鳖甲十二片，又有海藻三分，大戟一分，䗪虫五分，无鼠妇、赤硝二味，以鳖甲煎和诸药为丸。）

鳖甲煎丸治疗肝硬化。第一组药是柴胡、黄芩、射干（乌扇）、芍药，这是小柴胡汤的架构。因为肝硬化常有炎症的反复发作，所以用柴胡、黄芩、射干、芍药。其中射干不仅利咽，还能疏肝。通常都知道射干能利咽，嗓子不舒服时用射干。为什么射干能利咽？一阴一阳结谓之喉痹，因为射干能疏肝。举个例子，甘露消毒丹治疗肝经湿热，之所以用射干，就是因为射干能疏肝。

第二组药用桂枝、干姜、人参。发生肝硬化主要有两种情况：第一种是免疫应答亢进所致，多见于急性重型肝炎导致的肝硬化，这是大黄䗪虫丸证，方中没有扶正的药物；第二种是"见肝之病，知肝传脾，当先实脾"，慢性肝炎反复发作造成了肝硬化，所以用桂枝、干姜、人参，还可以加白术、茯苓等药物。

第三组药用鳖甲、鼠妇、紫葳（凌霄花）、䗪虫、蜣螂、桃仁，治疗湿热入络。为什么用凌霄花？凌霄花是活血药里入肝经的。

肝硬化是纤维组织增生瘢痕。炎症可以完全愈合，如果不能完全愈合，就会瘢痕愈合。长在体表是瘢痕，长在体内肝脏，我们叫作肝硬化。肝硬化实际上是个瘢痕愈合。中医治疗瘢痕愈合要活血软坚，所以用鳖甲、鼠妇、凌霄花、䗪虫、蜣螂、桃仁。

换言之，肝脏都硬化了，需要复形质。既然叫鳖甲煎丸，就用鳖甲配鼠妇、䗪虫、蜣螂、桃仁等活血通络的药。我们讲少阳入络，厥阴入络，其中少阳入络用湿热侵入经络脉隧方，厥阴入络导致瘢痕、纤维化、畸形狭窄，需要用这些活血药，不见得是肝硬化，也可以治疗其他疾病。

第四组药是用牡丹皮。这个病反复发作是伏邪，伏邪发于血分，要用牡丹皮凉血。

牡丹皮不仅能凉血还可以疏肝，所以丹栀逍遥散选丹皮。丹皮和芍药都含有芍药苷，所以能疏肝，丹皮配芍药可以增强疗效。丹皮与芍药不同之处是还含有丹皮酚，丹皮酚能凉血。

第五组药用大黄、芒硝。湿热病需要轻法频下，用小剂量的大黄。

第六组药用厚朴、半夏理气除湿。木来克土，导致患者食欲差、腹部胀大。肝脏患者经常出现腹部胀气、胀水，所以用半夏、厚朴。如果单用厚朴的力量不够，可以加大腹皮。

第七组药用葶苈子、石韦、瞿麦利水。肝硬化合并了水肿，所以用瞿麦、石韦、葶苈子。其中，葶苈子可以关闭水通道蛋白。瞿麦可以拮抗子宫内膜增生，女性肝硬化雌激素灭活障碍，刺激子宫内膜增生，所以用瞿麦。石韦不仅能利尿，还可以升高白细胞，治疗白细胞减少症。肝硬化导致 3 种指标降低——白细胞、红细胞、血小板降低，所以用石韦升高白细胞。

张仲景的用药都是选择过的，笼统地讲这个药利水、那个药活血就太肤浅了。比如活血通络为什么用桃仁不用红花？因为桃仁可以抗纤维化，而红花没有这个作用。但是红花可以抗病毒，桃仁没有这个作用，所以治疗疱疹病毒用瓜蒌、甘草、红花。

第八组药用阿胶养血。为什么加阿胶养血呢？因为肝硬化会导致贫血。肝硬化的特点就是，既可以导致贫血，还可以导致白细胞减少，方中的石韦升高白细胞，阿胶提高红细胞。

最后一组药用蜂巢。为什么加蜂巢呢？因为肝硬化雌激素灭活障碍导致阳痿、男性乳腺发育、生殖器萎缩，而蜂巢是中医治疗阳痿、补充雄激素的药物，所以加蜂巢。

大黄䗪虫丸也是属于厥阴病的方，我们把它放在了少阴病篇，因为少阴病篇讲到了地黄。大黄䗪虫丸与鳖甲煎丸有什么区别？大黄䗪虫丸没有桂枝、干姜、人参等扶正的药物，如果是寒热虚实错杂的肝硬化，应该选鳖甲煎丸；如果是因实致虚、以实证为主的肝硬化，应该用大黄䗪虫丸。

大黄䗪虫丸以黄芩汤为基础方，在黄芩汤的基础上加活血约。少阳病有一个正邪相争的方是小柴胡汤，还有一个抑制异常免疫应答的方是黄芩汤。大黄䗪虫丸证多见于急性重型肝炎导致的肝硬化，所以在黄芩汤的基础上加活血药。鳖甲煎丸证是慢性肝炎反复发作引起的肝硬化，所以在柴胡桂枝干姜汤的基础上加活血药。

第二节　升阳托邪

1. 升麻鳖甲汤

阳毒之为病，面赤斑斑如锦纹，咽喉痛，唾脓血，五日可治，七日不可治，升麻鳖甲汤主之。

升麻（二两），当归（一两），蜀椒（炒去汗，一两），甘草（二两），鳖甲（手指大一片，炙），雄黄（半两，研）。

上六味，以水四升，煮取一升，顿服之，老小再服。取汗。

（《肘后》《千金方》阳毒用升麻汤，无鳖甲有桂；阴毒用甘草汤，无雄黄）

阳毒是典型的红斑狼疮的症状，升麻鳖甲汤是治疗红斑狼疮的主方。红斑狼疮急性发作还可以考虑用青蒿鳖甲汤、蒿芩清胆汤。因为青蒿能够治疗红斑狼疮。

方中可以用蜀椒、雄黄，若不用雄黄就可以不用蜀椒。蜀椒在这里有两个作用：第一，雄黄的副作用是导致头痛，蜀椒能够拮抗用了雄黄头痛的副作用；第二，蜀椒含有的花椒宁碱，可以用来抗白血病。这里我们不讲白血病，主要讲红斑狼疮。

治疗红斑狼疮经常用不到雄黄，不用雄黄就不用蜀椒。升麻鳖甲汤常用4个药——升麻、鳖甲、当归、甘草，这就成了治疗阴毒的升麻鳖甲去雄黄蜀椒汤。

升麻鳖甲汤的这 4 个药是升麻、鳖甲加上两个抗炎药，一个是当归、一个甘草，甘草具有类激素样作用。如果要增加抗炎作用，甘草可以用到 30g。然后可以加青蒿，青蒿是治疗红斑狼疮的一个专药，加上青蒿就是合上了青蒿鳖甲汤了。还可以加黄芩，那就是合上了蒿芩清胆汤。还可以加芍药，那就是合上了黄芩汤。既然红斑狼疮是个血管炎，可以加凉血的药——芍药、丹皮、荆芥、连翘、郁金，抑制少阳的炎症反应。这都是治疗免疫病的套路。

2. 三加升麻鳖甲汤

升麻 24g，鳖甲 30g，当归 15g，甘草 6g，牛膝 9g，酒大黄 3g，水蛭 3g。

主治：盆腔疾病、炎症、囊肿等。

加减：热、炎症加金银花 30g，红藤 30g，蒲公英 60g，败酱草 30g，桔梗 3g。便秘加酒大黄 6～30g。

我们的验方三加升麻鳖甲汤治疗盆腔疾病，这里主要讲慢性盆腔炎。临床上升麻鳖甲汤一般不用雄黄、蜀椒，所以就在升麻、鳖甲、当归、甘草的基础上加金银花、红藤、蒲公英、败酱草。加的都是清热解毒的药物，这些药物都是有选择性的。比如败酱草专门治疗化脓性感染，盆腔炎就是这种感染。

然后再加桔梗，桔梗能够排脓，代表处方是排脓散。桔梗既能够排脓又能够升提，桔梗配升麻增强升提的作用；桔梗配败酱草增强排脓的作用。再加牛膝把药引到下焦，而升麻升提，两药一升一降。再加酒大黄通大便。方中有活血的药，还有水蛭，水蛭可以用也可以不用。平时可以用水蛭，炎症急性发作的时候可以用桃仁。因为水蛭没有抗炎作用，炎症急性发作的时候用水蛭的效果不好，可以用当归、桃仁，《千金》苇茎汤就用了桃仁。炎症的缓解期则可以用水蛭。

若增强活血通经的作用，可以加肉桂。不用担心加了肉桂容易急性发作，方中有金银花、红藤、蒲公英可以清热，伏邪就是这样的治法。如果湿重，还可以加土茯苓。我们的处方注重升降气机，一会用升麻、一会用牛膝。如果气机的升降被阻滞，还注重调畅气机，有瘀血阻滞就用鳖甲、水蛭、桃仁；有痰湿阻滞，也要祛湿化痰，这样气机的升降才能通畅。

一般认为慢性盆腔炎无法治愈，一个重要的原因是盆腔的血液循环不好。人体的静脉不能够收缩，静脉只有血窦，血窦像个口袋，只能靠肌肉的挤压，才能把下肢的静脉血一层层地往上挤压。受地球引力的影响，只要我们站立或者坐着，肌肉就在收缩对抗地球引力，也就在挤压静脉。当然走路和运动的时候，肌肉的收缩更明显。除非躺着不动，才不明显。

但是盆腔肌肉挤压力差，离心脏又那么远，盆腔静脉血回心只能靠负压作用。循环系统是一个封闭的系统，心脏把血液射出去以后，心脏一舒张，室内压下降，就像水泵一样把静脉血抽回来。当然胸腔也有负压的作用，但是胸腔泵的作用很弱，静脉血回心主要依靠心脏的泵和肌肉的挤压作用。但是单纯依靠心脏的泵不足以让静脉血全部回心，所以长期卧床的患者就容易发生血栓。

盆腔的循环不好是盆腔炎症难以治疗的原因，还会导致炎症反复发作。盆腔炎症反复发作之后就更不好治疗，因为慢性盆腔炎是个增生型的炎症，会形成冰冻骨盆。什么叫作冰冻骨盆？整个盆腔像蜘蛛网一样，都是纤维组织，这与肝硬化是一个道理。纤维组织没有血供，所以炎症好不了。

为什么三加升麻鳖甲汤可以治愈慢性盆腔炎症？血供不好，就用升麻升提。纤维组织增生用鳖甲，鳖甲煎丸就用鳖甲抗纤维化，升麻鳖甲汤也可以抗纤维化。如果增强抗纤维化的力量，可以加桃仁、水蛭，其中水蛭的作用比较强，但是桃仁既抗炎又抗纤维化，尤其适用于炎症活跃的时候。疾病在下焦，如果便秘可以配大黄通便，还可以加当归。这就是升麻鳖甲汤的化裁。

升麻鳖甲汤能够治愈慢性盆腔炎症的一个重要的原因：增强了局部的血液供应。血液循环的压力会传导，盆腔静脉血没有回去，动脉血过来的就慢，局部血供就不好。我们可以增强盆腔局部的血液循环。

还有一个地方的血液循环不好——咽喉。因为咽喉高于心脏，又没有大血管，所以咽喉处的血液循环容易瘀滞。很多慢性咽炎、慢性扁桃体感染也不容易断根，也要用升提的办法。头部虽然比咽喉更高，但是有两个很大的血管往上冲。头部在中气下陷的情况下，血供也不好，也会形成血栓。这种头部的血供不好是气虚之人的病理表现，正常情况下血供差一些的部位是咽喉、盆腔。

总的来讲，盆腔在身体的下部，我们治疗盆腔炎症的特点：一是加了升提的药物，改善局部循环；二是加强了软坚散结、活血通络的药物，因为冰冻骨盆不缓解，慢性盆腔炎就好不了。

再强调一点：慢性炎症最主要的原因要么是气虚、要么是阳虚，但是慢性炎症是不是一定要补？也不见得，比如升麻鳖甲汤主要是针对病理。如果患者中气下陷，局部血液循环就更不好，此时也可以用几十克太子参。人参用多了上火，容易导致局部炎症活跃，用太子参比较和缓一些。也可以用党参，也可以什么参都不用，不见得一定要补。一定要把炎症为什么慢性化的机制弄清楚，然后就可以治疗了。我们有学员用这个方治愈了很多慢性盆腔炎患者，这个病很难治，常规的套路不行。

第三节　厥阴外证

六经都有外证、内证，现在讲厥阴外证。

1. 当归四逆汤

手足厥寒，脉细欲绝者，当归四逆汤主之。

当归（三两），桂枝（去皮，三两），芍药（三两），细辛（三两），甘草（炙，二两），通草（二两），大枣（擘，二十五枚。一法，十二枚）。

上七味，以水八升，煮取三升，去滓，温服一升，日三服。

治疗：冻疮、雷诺综合征、肝寒-平滑肌系统痉挛。

当归四逆汤常用于治疗雷诺综合征。雷诺综合征是一种自身免疫病，患者一受凉就手脚发青。当归四逆汤中桂枝通经，当归是免疫抑制剂，芍药是免疫抑制剂，细辛是免疫抑制剂，甘草是免疫抑制剂，大枣也是免疫抑制剂，再加一味通草宣通。我们看张仲景的药也是凑出来的，也是在这些药里面东拼西凑。我们把免疫用药都讲过了，这些处方变来变去逃不出这些药的范畴。

大枣为什么用25枚？因为有血虚，也正因为血虚脉才细。寒凝脉细，有血虚的人更容易受寒，方中养血用当归、大枣，寒用细辛三两。使用细辛时一定要注意，细辛含有细辛醚，能中毒，煎药时要揭开盖子。

当归四逆汤还能治疗冻疮。我们在讲自身免疫病，主要讲它能治疗雷诺综合征。中医讲的肝寒，能够导致边缘平滑肌系统的痉挛，这是个厥阴病。

2. 四妙勇安汤

四妙勇安汤：金银花、玄参、当归、甘草。

四妙勇安汤中的当归、甘草是当归四逆汤法，再以金银花、玄参代替桂枝、细辛。

当归四逆汤与四妙勇安汤有什么区别？一个是寒证，一个是热证，都入了血分。当归四逆汤治疗寒入营血的脉管收缩，如西医所谓雷诺综合征等疾病。四妙勇安汤治疗热入营血，如西医所谓血栓性脉管炎。

四妙勇安汤也可以治疗冠状动脉硬化性心脏病属热化者，具有扩血管的作用。我们不讲冠心病，讲一个与免疫相关的疾病——血栓性脉管炎（丹毒），这个病可以用四妙勇安汤治疗。

3. 当归四逆加吴茱萸生姜汤

若其人内有久寒者，宜当归四逆加吴茱萸生姜汤。

当归四逆汤证内有久寒的，加生姜、吴茱萸。

病者手足厥冷，言我不结胸，小腹满，按之痛者，此冷结在膀胱关元也。

这条讲的症状即为"内有久寒"，小腹满，按之痛。

厥阴在经的自身免疫病就是当归四逆汤证。我们记住当归四逆汤就可以了，其他的对于自身免疫病没有用。

"内有久寒者，宜当归四逆加吴茱萸生姜汤"，记住这一条，就知道当归四逆汤没有生姜。当归四逆汤是桂枝汤去生姜，加了当归、细辛、通草，其中当归、细辛是两个免疫抑制剂，再加通草宣通。脉细欲绝，脉都不通了，需要宣通。

4. 桂枝去芍药加麻黄细辛附子汤

师曰：寸口脉迟而涩，迟则为寒，涩为血不足。趺阳脉微而迟，微则为气，迟则为寒。寒气不足，则手足逆冷；手足逆冷，则荣卫不利；荣卫不利，则腹满肠鸣相逐。气转膀胱；荣卫俱劳。阳气不通即身冷，阴气不通即骨疼；阳前通则恶寒，阴前通则痹不仁。阴阳相得，其气乃行，大气一转，其气乃散。实则失气，虚则遗溺，名曰气分。桂枝去芍药加麻黄细辛附子汤主之。

桂枝（三两），生姜（三两），甘草（二两），大枣（十二枚），麻黄、细辛（各二两），附子（一枚，炮）。

上七味，以水七升，煮麻黄，去上沫，纳诸药，煮取二升，分温三服。当汗出，如虫行皮中即愈。

当归四逆汤与桂枝去芍药加麻黄细辛附子汤，前者治疗厥阴病，后者治疗少阴病。

桂枝去芍药加麻黄细辛附子汤证是个少阴病，有腹胀、骨痛等症状。

第一，"寸口脉迟而涩"，我们讲过风湿性疾病都可以见到脉迟、脉微、脉涩，区别不外乎一个脉浮、一个脉沉，一个是桂枝证，一个是麻黄证。脉沉的可以在处方里加麻黄，麻黄含有的麻黄碱能使脉搏表浅。用麻黄治疗感冒，也是这个机制。

第二，桂枝去芍药加麻黄细辛附子汤主要治疗的是疼痛，而不是治疗雷诺综合征。"阴气不足即骨疼"，这种疼痛是肾虚的疼痛，表现以骨痛为主，疼痛还有麻木。

第三，桂枝去芍药加麻黄细辛附子汤证还有一个特点：表现为脏腑的症状——"腹满肠鸣相逐"。什么叫作"腹满肠鸣相逐"？腹胀。

第四，桂枝去芍药加麻黄细辛附子汤证还可以表现为尿多、遗尿。通常小朋友才会遗尿，大人不会遗尿。所以，桂枝去芍药加麻黄细辛附子汤可以治疗遗尿。

还有人讲麻杏石甘汤也治疗遗尿，三拗汤也治疗遗尿，麻黄汤也治疗遗尿。这是什么原因？因为麻黄含有的麻黄碱兴奋交感神经，可以治疗小朋友神经系统发育不完善导致的遗尿，这种小朋友有点尿就憋不住。说到底，起作用的就是一个药——麻黄。有的中医用麻杏石甘治疗遗尿的医案，分析了很多，麻黄又怎么样，石膏怎么样，杏仁又怎么样，又怎么提壶揭盖法……那么桂枝去芍药加麻黄细辛附子汤又怎么提壶揭盖？怎么没用杏仁？怎么没用石膏？小孩的神经系统发育不完善，憋不住尿。其实就是一个麻黄碱能够兴奋交感神经，所以能够治疗遗尿。如不掌握背后的机制，会让人弄不清的。认为麻黄细辛附子汤能治疗遗尿，又认为麻杏石甘汤能治疗遗尿，其实就是一个麻黄碱的作用，偏热的用麻杏石甘汤，偏寒的用麻黄细辛附子汤。

桂枝去芍药加麻黄细辛附子汤治疗腹胀也可以兼有小便多，成人不遗尿就小便多。

我们讲桂枝去芍药加麻黄细辛附子汤证的特点是骨痛比较明显，如果兼见雷诺综合征怎么办？可以加当归、通草；如果患者的肚子不胀，也可以再加上芍药。处方那么多，这个方记不住怎么办？我们讲过记住桂枝芍药知母汤就可以了，区别就是如果患者腹胀明显，就去了芍药、知母，就变成桂枝去芍药加麻黄细辛附子汤法了。

免疫系统与六经总结

我们总结一下免疫系统与六经的关系。很多与免疫相关的疾病，尤其是各种感染性疾病，包括传染病、病毒感染性疾病都有前驱症状，这是我们讲的太阳类证。真正的太阳病是急性上呼吸道感染，可以表现为最经典的普通病毒的上呼吸道感染，也可以表现为一些特殊病毒感染。比如腺病毒可以引起脑炎——"其人如狂"，也可以引起出血性膀胱炎，这就是我们讲的膀胱蓄血症；再比如支原体肺炎可以引起咳而遗尿，一咳嗽小便就出来了，那是我们讲的膀胱蓄水证，是个五苓散证。

病毒的感染可以继发细菌感染。如果继发咽部链球菌感染，就表现为"口苦，咽干，目眩也"，这是少阳病。还可以并发红眼病，感冒以后常见红眼病。还可以合并中耳炎，继发细菌感染之后用几天抗生素没有好，出现耳朵痛，这是得了中耳炎。这些都是少阳病，都是《伤寒论》讲的"少阳之为病，口苦，咽干，目眩也""少阳病两耳无所闻"。

继发细菌感染之后，随后就要发生强烈的炎症反应。局部的红肿热痛，那是栀子汤证；全身的炎症反应——大热、大渴、大汗、脉洪大，那是白虎汤证；炎症引起大便排不出来，那是承气汤证。

　　炎症反应有两个转变的归宿，一个转归是进入阳明病，炎症好了之后后遗一些虚证；还有一个转归是进入阳明病之后，炎症没有好，又要传入少阴、传入厥阴。

　　气虚的人出现阳明病，用白虎加人参汤。阳明病好了以后，就是个小建中汤证或者理中丸证。为什么会发生白虎加人参汤证？"汗出不彻，因转阳明"，在成为白虎加人参汤之前是个桂枝汤。如果桂枝汤证误用了麻黄汤发汗，发完汗之后就腹胀。因为脾虚之人消化道蠕动功能减退，对麻黄碱类似的药物很敏感，一吃了麻黄汤就腹胀。此时可以用厚朴生姜半夏甘草人参汤。

　　腹胀好了以后还需要用什么方？用太阴病的理中丸、六君子汤或者小建中汤。

　　阳明病好了之后，可以后遗太阴病的虚证，也可以后遗少阴病的虚症。因为白虎汤证的炎症好了以后，会有个问题：如果患者持续炎症反应晚上仍发烧，就会导致肾上腺皮质激素兴奋；当炎症消下去之后，肾上腺激素的昼夜节奏就乱了，晚上肾上腺皮质激素一升高，人就兴奋、出汗、不睡觉、消瘦，中医叫作阴虚。那么黄连阿胶汤、三甲复脉汤等一套养阴的处方就出来了。这是对少阴病的影响。

　　少阴病的特点是影响激素的分泌，既可以是感染引起了激素的昼夜节律的紊乱，也可以是导致激素的低水平。皮质激素的低水平会导致免疫活化——细胞免疫不足，体液免疫亢进。体液免疫亢进容易发生过敏、自身免疫病；细胞免疫不足容易发生病毒感染、肿瘤。

　　少阴病主要影响内分泌系统，如果少阴病再不好就到了厥阴病。到了厥阴病，炎症以什么方式愈合？瘢痕愈合，在皮肤上叫瘢痕，在体内脏器叫纤维化。总的来讲，瘢痕愈合也就是纤维化的问题，那是到了厥阴病了。我们知道瘢痕很硬，肝脏柔软，肝硬化等瘢痕愈合要从厥阴去治。

疾病到了少阳经，正常情况是传阳明经，发生一个急性的炎症。如果疾病到了少阳经，没有传入阳明经，它会陷入少阴经。陷入少阴经，发生细菌性心内膜炎、病毒性心肌炎、急性肾小球肾炎、肾病综合征等类似的疾病。

如果是个伏邪，是个自身免疫病，急性发作是转出少阳。比如慢性肾小球肾炎，急性发作转出少阳，出现咽喉痛、口苦、咽干、目眩、虹膜睫状体炎等症状。急性发作转出少阳，这是自身免疫病经常见的表现。

所以，我们讲疾病到厥阴的一个核心是瘢痕愈合。到少阴的一个核心是内分泌紊乱。到太阴卫出中焦，卫气的最根本是中焦。我们讲脾主气，饮食的水谷由脾胃合成中气，到了胸中"贯心脉，行呼吸"，再往上走出于瞳孔，周行全身，我们叫作卫气。如果会看卫气，会看到人体周身半厘米的地方一团白光，那就是你的卫气。到了晚上，一闭眼睛，卫气收回去，降到心，再由心到肾，心肾相交就睡觉了。这个时候人体的代谢水平很低，激素水平很低。卫气来源于中焦、来源于后天，但是后天根于先天。先天是我们的油、发动机，但是油和发动机要表现为火、表现为气，火和气是后天的东西。油燃烧了才是气、才是火。所以，免疫系统的免疫细胞、白细胞水平低下的时候，就要补气；如果补气不见效，再填补肾精。这就是免疫系统工作的基本原理。

我们分开讲的时候说这个病是少阳病、这个病是厥阴病、这个病是少阴病……但是我们的加味小柴胡汤要加细辛、麻黄细辛附子汤要加黄芩。有人说这个没有道理，怎么没有道理啊？三黄汤就是细辛配黄芩、侯氏黑散就是细辛配黄芩、九味羌活丸也是细辛配黄芩。古人有很多这方面的经验，但是没被总结出来。

　　我们把免疫系统与六经的关系弄清楚之后，就会明白：太阳类证是一个感染的前驱症状；少阳病是一个继发感染或者伏邪转出少阳；阳明病是一个典型的急性炎症反应；太阴病与免疫细胞的生成、抗体的生成有关系；少阴参与激素的调节；厥阴病是疾病的瘢痕愈合。正常的情况下，感染不会到厥阴病。当然还有一种情况，疾病没有愈合，患者休克了、出血了，发生弥散性血管内凝血（DIC），然后就死亡了，这也是厥阴病。我们往好的方向说，厥阴病是瘢痕愈合；往坏的方向说，还没有愈合患者就休克了，发生了弥散性血管内凝血，甚至死亡了，这也是厥阴病。严格地讲瘢痕愈合也不叫往好的说，真正往好的方向说，疾病根本到不了厥阴病就好了。一般的人在阳明病之后就好了，到不了三阴，到了三阴就不叫往好的说，只是相对来讲是往好方向说。

　　我们说激素水平低了容易发生感染，那么感染会不会导致激素水平低？会！感染消耗肾上腺皮质，也可以导致昼夜节律的紊乱，都会表现为肾虚的症状。这是有相互关系的。

　　医学的核心就是：神经、内分泌、自身免疫三大调节系统，然后加呼吸、消化、泌尿、循环、运动这些功能系统。我们主要讲了免疫学，而且涉及神经、内分泌、免疫系统的相互关系。有机会我们可以讲中医的神经病学和内分泌学。

附录一　答疑

1. 问：舒张期心衰怎么治疗？

答：其实这个问题讲过很多次了。心衰有舒张期心衰和收缩期心衰。舒张期心衰是不能够用真武汤的。因为肥厚梗阻性心肌病，血不能从心脏里射出来，所以发生心衰。这个时候用真武汤，相当于西医用洋地黄，能够使心脏强烈收缩，这样缓解不了心衰，患者会更难受。治疗舒张期心衰要让心脏能够充分地舒张，然后血液才能射出来。该用的处方是鸡鸣散。

可是患者明明手脚冰凉，为什么不能用真武汤？厥阴病也手脚冰凉啊，鸡鸣散是个厥阴病的处方。不是手脚冰凉就一定是少阴病，三阴是递进关系。舒张期心衰到了厥阴，用真武汤反而更不舒服。肥厚梗阻性心肌病，心脏中的血出不来，再强烈地让它收缩，患者会更难受的。

患者表现为脚肿，脚肿可以是心衰，也可以是湿气。中医有个病叫作脚气病，鸡鸣散是治脚气病的。中医讲的脚气病不是说脚上长癣，是指心衰。用鸡鸣散可以缓解舒张期的心衰。

2. 问：针灸能否影响免疫系统？

答：针灸对免疫系统、对痛证的作用，主要有几点：第一，针灸可以提高免疫系统；第二，针灸也可以抑制免疫系统；第三，针灸还可以拮抗脂肪的介质。目前，这方面有很多的研究。

还有个问题，针灸可以促进生物活性介质的释放。《伤寒论》讲"烧针令其汗，针处被寒，核起而赤者……"大家扎完针有没有起疙瘩？有没有起红色的丘疹？那就是生物活性介质释放引起的。生物活性介质一是可以调节局部；二是它的信号可以传导。以什么方式传导？有很多说法，有通过体液传导，也有通过神经传导等。

针灸可以刺激生物活性介质的释放。这是针灸起效的一个重要机制。当然，针灸还有更复杂的内容。现有研究发现针灸可以提高免疫、可以抑制免疫、可以镇痛等。比如，针灸足三里就能提高免疫系统；扎百虫窝可以抑制免疫、治疗过敏。我们在厥阴病篇讲到了蛔虫病，那是讲中药处方治疗蛔虫病，也可以扎百虫窝治疗蛔虫病。中药与针灸是通的，可以用麻黄汤发表，也可以扎风池、风府；太阴气虚，可以用桂枝汤化裁，也可以灸足三里；少阴病对应的穴位就更多了。

3. 问：关于中医药的安全性，对附子、半夏、细辛等毒性大的药物能否替代？

答：提到中医药安全性的问题，我也认为我们要有安全的中医药。但是，每个中药都有它的特性，比如桃仁不能替代红花，红花不能替代桃仁。如果是带状疱疹，把红花变成桃仁效果不好。因为红花能抗病毒，入血分，治疗麻疹、水痘、带状疱疹要用红花，用桃仁就不行。而桃仁能抗纤维化，用红花的效果就不好。

什么叫作安全的中医药？比如砒霜能毒死人，但是西医已经把砒霜做成药，10mg 1 支，可以治疗早幼粒白血病。安全的中医药不是不可以用砒霜，而是要把砒霜的剂量、适应证讲得很清楚。砒霜有肾脏毒性，能导致肾功能衰减，什么样的患者可以用？什么样的患者不可以用？每天用多少剂量？可以把病治疗到什么程度？安全中医药是我们要出一个规范。

再比如制附子，每克制附子究竟含多少乌头碱、乌头次碱？什么样的附片是合格的？什么样的人可以用到多大的剂量？什么样的人是不可以用的？安全的中医药是我们要给出一个规范。打开房门，苍蝇、蚊子都进来了。我们不能因为苍蝇、蚊子进来了，就把房门紧锁，我们要打开房门，把问题暴露出来，给解决掉。

4. 问：您对通过增强免疫治疗肿瘤的认识？

答：告诉大家一个问题：肿瘤患者除了晚期患者，并不存在免疫抑制和免疫低下。

这么多年的研究发现，早期、中期的肿瘤患者免疫功能是正常的，只有中晚期肿瘤患者才出现免疫低下。早期的肿瘤患者有什么问题？免疫耐受！此时需要打破免疫耐受。

我是西医肿瘤学博士研究生导师，目前在肿瘤学领域，至少我的观点是：大量的研究支持早期的肿瘤不是我们认为的免疫低下，而是免疫耐受。中医讲"正气内存，邪不可干"，但是用八珍汤治不好绝大部分的肿瘤。这里有各种原因，有可能治好 1 个、2 个。但是，如果说大部分的肿瘤患者都能够用八珍汤治好，是不符合实际的。

大家要记住一点：免疫耐受不等于免疫抑制，这根本是两个概念。打破免疫耐受是治疗肿瘤的一大突破。但是，我们中医对免疫耐受的认知是有限的，我们经常说"正气内存，邪不可干"，很多人通过扶正治疗肿瘤，能治好几个人？免疫学在治疗肿瘤的重大突破，不是如何提高免疫，而是如何打破患者对肿瘤的免疫耐受，这完全是两个概念。

机体为什么会形成免疫耐受？因为肿瘤细胞是正常细胞突变而来的，它只表达一些少量的蛋白，而且有些蛋白是免疫系统以前接触过的，不被免疫系统所识别。这个问题如何打破？我们的免疫应答需要第一信号分子、第二信号分子，甚至第三信号分子。现在主要提的是第一信号分子、第二信号分子。我们这些年在研究如何突破它，而且免疫细胞到了一个组织中，被感染的组织是免疫细胞的战场，也是免疫细胞的杀场，还是免疫细胞的坟场。免疫细胞在那里它杀、自杀、自相残杀。我们很早就做过研究，我们把 DC 细胞（树突状细胞）活化以后，让它识别抗原，输到体内，可是 DC 细胞一到了局部，它又变成了没树突了，它又没有功能了。局部的以细胞因子白介素-4、白介素-8 为代表的免疫微环境，会使我们活化的免疫细胞失去功能。所以，这个问题非常复杂，绝不是"正气内存，邪不可干"，绝不是用八珍汤能解决的。

附录二　彩图

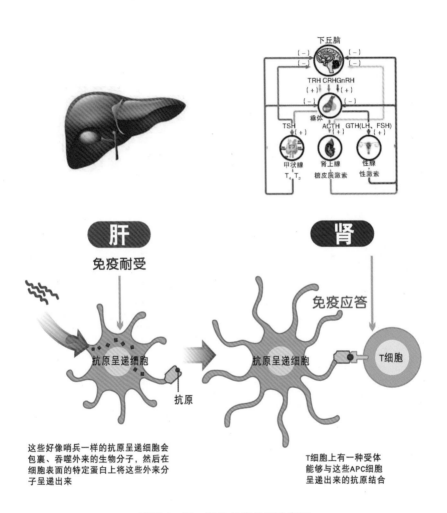

彩图1　肝、肾与免疫关系示意图

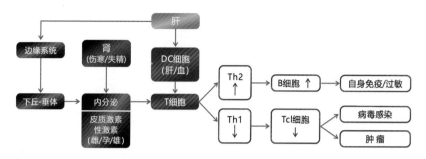

彩图 2　免疫相关疾病的机制示意图

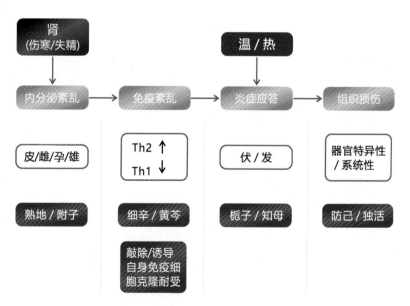

彩图 3　中医治疗免疫疾病的思路示意图

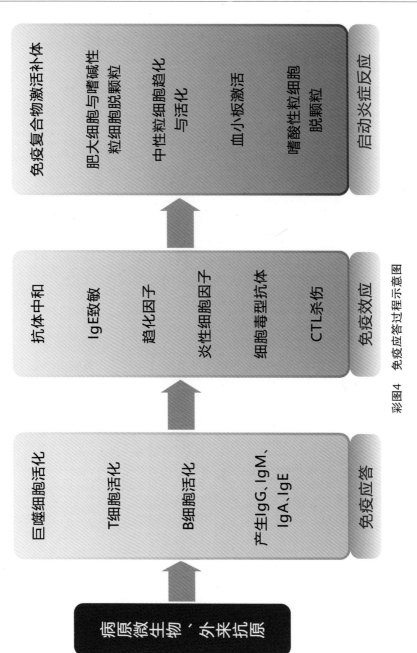

彩图4 免疫应答过程示意图

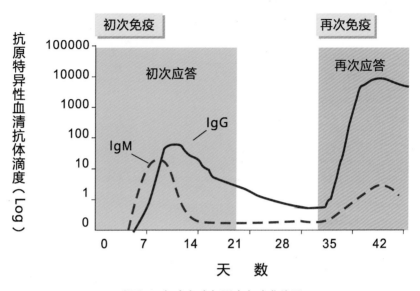

彩图 5　初次免疫与再次免疫曲线图

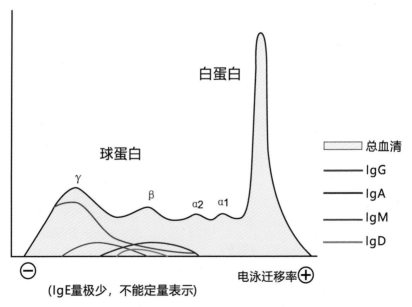

彩图 6　抗体蛋白分布示意图

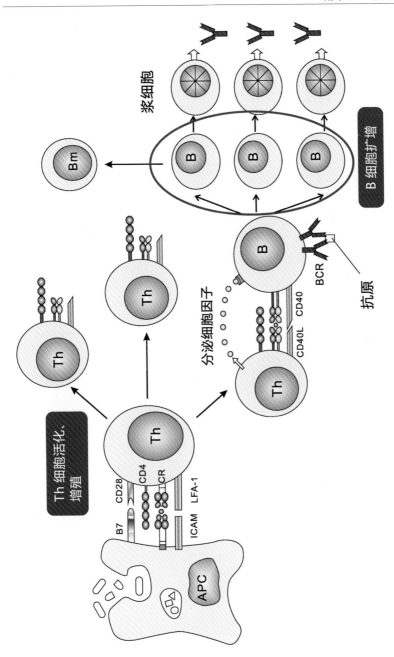

彩图 7 抗原诱导体液免疫应答的过程示意图

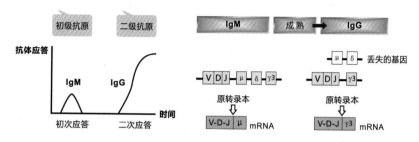

彩图 8　抗体类别转换示意图

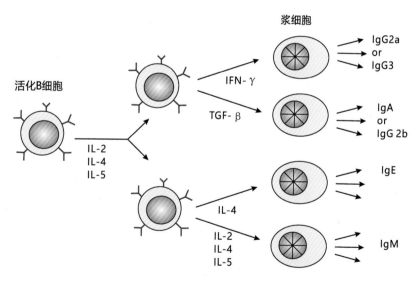

彩图 9　B 细胞合成抗体的类别转换示意图

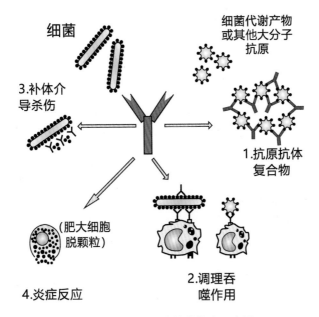

彩图 10 体液免疫应答的效应示意图

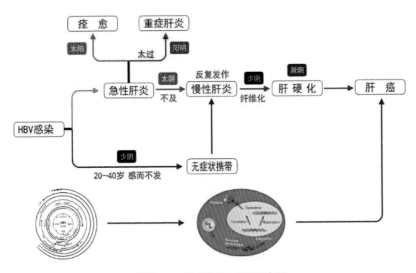

彩图 11 肝炎发展过程示意图

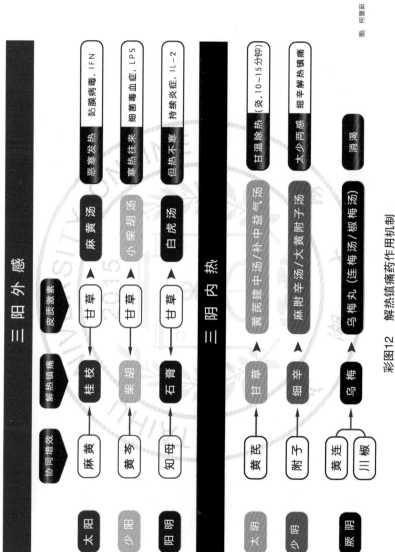

彩图12　解热镇痛药作用机制

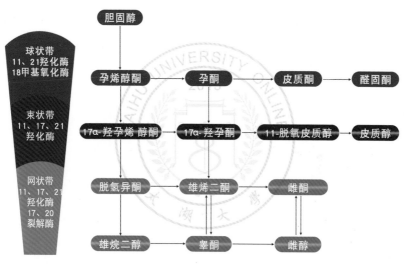

彩图 13 激素的合成示意图

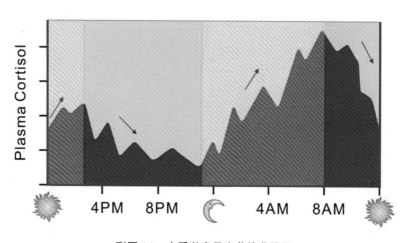

彩图 14 皮质激素昼夜节律曲线图

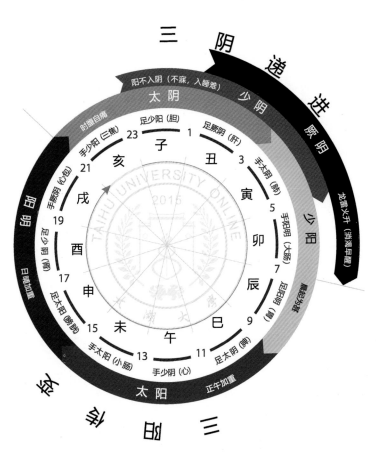

彩图 15 六经欲解时示意图

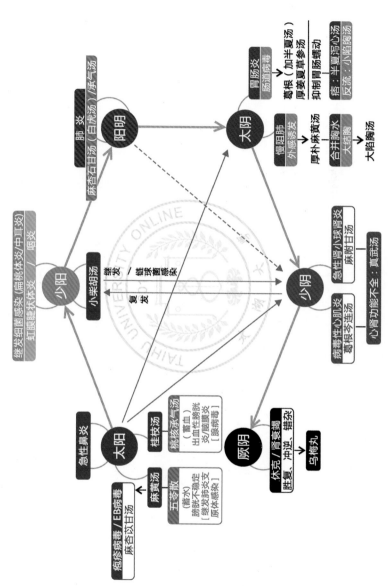

彩图16 从感冒看六经模型示意图

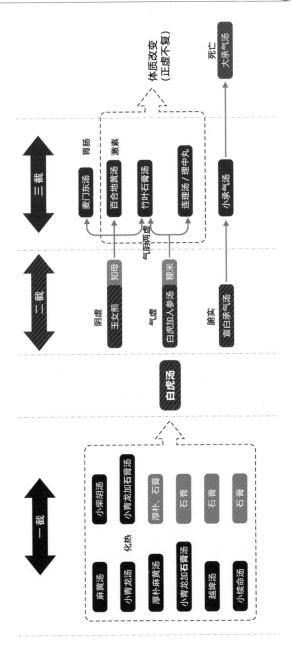

彩图17 截断感染性疾病示意图

咽淋巴环

内环:
扁桃体

咽侧索

淋巴滤泡

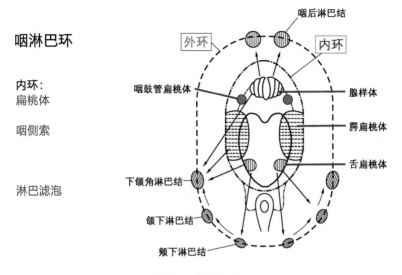

彩图 18 咽淋巴组织

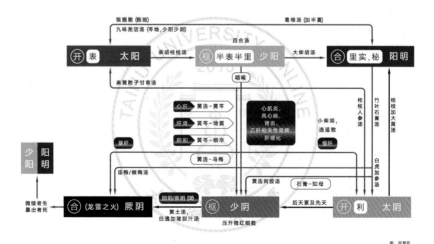

彩图 19 少阳截断示意图

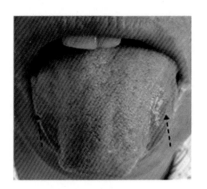

彩图 20　有炎症的舌苔

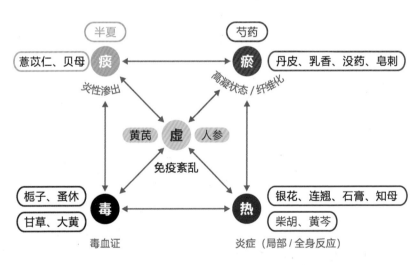

彩图 21　炎症病理示意图

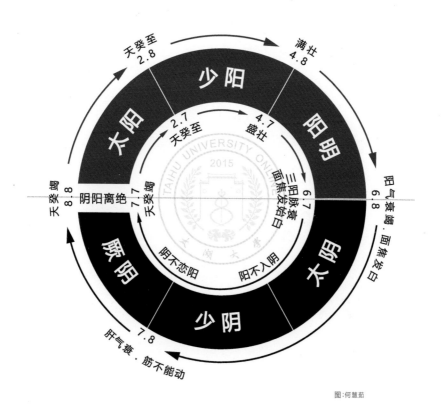

图：何慧茹

彩图22　六经化生示意图

跋

免疫相关疾病多属疑难病，传统医学鲜有系统论述，很多中医难觅治疗门径，众多患者病苦难除。

有感于此，2019 年吴雄志先生于美国加州讲授"中医免疫学"，以中医、西医互参为纬，以六经辨证为经，集中阐述理法方药，穿插讲解具体疾病，纵横交织，点面结合，构筑起中西汇通、六经辨证的中医免疫学体系。

讲课视频放于一路健康 App，以期广开门庭，方便更多医者学习。

感动于吴雄志先生的医者慈心，众多学员志愿整理书稿，唯求以更便捷的形式，把《中医免疫学》传播到更久远的地方，造福更多的患者。

文字录入：张汉英、吴彦恩、郭圆圆、赵爱华、王梦宇、文钦、周长生、马陆丰、王婕、孙耀、李向林、李晶、傅发根、董桂茜、高璟、胡立群、高一铭、赵兴、张焰。

图片制作：王艺晓。

西医内容检查：李享辉。

全书统筹及文字整理：王稳。

以上人员既有临床一线的免疫病专家，又有十多年病程的自身免疫病患者，深知免疫相关疾病之苦、治疗之难；叹服吴雄志先生的慈心仁术，也愿临床医者展卷获益，哪怕多为一名免疫病患者减轻病苦，亦感欣慰。

王稳

2020 年 10 月 12 日